教育部职业教育与成人教育司推荐教材
全国卫生职业院校规划教材

供护理、涉外护理、助产等专业使用

传染病护理

（第三版）

主　编　曾志励　石海兰
副主编　刘利平
编　者（按姓氏汉语拼音排序）

陈燕华　泸州医学院附属医院
郭颖华　曲阜中医药学校
李朝中　玉林市卫生学校
李忠明　四川省卫生学校
刘利平　内蒙古自治区人民医院附属卫校
石海兰　太原市卫生学校
杨　娜　太原市卫生学校
曾志励　广西医科大学护理学院
张花荣　青岛卫生学校

U0310230

科　学　出　版　社
北　京

·版权所有 侵权必究·

内 容 简 介

本书为教育部职业教育与成人教育司推荐教材及全国卫生职业院校规划教材之一,全书分为总论、传染病护理的内容和要求、病毒感染性疾病的护理、细菌感染性疾病的护理及寄生虫感染性疾病的护理等 5 章,系统地介绍了传染病学及护理的基本理论、基本知识、基本技能。每章节有案例、小结、自测题,书后附有"传染病护理教学基本要求"。

本书可供护理、涉外护理、助产等专业使用。

图书在版编目(CIP)数据

传染病护理 / 曾志励,石海兰主编 .—3 版 .—北京:科学出版社,2012.6
教育部职业教育与成人教育司推荐教材·全国卫生职业院校规划教材
ISBN 978-7-03-034155-6

Ⅰ.传… Ⅱ.①曾… ②石… Ⅲ.传染病-护理-职业教育-教材
Ⅳ.R473.5

中国版本图书馆 CIP 数据核字(2012)第 113102 号

责任编辑:邱 波 / 责任校对:刘小梅
责任印制:赵 博 / 封面设计:范璧合

科 学 出 版 社出版

北京东黄城根北街 16 号
邮政编码:100717
http://www.sciencep.com

北京汇瑞嘉合文化发展有限公司印刷
科学出版社发行 各地新华书店经销

*

2004 年 8 月第 一 版 开本:787×1092 1/16
2012 年 6 月第 三 版 印张:11 1/2
2020 年 1 月第三十五次印刷 字数:269 000

定价:39.80 元
(如有印装质量问题,我社负责调换)

前　言

传染病一直是严重危害人类健康的重要疾病。传染病的流行，不仅会危及无数人的生命，而且深刻影响着社会政治和经济的发展。近年在我国接连发生了"非典"、人禽流感、手足口病及甲型 H1N1 流感疫情，不仅使人们对传染病的认识发生了深刻变化，也给临床医护人员提出了新的更高的要求，同时还影响着政府对传染病防治和突发公共卫生事件防控工作的决策和支持。

为了适应《护士执业资格考试大纲》涉及的传染性疾病内容的需要，同时为了与多数院校传染病护理学、传染病学课程教学时数增加相适应，本版教材新增加了水痘、流行性腮腺炎、猩红热、人感染高致病性禽流感、鼠疫、布氏菌病、阿米巴痢疾患者的护理，以及在总论部分增加了传染病的诊断与治疗原则等章节内容。

本版教材延续了第一、二版教材强调科学性、启发性、实用性和新颖性，融传授知识、培养能力、提高素质为一体的编写指导思想，保留了按护理程序编写，使教材内容在编排与形式上具有本专业特色的编写风格，仍采用正文与非正文系统的编写方案，增加了案例讨论的篇幅和教学图片，增加了护士执业考试题型，使之更加突出了对学生能力的培养，更具实用性，也更新颖。

本版教材共分 5 章，内容包括总论、传染病护理的内容和要求、病毒感染性疾病的护理、细菌感染性疾病的护理和寄生虫感染性疾病的护理，系统地介绍了传染病护理的基本理论、基本知识、基本技能。书中附有"传染病护理教学基本要求"，每章节之后有小结和自测题，便于师生教与学。

本教材是在第二版的基础上修订的，在此向参与第二版编写工作的贾引兰、蒋孔新、曲桂玉、唐启夫、吴伟、徐凤之、杨朝芸、郑河源老师表示衷心的感谢。

由于医学科学的迅速发展，临床护理理念、护理模式的不断更新，再则编写水平有限，教材的错漏、滞后在所难免，祈求读者能见谅，并给予批评指正。

编　者

2012 年 1 月 2 日

目　　录

第1章

总　　论

　　传染病是由病原微生物和寄生虫感染人体后产生的具有传染性的疾病。传染病是常见病、多发病,在一定的外界条件下可以在人群中传播,甚至导致流行,严重危害人民的身体健康。随着国际交往的日益频繁,一些国内没有的或已经消灭的传染病又重新从国外输入。一些新的传染病有待于进一步认识和研究。为此,我们学习传染病学及护理的主要目的,是要初步掌握传染病防治的基本理论和技能,为今后工作打下良好的基础,为保障人民的健康服务。

第1节　传染病的发生及流行

　　传染病的传染过程发生在个体之中。传染病的发生受到病原体的种类、致病性、病原体入侵宿主的门户及定位以及病原体变异等方面的影响。传染病在人群中的流行必须有传染源、传播途径和易感人群三个基本环节,且受到自然因素和社会因素的影响。

一、传染及传染过程的表现

（一）传染的概念

　　传染过程是指病原体侵入机体(包括人和动物),机体与病原体相互作用、相互斗争的过程,简称传染。在传染过程中,病原体和人体均受到特定环境因素的影响。在一定的环境条件下,当人体防御能力低下时,病原体便在人体内生长、繁殖,产生病变使人致病;当人体免疫功能正常时,机体便有足够的防御能力,使病原体被消灭或排出体外。

（二）传染过程的表现

　　病原体通过各种途径侵入人体,由于病原体的致病力和人体免疫功能的不同,可产生不同的传染过程。一般有下列5种表现:

> **链接**
>
> **构成传染过程的两个基本因素**
>
> 　　1. 病原体的致病作用　包括:①侵袭力;②毒力;③数量;④变异性。
>
> 　　2. 机体的保护性免疫反应　包括:①非特异性免疫;②特异性免疫。

　　1. 病原体被消灭或排出体外　当某种病原体进入人体后,由于人体非特异性和特异性免疫力的作用,将病原体消灭或排出体外,人体不产生病理变化和任何临床表现。

　　2. 病原携带状态　病原体侵入人体后,可以停留在入侵部位,或者侵入较远的脏器继续生长繁殖,人体不出现任何疾病状态,却能携带并排出病原体成为传染源。

　　3. 隐性感染　又称亚临床感染,是指病原体侵入人体后,在人体某部位生长繁殖,所致病理变化较轻,不出现或仅出现不明显的临床表现,只有通过病原学及免疫学检测才能发现。隐性感染在某些传染病流行期间较为常见,如病毒性肝炎、流行性乙型脑炎等,其感染人数可

1

超过显性感染数倍以上,感染后可获得对该传染病的特异性免疫力,把病原体清除。少数人不能形成足以清除病原体的免疫力,则转为病原携带者,成为传染源。

4. 潜伏性感染　又称潜在性感染。病原体侵入人体后,人体与病原体在相互作用时,双方力量保持暂时的平衡状态,不出现临床表现。一旦人体防御功能降低,原已潜伏在人体内的病原体便趁机繁殖引起发病。常见的潜伏性感染有单纯疱疹、带状疱疹、疟疾、结核病等。潜伏感染期间,病原体一般不排出体外,不易成为传染源。

5. 显性感染　又称临床感染或传染病发作。病原体侵入人体后,由于病原体数量多、毒力强或人体防御能力弱,难以抵抗病原体的入侵,病原体在人体内大量繁殖或复制,产生相应的病变与临床表现。显性感染后,机体可获得特异性免疫力。

考点:传染过程的五种表现

传染过程不一定都导致传染病的发生,传染病仅是传染过程的一种表现形式。以上5种表现在一定条件下可以互相转化。不同的病原体引起的传染过程其表现形式不同,有的以隐性感染为主(如流行性脑脊髓膜炎、脊髓灰质炎等),有的以显性感染为主(如麻疹)。但通常认为病原体侵入人体后,以隐性感染最常见,其次为病原携带状态,显性感染最少,且最易识别。

二、传染病流行过程的三个环节

流行过程是传染病在人群中发生、蔓延的过程,即病原体从传染源体内排出后,经过一定的传播途径,侵入易感者体内形成新的传染,并在外界因素的影响下,不断发生、发展的过程。传染病的流行过程必须具备三个基本条件,即传染源、传播途径和易感人群,也统称传染病流行的基本环节。只有三个环节同时存在并相互联系,才能形成传染病的流行过程。如采取有效措施,切断其中任何一个环节,其流行过程即告终止(图1-1)。

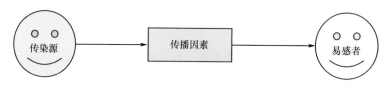

图 1-1　传播机制模式图

(一)传染源

传染源是指体内有病原体生长、繁殖,并能排出病原体的人或动物。包括传染病患者、隐性感染者、病原携带者和受感染的动物。

1. 患者　传染病患者体内有大量病原体,借助咳嗽、呕吐、腹泻等症状排出体外,可促进病原体播散。慢性患者可长期排出病原体污染环境;轻型患者数量多,不易被发现,难以管理,有重要的流行病学意义。

患者排出病原体的整个时期称为传染期。不同的传染病传染期长短不一,了解各种传染病的传染期是确定患者隔离期限的重要依据。

2. 隐性感染者　在某些传染病(如脊髓灰质炎),隐性感染者是重要的传染源。

3. 病原携带者　指没有临床症状而能排出病原体的人,根据携带病原体的不同,可分别称为带菌者、带病毒者、带虫者等。

4. 受感染的动物　受感染的动物本身患病,或并不患病只是携带病原体,经一定的传播途径传染给人。

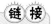

（二）传播途径

传播途径是指病原体从传染源体内排出后,到达另一个易感者之前,在外环境中停留和转移所经历的全过程。常见的传播途径有:

1. 空气、飞沫、尘埃　主要见于以呼吸道为进入门户的传染病,如流感、麻疹、肺结核等。

2. 水、食物、苍蝇　主要见于以消化道为进入门户的传染病,如甲型病毒性肝炎、伤寒、痢疾等。

> **链接**
>
> **人畜共患病**
>
> 人畜共患病或称动物源性传染病,是动物(主要是哺乳动物)和人之间互相传播的疾病,分为三类:
>
> 第一类　以动物为主,如钩端螺旋体病、森林脑炎、布氏菌病等,患病的动物是主要传染源,人得病后一般不作为传染源。
>
> 第二类　以人为主,例如阿米巴病,患者是主要传染源。
>
> 第三类　人畜并重,例如血吸虫病,患者和病畜均可作为传染源。

3. 手、用具、玩具　又称日常生活接触传播,既可传播呼吸道传染病,如流感,也可传播消化道传染病,如伤寒、痢疾、霍乱等。

4. 吸血昆虫　又称虫媒传播,经蚊、白蛉、虱、蚤、螨、蜱等叮咬后感染,如疟疾、黑热病、流行性乙型脑炎、莱姆病、登革热等。

5. 血液、血制品　通过输血、输血制品或被血液污染的医疗仪器等传播,常见于乙型、丙型肝炎及艾滋病等。

6. 其他　如经土壤、疫水、体液以及医源性传播。母婴传播在乙型肝炎、艾滋病等疾病的传播中也起重要的作用。

（三）易感人群

对某种传染病缺乏特异性免疫力的人群称为易感人群。对某种传染病缺乏特异性免疫力的人称为易感者。人群对某种传染病容易感染的程度,称为人群易感性。人群易感性的高低明显影响传染病的发生和流行。如果易感者人数多,则人群易感性高,一旦有传染源进入则发病人数增多,甚至引起流行。如果易感者人数少,则人群易感性低,即使有传染源进入,传染病也不易发生或发病人数不多。

促使人群易感性增高的主要因素是:新生儿增加、外来人口增多、具有免疫力的人口死亡、人群的免疫力随时间的推移而逐渐消失。

考点:传染病流行过程的三个环节

促使人群易感性降低的主要因素是:某种传染病流行之后或普遍推行预防接种后。

案例1-1

> 农民刘某,男,40 岁,刘店乡老庄大队人,在外地经商 2 个月于 1979 年 7 月 13 日回家。7 月 15～17 日刘店乡连降大雨,降雨时间短而急。15 日刘某在外做农活淋了雨,16 日突感不适,次日出现发热、食欲不振、头晕、腹胀、乏力,直拖延至 25 日病情加重被送到乡卫生院住院,经诊断为伤寒。该地过去从无伤寒流行报告。刘某入院前,同村很多人曾到他家看望,喝水吃茶点。该村南有一露天饮用水池,直径 4 米,池围高半尺,地势低洼。距水池 100 米处有一公厕和一个晒粪干场地。7 月 19 日以后老庄大队先后有 76 人发生类似病状,7 月 30 日至 8 月 5 日期间为发病高峰,经临床诊断均为伤寒,其中发病较早的是刘某家属和曾到过刘家喝水吃茶点的那些人。
>
> **问题:**本次伤寒暴发流行的传染源是什么? 传播途径是什么? 易感人群是什么?

三、影响流行过程的因素

传染源、传播途径和易感人群三个基本条件的存在为传染病的发生与流行提供了可能性,但传染病能否流行及流行的程度又受社会因素和自然因素的影响。

（一）社会因素

社会因素包括社会制度、风俗习惯、宗教信仰、医疗卫生状况、文化水平、生产生活条件等。例如,我国在新中国成立以前鼠疫、天花、霍乱、疟疾、黑热病、血吸虫病等流行极为猖獗,严重摧残人民身体健康;新中国成立以后在党和政府的领导下,贯彻预防为主的方针,全面开展卫生防疫工作,大搞爱国卫生运动,广泛推行计划免疫,使许多传染病迅速被控制或消灭,充分说明了社会因素在影响传染病流行过程中的巨大作用。

（二）自然因素

考点:影响传染病流行过程的两个因素

自然因素主要包括地理因素与气候因素,对传染病的发生和流行起着重要作用。寄生虫和虫媒传染病对自然条件的依赖性尤为明显,如我国北方有黑热病地方性流行区,南方有血吸虫病地方性流行区,乙型脑炎有严格的夏、秋季节性发病,都与自然因素有关。自然因素还可直接影响病原体在外界环境中的生存能力,如钩虫病少见于干旱地区;也可通过降低机体的非特异性免疫力而促进流行过程的发展,如寒冷可减弱呼吸道抵抗力,有利于呼吸道传染病的流行;炎热可减少胃酸的分泌,促成肠道传染病的发生。

小结

1. 传染是指病原体侵入机体,机体和病原体相互作用、相互斗争的过程。传染过程有五种不同的表现,在一定条件下,它们可以互相转化。

2. 传染病的流行过程必须具备传染源、传播途径、易感人群三个基本环节,并受社会因素和自然因素的影响。

自测题

单选题

1. 体内有病原体生长繁殖,并能排出病原体的人或动物为
   A. 疫源地　　B. 传染源　C. 传播途径
   D. 病原携带者　　E. 易感人群

2. 传染过程的五种表现是
   A. 病原体被消灭或排出体外、病原携带状态、显性感染、潜伏性感染、隐性感染
   B. 病原体被减少或排出体外、病原携带状态、显性感染、潜伏性感染、隐性感染
   C. 病原体被消灭或排出体外、无病原携带状态、显性感染、潜伏性感染、隐性感染
   D. 病原体被消灭或排出体外、病原携带状态、显性感染被消除、潜伏性感染、隐性感染
   E. 病原体被消灭或排出体外、病原携带状态、显性感染、潜伏性感染被消除、隐性感染

3. 传播途径包括
   A. ①空气、飞沫、尘埃;②水、食物、苍蝇;③手、用具、玩具;④血液、血制品;⑤吸血昆虫;⑥其他
   B. ①空气、飞沫、尘埃;②水、食物、苍蝇;③手、用具、玩具;④血液、血制品
   C. ①空气、飞沫、尘埃;②水、食物、苍蝇;③手、用具、玩具;④血液、血制品;⑤吸血昆虫
   D. ①空气、飞沫、尘埃;②水、食物、苍蝇;③血液、血制品;④吸血昆虫;⑤其他
   E. ①空气、飞沫、尘埃;②水、食物、苍蝇;③手、用具、玩具;④血液、血制品;⑤其他

4. 传染病流行过程的三个基本环节是指
   A. 传染源、传播途径、病原体
   B. 传染源、传播途径、易感人群
   C. 传染源、易感人群、病原体
   D. 易感人群、病原体、传播途径
   E. 以上都不是

5. 影响传染病流行过程的因素是
   A. 社会制度、宗教信仰
   B. 风俗习惯、生产生活条件
   C. 医疗卫生条件、文化水平
   D. 社会因素、自然因素
   E. 地理环境、气候

（石海兰）

第2节　传染病的特征

传染病有下列四个基本特征,又有特殊的临床表现,可与其他疾病区别。

一、传染病的基本特征

(一)有病原体

每一种传染病都由特异的病原体感染引起,如病毒、细菌、真菌、衣原体、立克次体、支原体、螺旋体、寄生虫等,其中以病毒和细菌感染最常见。如病毒性肝炎的病原体为肝炎病毒,结核病的病原体为结核杆菌,疟疾的病原体为疟原虫。

从患者体内组织、血液、体液及分泌物、排泄物检出病原体,对传染病的确诊有重要意义。

(二)有传染性

病原体由一个宿主排出体外,经一定的途径传给另一个宿主,这种特性称为传染性。传染性意味着病原体能排出体外并污染环境。每种传染病都具有一定的传染性,使之能在个体间传播,造成疾病扩散。不同的传染病传染性强弱不一,具有传染性的时间长短也不同。每一种传染病所在的阶段不同,传染性强弱可不同。

(三)有流行病学特征

1. 流行性　在一定条件下,传染病能在人群中广泛传播蔓延的特性称为流行性。按其流行强度可分为:

(1)散发:指某传染病在某地常年的一般发病水平。传染病在人群中散在发生,病例间无明显传播关系。

(2)流行:指一个地区某种传染病发病率显著超过该病历年的一般发病率水平。在人群免疫水平较低或疾病的传播途径易于实现时,常易造成传染病的流行。

(3)大流行:指某传染病在一定时间内迅速蔓延,波及范围广泛,甚至超出国界、洲界。

> **案例1-2**
>
> 某村一家举行婚宴,100余人参加,当天晚上有40余人发热、呕吐、腹泻。
>
> **问题:** 1. 出现了什么状况?
>
> 　　　　2. 应采取哪些应急措施?

(4)暴发:指在一个局部地区,短期内突然发生多例同一种传染病患者。发病多来自同一传染源或同一传播途径。

2. 地方性　由于受地理气候、人们生活习惯等因素影响,某些传染病常局限在一定地区发生,这种传染病称地方性传染病,如血吸虫病多发生在长江以南地区。以野生动物为主要传染源的疾病称自然疫源性传染病,也属于地方性传染病。存在这种疾病的地区称自然疫源地。

链　接

自然疫源性疾病如何传给人

自然疫源性疾病首先是疫源地动物宿主的病,是地方性的野生动物病。其在动物间的流行,是通过媒介生物或直接接触两种方式使病原体在宿主动物间传播而形成。

人患自然疫源性疾病的传播途径也无外乎这两种方式:一种是进入自然疫源地区,与其中的媒介生物或宿主动物遭遇而感染;另一种是,因受来自自然疫源地的宿主动物或媒介生物侵袭而感染,或因它们扩散至亲人类的动物群中再使人获得感染。

3. **季节性** 指某些传染病的发病率,在每年的一定季节出现升高的现象。这与在该季节某传染病的传播途径易于实现有关,如冬春季节,呼吸道传染病发病率高;夏秋季节,肠道传染病发病率高;虫媒传染病有明显的季节性,与媒介节肢动物活跃季节相一致。

4. **周期性** 某些传染病每隔一定时期发生一次流行,与易感者累积、病原体变异有关,如流行性感冒。

传染病发病率在不同人群如年龄、性别、职业的分布,也是流行病学特征。

（四）有感染后免疫

人体感染病原体后,无论显性还是隐性感染,均能产生针对病原体及其产物(如毒素)的特异性免疫,从而阻止病原体的侵入或限制其在体内生长繁殖或消灭病原体。感染后免疫是主动免疫,可通过胎盘传给新生儿。

考点：传染病的基本特征

不同的传染病免疫力强弱,维持时间长短不同,如麻疹、流行性乙型脑炎、伤寒等病后免疫力持久,一次感染后几乎不再感染;而细菌性痢疾、阿米巴病、钩端螺旋体病等病后免疫持续时间通常较短,仅为数月至数年,可再感染;血吸虫病、钩虫病、蛔虫病等蠕虫感染后通常不产生保护性免疫,因而往往发生重复感染。

二、传染病病程发展的基本规律

传染病从发生、发展至恢复,病程具有阶段性,呈现一定的规律,通常可分为潜伏期、前驱期、症状明显期和恢复期四个阶段,但某些传染病患者在进入恢复期后,可出现复发与再燃,或留有后遗症。

（一）潜伏期

潜伏期指从病原体侵入人体到开始出现临床症状的这段时期。通常相当于病原体在体内繁殖、转移、定位、引起组织损伤和功能改变,导致临床症状出现之前的整个过程。各种传染病的潜伏期长短不同,即使同一种传染病亦有一定范围内的变动(参阅附录3)。潜伏期的长短一般与侵入的病原体数量和毒力,以及宿主防御机制的强弱等密切相关。

了解传染病的潜伏期,有以下意义:①有助于传染病的诊断。②确定接触者的检疫期限。③追溯传染源与传播途径。④推算传染期及安排免疫接种时间。

（二）前驱期

前驱期指从起病至出现该病明显症状为止的这段时期。此期症状多属于无特异性的全身反应,如发热、乏力、头痛、食欲不振等,为许多传染病所共有,持续1～3天。起病急骤者可无此期。

（三）症状明显期

此期病情逐渐加重,出现某种传染病所特有的症状、体征。期间易发生并发症。

（四）恢复期

人体免疫力增至一定程度,体内病理生理过程基本终止,症状和体征基本消失,临床上称为恢复期。此期血清中抗体效价逐渐升至最高水平,但患者体内可能还有残余病理改变或生化改变,病原体还未完全清除。

（五）复发与再燃

有些传染病患者进入恢复期后,已稳定退热一段时间,由于潜伏于体内的病原体再度繁殖到一定程度,使初发病的症状再次出现,称为复发。

当病情进入恢复期,体温尚未稳定下降至正常又复上升时,称为再燃。

（六）后遗症

恢复期结束后,机体功能仍长期未恢复至正常者,称为后遗症,多见于中枢神经系统传染病。

考点:传染病病程发展的四个阶段

三、传染病的临床常见症状和体征

（一）发热

发热是机体对感染的一种全身性反应,也是许多传染病所共有的症状。热型是传染病重要特征之一,具有临床鉴别诊断意义(表1-1)。

表 1-1 热型特点

热型	表现特点	常见疾病
稽留热	最高体温＞39℃,24小时内温差＜1℃,持续数天或数周	伤寒、斑疹伤寒
弛张热	24小时内温差＞1℃,最低温度不到正常	流行性出血热
间歇热	24小时内体温升高可＞39℃,下降可达正常	疟疾、败血症
回归热	突起高热数日,随后间歇无热数日,如此数次循环	回归热、布氏菌病
双峰热	24小时内体温升降2次,每次升降相差1℃,形成2个峰	黑热病、败血症
马鞍热	发热数日,退热1日,再发热数日	登革热
不规则热	1日体温上下波动,无规律性	流行性感冒

考点:常见热型的表现特点

（二）发疹

许多传染病在发热同时伴有发疹,包括皮疹(又称外疹)和黏膜疹(又称内疹)。不同传染病皮疹的形态、颜色、大小、分布部位、出现时间、出疹顺序、演变、疹后有无脱屑及色素沉着等方面有其特点,有助于传染病的诊断和鉴别诊断。常见皮疹的种类见表1-2。

考点:皮疹的观察

表 1-2 常见皮疹种类

种类	形态特点	常见疾病
斑丘疹	稍隆起,大小形态不一,多为充血疹,压之褪色,可互相融合	麻疹、风疹、猩红热、伤寒、斑疹伤寒
出血疹	散在性点状或片状出血,可稍隆起,压之不褪色	流脑、流行性出血热
疱疹	表面隆起,疹内含浆液	水痘、天花、带状疱疹
荨麻疹	不规则、片块状隆起水肿,发生快,消失快	寄生虫病、病毒性肝炎

（三）毒血症状

病原体的各种代谢产物包括细菌毒素等,除引起发热外,还可引起疲乏、全身不适、厌食、头痛、肌肉关节疼痛等多种症状。严重者可有意识障碍、谵妄、中毒性脑病、呼吸及循环衰竭等,有时还可导致肝肾功能的损害。

（四）肝、脾、淋巴结肿大

在病原体及其代谢产物的作用下,单核-巨噬细胞系统可出现充血、增生反应,导致肝、脾、淋巴结肿大。

考点:传染病的常见症状和体征

小结

1. 传染病具有四个基本特征,即有病原体、有传染性、有流行病学特征、有感染后免疫。

2. 传染病病程发展通常可分为潜伏期、前驱期、症状明显期和恢复期4个阶段,但某些传染病患者在进入恢复期后,可出现复发与再燃,或出现后遗症。了解传染病的潜伏期,有助于传染病的诊断和确定接触者的检疫期限。

3. 传染病常见的临床表现有发热、发疹、毒血症状及肝、脾、淋巴结肿大。

自 测 题

单选题

1. 病原体由一个宿主排出体外,经一定的途径传给另一个宿主,为传染病的哪项特征
   A. 特异病原体　　B. 传染性　C. 免疫性
   D. 流行性　　　　E. 地方性

2. 一般来说,传染病的检疫期主要是根据什么决定的
   A. 最短潜伏期　　B. 最长潜伏期
   C. 平均潜伏期　　D. 前驱期
   E. 传染期

3. 确定传染病隔离期的主要依据是
   A. 最短潜伏期　　B. 最长潜伏期
   C. 平均潜伏期　　D. 症状明显期
   E. 传染期

4. 传染性是指
   A. 在一定条件下,传染病能在人群中广泛传播蔓延的特性
   B. 病原体由一个宿主排出体外,经一定途径传给另一宿主的特性
   C. 某些传染病的发病率,在每年一定季节出现升高的现象
   D. 传染病患者排出病原体的时期

E. 人体感染病原体后能产生针对病原体的特异性免疫的特性

5. 某患者发热5天,体温一日波动在38～40℃之间,其热型为
   A. 波状热　　　B. 稽留热　C. 间歇热
   D. 弛张热　　　E. 双峰热

6. 传染病的基本特征,下列哪一项除外
   A. 有病原体　　B. 有传染性　C. 有遗传性
   D. 有流行性　　E. 有免疫性

7. 感染性疾病和传染病的主要区别是
   A. 是否有病原体　　B. 是否有传染性
   C. 是否有感染后免疫　D. 是否有发热
   E. 是否有毒血症症状

8. 病原体侵入人体到开始出现临床症状的这段时期,称为
   A. 潜伏期　　　　B. 前驱期
   C. 症状明显期　　D. 恢复期
   E. 以上都不是

9. 掌握传染病潜伏期最重要的意义是
   A. 协助诊断　　　B. 预测疫情
   C. 确定检疫期　　D. 预测疾病的预后
   E. 估计病情的轻重

(曾志励)

第3节　传染病的诊断与治疗原则

一、传染病的诊断

(一)流行病学资料

流行病学资料包括发病年龄、职业、籍贯、发病季节及发病地区、接触史等,考虑诊断时必须取得相关流行病学资料作为参考。询问预防接种史和既往病史有助于了解患者的免疫状况,并应了解当地或同一集体中传染病的发生情况。

（二）临床资料

全面而准确的临床资料来源于详细的病史采集和全面的体格检查,发现有诊断价值的体征对临床诊断有重要意义。根据潜伏期的长短、起病的急缓、发热的特点、典型的皮疹、全身中毒症状、特殊症状与体征可对传染性疾病做出初步诊断。

（三）辅助检查

1. 一般实验室检查 包括血液、大便、尿液的常规检查和生化检查。

（1）血液常规检查:白细胞总数显著增多常见于化脓性细菌感染,如流行性脑脊髓膜炎、败血症、猩红热和细菌性痢疾等。但革兰阴性杆菌感染时白细胞总数可升高不明显甚至减少,如布氏菌病、伤寒及副伤寒等。病毒性感染时白细胞总数常减少或正常,如流行性感冒、登革热和病毒性肝炎等。原虫感染时白细胞总数也常减少,如疟疾、黑热病等。蠕虫感染时可见嗜酸粒细胞增多,如钩虫、血吸虫、肺吸虫感染等。嗜酸粒细胞减少则常见于伤寒、流行性脑脊髓膜炎等。

（2）尿液常规检查:钩端螺旋体病和流行性出血热可发现尿液中有蛋白、白细胞、红细胞。

（3）大便常规检查:感染性腹泻大便镜检可发现少量红细胞和白细胞。

（4）生化检查:有助于病毒感染性疾病如病毒性肝炎的诊断。

2. 病原学检查

（1）病原体的直接检查:如从血液或骨髓涂片中检查出疟原虫及利什曼原虫;从血液涂片中检查出微丝蚴及回归热螺旋体;从大便涂片中检查出各种寄生虫卵及阿米巴原虫等;绦虫节片也可在大便中用肉眼发现。

（2）病原体分离培养:可应用人工培养基分离培养细菌、螺旋体和真菌,如伤寒杆菌、痢疾杆菌、霍乱弧菌、钩端螺旋体和隐球菌等。立克次体则需要动物接种或组织培养才能分离出来,如斑疹伤寒、恙虫病等。病毒分离常需应用组织培养,如登革热、脊髓灰质炎病毒等。用以分离病原体的检材可采自于血液、尿液、大便、脑脊液、痰液、骨髓和皮疹吸出液等。采集标本时应注意发病时间、标本的保存与运送,同时应尽量在抗感染药物应用之前做病原体培养,以提高病原体检出率。

3. 分子生物学检查 分子杂交技术利用放射性同位素或生物素标记的分子探针可以检测出特异性的病毒核酸如乙型肝炎病毒DNA,或检测出特异性的毒素如大肠埃希菌肠毒素。聚合酶链反应(PCR)常应用于病原体核酸检查,通过体外快速扩增DNA的方法,用于放大特定的DNA片段,数小时内可使目的基因片段扩增到数百万个拷贝,可显著提高检测灵敏度。

4. 免疫学检查

（1）特异性抗体检测:特异性抗体于传染病早期在血清中尚未出现或滴度很低,而在恢复期或后期抗体滴度多有显著升高,所以在急性期及恢复期双份血清检测其抗体由阴性转为阳性或滴度升高4倍以上时往往有诊断意义。如应用血清凝集反应(肥达反应)以检测伤寒抗体。

（2）特异性抗原检测:有助于在病原体直接分离培养不成功的情况下提供病原体存在的直接证据,其诊断意义往往比抗体检测更为可靠。免疫标记技术是将已知抗体或抗原标记上易显示的物质,通过荧光素、酶、放射性核素及胶体金等检测标记物来反映抗原抗体反应的情况,从而间接地测出被检抗原或抗体的存在与否及含量,具有快速、定性或定量甚至定位的特点。目前常用的有酶联免疫吸附测定(ELISA)、放射免疫测定(RIA)。

（3）皮肤试验：用特异性抗原作皮内注射，可通过皮肤反应了解受试者对该抗原的变态反应，常用于结核病和血吸虫病的流行病学调查。

（4）免疫球蛋白检测：血清免疫球蛋白浓度检测有助于判断体液免疫功能。

（5）T细胞亚群检测：用单克隆抗体检测T细胞亚群，可了解各亚群的T细胞数和比例，常用于艾滋病的诊断、疗效观察及预后判断。

5. 其他检查

（1）内镜检查：纤维结肠镜常用于诊断细菌性痢疾、阿米巴痢疾、真菌性肠炎、弯曲菌肠炎、耶尔森菌小肠结肠炎和血吸虫病等；纤维支气管镜常用于诊断艾滋病并发肺孢子虫病和支气管淋巴结结核等。

（2）影像学检查：X线检查常用于诊断肺结核和卫氏并殖吸虫病（肺吸虫病）。超声检查常用于诊断肝炎、肝硬化和肝脓肿等。计算机断层扫描（CT）和磁共振成像（MRI）常用于诊断脑脓肿和脑囊虫症等。

（3）活体组织检查：常用于各型慢性肝炎和肝硬化、淋巴结结核和骨结核、艾滋病并发卡波西肉瘤和其他淋巴瘤等。

二、传染病的治疗原则

（一）病原治疗

病原治疗是针对病原体的治疗，具有清除病原体、中和毒素的作用，以达到根治和控制传染源的目的。常用药物有抗生素、化学药物制剂和血清免疫制剂等。

1. 抗生素　常应用于细菌性传染病，对立克次体、螺旋体、衣原体、支原体感染也有明显疗效。常用的抗生素种类有：青霉素类、头孢菌素类、氨基糖苷类、四环素类、氯霉素类、大环内酯类、多黏菌素类、林可霉素和克林霉素，抗真菌药物如制霉菌素、二性霉素B、酮康唑等。

选用抗生素的原则是：①严格掌握药物适应证，首选针对性强的抗生素；②病毒感染性疾病抗生素无效不宜选用；③应用抗生素前需要作病原体培养，并按药敏试验结果选择药物；④多种抗生素治疗无效的未明发热患者，不宜继续使用抗生素，以免发生菌群失调或严重副作用，应停用或改用其他合适的抗生素；⑤对疑似细菌感染又无培养结果的危急患者，或免疫力低下的传染病患者可试用抗生素；⑥预防性应用抗生素必须目的性明确。

2. 抗病毒疗法　金刚烷胺、金刚乙胺可用于甲型流感的预防；碘苷、阿糖腺苷、利巴韦林、拉米夫定等用于疱疹性脑炎、乙型脑炎、乙型肝炎、流行性出血热等治疗；干扰素、聚肌胞等药物可用于乙型肝炎、流行性出血热等疾病的治疗。

3. 化学疗法　治疗流行性脑脊髓膜炎可选用磺胺药；氯喹、伯氨喹治疗疟疾；吡喹酮治疗血吸虫病和肺吸虫病；甲硝唑治疗阿米巴病；乙胺嗪治疗丝虫病；氟喹诺酮类药物对沙门菌、各种革兰阴性菌、支原体、衣原体有较强的杀菌作用。

4. 免疫疗法　抗毒素（抗毒血清）是应用细菌外毒素免疫动物而获得的，注射后可中和患者血液和组织液内的外毒素，达到治疗的目的，如白喉和破伤风抗毒素可用于治疗白喉、破伤风等疾病。抗毒素属异性蛋白，可发生过敏反应，在治疗前应详细询问药物过敏史，并作皮肤敏感试验，如皮试阳性，则应采用小剂量逐渐递增的脱敏方法注射。

免疫调节剂常用于临床的有：转移因子、胸腺素、干扰素、左旋咪唑、免疫核糖核酸等。

（二）一般及支持治疗

一般治疗包括隔离、护理和心理治疗等。患者的隔离按其传播途径和病原体排出方式、时间而异,包括随时消毒。优质的护理对于保证患者处于一个舒适、卫生的环境,保证各项诊断及治疗措施的正确执行和密切观察病情变化具有重要的意义。医护人员的良好服务态度、工作作风和对患者的关心都是心理治疗的重要组成部分,有助于提高患者战胜疾病的信心。

支持疗法包括适当的营养(如在不同疾病过程中的各种合理饮食,足够的能量、维生素供给)、维持水和电解质平衡、增强患者体质和免疫功能(如各种血液制品和免疫制品的应用)等措施。

（三）对症治疗

对症疗法不仅有减轻患者痛苦的作用,而且通过调整患者各系统功能,以减少机体消耗,保护重要脏器使损伤降至最低限度。例如在高热时应用的各种降温措施,脑水肿时应用的各种脱水疗法,抽搐时应用的镇静措施,昏迷时应用的苏醒措施,心力衰竭时应用的强心措施,休克时应用的改善微循环措施,严重毒血症时应用肾上腺糖皮质激素疗法等。

（四）康复治疗

流行性乙型脑炎、脊髓灰质炎和脑膜炎等疾病可引起一定程度的后遗症,需要采取针灸、理疗、高压氧等疗法以促进康复。

（五）中医中药治疗

中医中药对调整患者各系统功能具有相当重要的作用,如安宫牛黄丸具有清热解毒、开窍安神的作用,常用于乙脑的辅助治疗;某些中药如黄连、鱼腥草、板蓝根等还有抗微生物作用。

考点: *传染病的治疗原则*

小结

传染病的诊断依靠全面详实的流行病学资料、临床资料和辅助检查资料。传染病的治疗原则包括病原治疗、一般治疗及支持治疗、康复治疗与中医中药等综合治疗。

 自测题

单选题

1. 可从血液或骨髓涂片中检查出寄生虫的有
   A. 疟原虫　　　B. 阿米巴原虫　　　C. 绦虫
   D. 蛔虫　　　E. 钩虫
2. 应用血清凝集反应如肥达反应主要检测伤寒杆菌的
   A. 鞭毛　　　B. 菌体　　　C. 抗原
   D. 抗体　　　E. 毒力

3. 干扰素主要用于哪些病原体感染
   A. 细菌　　　B. 立克次体　　　C. 螺旋体
   D. 衣原体、支原体　　　E. 病毒
4. 破伤风抗毒素治疗破伤风的机制是
   A. 杀灭破伤风杆菌　　　B. 抑制细菌繁殖
   C. 抗惊厥、抽搐　　　D. 中和外毒素
   E. 中和内毒素

(李忠明)

第 4 节　传染病的预防

《中华人民共和国传染病防治法》规定:国家对传染病实行预防为主的方针,要认真做好防治结合、分类管理工作,以减少传染病的发生及流行,达到控制和消灭传染病的目的。

预防工作应针对传染病流行过程的三个基本环节,采取管理传染源、切断传播途径和保

考点: *传染病的防疫措施*

护易感人群的综合性防疫措施。

案例1-3

农民刘某和赵某,都是刘店乡人。刘某住老庄大队,赵某住新庄大队,两大队相距2千米,过去从无伤寒流行报告。1979年7月13日,刘、赵二人同天自外地回家。他们是5月份一起去外地经商的,起居饮食均在一处。7月15~17日刘店乡连续三天下大雨,降雨时间短而急。7月15日刘某在外做农活淋了雨。16日突感不适,次日出现发热、食欲不振、头晕、腹胀、乏力等症状,直拖延到25日病情加重,被送到乡卫生院住院,经诊断为伤寒。刘某入院前,村子里很多人曾到他家看望,喝水吃茶点。老庄村南有一露天饮用水池,直径4米,池围高半尺,地势低洼。距水池100米处有一公厕和一个晒粪干场地。大雨冲刷地面使该水池受到污染。7月19日以后老庄大队先后有76人发生类似病状,经临床诊断均为伤寒,其中发病较早的是刘某家属和曾到过刘家喝水吃茶点的那些人中的病例。7月30日至8月5日期间为发病高峰。正当疫情发展之时,县卫生防疫站于8月2日来人进行现场调查,隔离和治疗患者,对患者家消毒,并对饮水池进行消毒,8月20日发生最后1例,疫情终止。

新庄大队的赵某回家后,于7月20日发生"感冒",第三天卧床不起,因该大队卫生员得知老庄有"流感"流行,有所警惕,并及时向乡卫生院报告,同时动员赵某就医,"高烧待查"住院,赵某的妻子和儿子也从亲戚家赶回,等到刘某确诊为伤寒以后,赵某也被诊断为伤寒。卫生员嘱其家属将赵的衣物煮沸清洗消毒。新庄大队水井井台高,下大雨时井水未被污染,该大队其他人未见有伤寒病例发生。

问题: 1. 刘、赵二人都发生伤寒,为什么在老庄大队引起伤寒流行,而新庄大队则没有流行?

　　　2. 哪些措施对疫情控制起了作用?

一、管理传染源

(一)对传染病患者的管理

对传染病患者应尽量做到"五早",即早发现、早诊断、早报告、早隔离、早治疗。根据《中华人民共和国传染病防治法》,结合我国的实际情况,将全国发病率较高、流行面较大、危害严重的39种法定传染病分为甲、乙、丙三类。

甲类传染病(2种):鼠疫、霍乱。

乙类传染病(26种):传染性非典型肺炎、甲型H1N1流感、艾滋病、病毒性肝炎、脊髓灰质炎、人感染高致病性禽流感、麻疹、流行性出血热、狂犬病、流行性乙型脑炎、登革热、炭疽、细菌性和阿米巴性痢疾、肺结核、伤寒和副伤寒、流行性脑脊髓膜炎、百日咳、白喉、新生儿破伤风、猩红热、布鲁菌病、淋病、梅毒、钩端螺旋体病、血吸虫病、疟疾。

丙类传染病(11种):手足口病、流行性感冒、流行性腮腺炎、风疹、急性出血性结膜炎、麻风病、流行性和地方性斑疹伤寒、黑热病、棘球蚴(包虫病)、丝虫病,除霍乱、细菌性和阿米巴性痢疾、伤寒和副伤寒以外的感染性腹泻病。

对乙类传染病中传染性非典型肺炎、炭疽中的肺炭疽、人感染高致病性禽流感和甲型H1N1流感,采取甲类传染病的预防、控制措施。对丙类传染病中手足口病,采取乙类传染病的预防、控制措施。

传染病报告制度是早期发现传染病的重要措施,医护人员是法定报告人,必须严格遵守。责任疫情报告人发现传染病时,应向发病地的卫生防疫机构报告,报告时间要求甲类传染病城镇于6小时内,农村于12小时内;乙类传染病城镇于12小时内,农村于24小时内;丙类传染病应当在24小时内。

传染病暴发、流行时,责任疫情报告人应当以最快的通讯方式向当地卫生防疫机构报告疫情。接到疫情报告的卫生防疫机构应当以最快的通讯方式报告上级卫生防疫机构和当地政府卫生行政部门,卫生行政部门接到报告后,应当立即报告当地政府。省级政府卫生行政部门接到发现甲类传染病和发生传染病暴发、流行的报告后,应当于6小时内报告国务院卫生行政部门。

(二) 对传染病接触者的管理

传染病接触者可能受到感染而处于疾病的潜伏期,或成为病原携带者,可根据具体情况进行医学观察、留验、药物预防或预防接种。

(三) 对病原携带者的管理

及时发现病原携带者并予以隔离治疗,加强教育和管理,调整工作岗位。对从事特殊服务行业的工作人员(如饮食服务行业、托幼机构、食品的生产、运输、储存、营销等)应定期进行普查,以发现病原携带者。

(四) 对动物传染源的管理

考点: 传染源的管理

有经济价值的家禽、家畜,应尽可能加以隔离、治疗;无经济价值的,则应予以杀灭,并焚烧或深埋。

二、切断传播途径

(一) 一般卫生措施

应根据不同传播途径采取不同措施。对消化道传染病应做好水源管理、饮食管理与粪便管理,搞好环境卫生和个人卫生;对呼吸道传染病应着重保持室内空气流通,必要时进行空气消毒,提倡在有呼吸道传染病流行时戴口罩。

(二) 消毒

清除或杀灭保留在外界环境中的病原体(消毒种类及方法参阅本书第2章和附录5)。

(三) 杀虫

杀虫是指杀灭传播传染病的媒介昆虫,如杀灭蚊、蝇、虱、跳蚤等。

三、保护易感人群

(一) 增强非特异性免疫力

主要措施包括锻炼身体、增强体质、调节饮食、改善营养,保持生活规律和心情愉快,养成良好的卫生习惯等。

(二) 增强特异性免疫力

可采用人工免疫(预防接种)提高人群的主动或被动特异性免疫力,其在传染病预防中起关键作用。接种疫苗、菌苗、类毒素等之后可使机体获得对病毒、细菌、毒素的特异性主动免疫;接种抗毒素、丙种球蛋白或高滴度免疫球蛋白,可使机体具有特异性被动免疫(参阅附录4)。1980年世界卫生组织正式宣布在全球已经消灭了天花,就是由于人类普遍接种了牛痘疫苗的结果。

2007年12月,我国颁布《扩大国家免疫规划实施方案》,在现行全国范围内使用的乙肝疫苗、卡介苗、脊髓灰质炎疫苗、百白破疫苗、麻疹疫苗、白破疫苗等6种国家免疫规划疫苗基础上,将甲肝疫苗、流脑疫苗、乙脑疫苗、麻腮风疫苗纳入国家免疫规划,对适龄儿童进行常规接种。在重点地区对重点人群进行出血热疫苗接种;发生炭疽、钩端螺旋体病疫情或发生洪涝灾害可能导致钩端螺旋体病暴发流行时,对重点人群进行炭疽疫苗和钩体疫苗应急接种。疫苗免疫程序见表1-3。

表1-3 疫苗免疫程序

疫苗	接种对象月(年)龄	接种剂次	接种部位	接种途径	接种剂量/剂次	备注
乙肝疫苗	0、1、6月龄	3	上臂三角肌	肌内注射	酵母苗 5μg/0.5ml，CHO苗 10μg/1ml、20μg/1ml	出生后24小时内接种第1剂次，第1、2剂次间隔≥28天
卡介苗	出生时	1	上臂三角肌中部略下处	皮内注射	0.1ml	
脊髓灰质炎疫苗	2、3、4月龄，4周岁	4		口服	1粒	第1、2剂次，第2、3剂次间隔均≥28天
百白破疫苗	3、4、5月龄，18~24月龄	4	上臂外侧三角肌	肌内注射	0.5ml	第1、2剂次，第2、3剂次间隔均≥28天
白破疫苗	6周岁	1	上臂三角肌	肌内注射	0.5ml	
麻风疫苗（麻疹疫苗）	8月龄	1	上臂外侧三角肌下缘附着处	皮下注射	0.5ml	
麻腮风疫苗（麻腮疫苗、麻疹疫苗）	18~24月龄	1	上臂外侧三角肌下缘附着处	皮下注射	0.5ml	
乙脑减毒活疫苗	8月龄，2周岁	2	上臂外侧三角肌下缘附着处	皮下注射	0.5ml	
A群流脑疫苗	6~18月龄	2	上臂外侧三角肌附着处	皮下注射	30μg/0.5ml	第1、2剂次间隔3个月
A+C流脑疫苗	3周岁，6周岁	2	上臂外侧三角肌附着处	皮下注射	100μg/0.5ml	2剂次间隔≥3年；第1剂次与A群流脑疫苗第2剂次间隔≥12个月
甲肝减毒活疫苗	18月龄	1	上臂外侧三角肌附着处	皮下注射	1ml	
出血热疫苗（双价）	16~60周岁	3	上臂外侧三角肌	肌内注射	1ml	接种第1剂次后14天接种第2剂次，第3剂次在第1剂次接种后6个月接种
炭疽疫苗	炭疽疫情发生时，病例或病畜间接接触者及疫点周围高危人群	1	上臂外侧三角肌附着处	皮上划痕	0.05ml(2滴)	病例或病畜的直接接触者不能接种

疫苗	接种对象 月(年)龄	接种 剂次	接种部位	接种途径	接种剂量/剂次	备注
钩体疫苗	流行地区可能接触疫水的7～60岁高危人群	2	上臂外侧三角肌附着处	皮下注射	成人第1剂0.5ml,第2剂1.0ml;7～13岁剂量减半,必要时7岁以下儿童依据年龄、体重酌量注射,不超过成人剂量1/4	接种第1剂次后7～10天接种第2剂次
乙脑灭活疫苗	8月龄(2剂次),2周岁,6周岁	4	上臂外侧三角肌下缘附着处	皮下注射	0.5ml	第1,2剂次间隔7～10天
甲肝灭活疫苗	18月龄,24～30月龄	2	上臂三角肌附着处	肌内注射	0.5ml	2剂次间隔≥6个月

注:1. CHO疫苗用于新生儿母婴阻断的剂量为20μg/ml。

2. 未收入药典的疫苗,其接种部位、途径和剂量参见疫苗使用说明书。

通过接种上述疫苗,预防乙型肝炎、结核病、脊髓灰质炎、百日咳、白喉、破伤风、麻疹、甲型肝炎、流行性脑脊髓膜炎、流行性乙型脑炎、风疹、流行性腮腺炎、流行性出血热、炭疽和钩端螺旋体病等15种传染病。

我国对儿童实行预防接种证制度。

（三）药物预防

如口服磺胺药等预防流行性脑脊髓膜炎,口服乙胺嘧啶可预防疟疾;口服金刚烷胺对预防流感也有一定的作用。

考点: 保护易感人群的措施

 小结

1. 传染病的预防工作应针对传染病流行过程的三个基本环节,采取管理传染源、切断传播途径和保护易感人群的综合性防疫措施。

2. 传染病防治法规定法定的传染病分为甲、乙、丙三类共39种。

3. 管理传染源包括对患者、接触者、病原携带者、动物传染源的管理。

4. 切断传播途径主要应做好一般卫生措施、消毒、杀虫。

5. 保护易感人群包括提高人群非特异性免疫力、特异性免疫力以及药物预防。儿童计划免疫对传染病预防起关键性的作用。

自测题

单选题

1. 传染病的预防措施包括
   A. 管理传染源、切断传播途径、保护易感人群
   B. 管理传染源、保护易感人群
   C. 管理传染源、切断传播途径
   D. 管理传染源、切断传播途径、保护人群

E. 管理传染源、切断传播途径、保护易感者

2. 切断传播途径常用的措施有
   A. 一般卫生措施、消毒、杀虫
   B. 一般卫生措施
   C. 一般卫生措施和消毒
   D. 一般卫生措施和杀虫

E. 消毒和杀虫

3. 管理传染病患者应尽量做到
    A. 早发现、早报告、早隔离、早治疗
    B. 早发现、早诊断、早报告、早隔离、早治疗
    C. 早发现、早诊断、早隔离、早治疗
    D. 早发现、早诊断、早报告、早治疗
    E. 以上都不是

4. 保护易感人群最重要的免疫措施是
    A. 接种疫苗、菌苗、类毒素
    B. 注射高效价免疫球蛋白
    C. 口服中草药
    D. 接种抗毒素
    E. 注射丙种球蛋白

（石海兰）

第2章

传染病护理的内容和要求

传染病护理是传染病防治工作的重要组成部分。传染病具有传染性,在一定条件下可造成传播,传染病的护理不仅关系到传染病患者的早日康复,而且对控制和终止传染病在人群中的传播具有突出的重要意义。

案例2-1

某医院发热急诊科,突然出现多例发热、头痛、咳嗽、胸闷、肌肉酸痛、恶心、呕吐的患者。统计体检数据显示:体温均升高,在37～40℃,心、肺均无异常发现。实验室检查:血细胞未发现异常。

问题: 1. 根据以上病情你考虑患者患哪类疾病?

2. 列出主要的护理措施。

一、传染病护理工作的特殊性及基本内容

传染病护理是专科护理中的一部分。传染病起病急,病情复杂多变,容易发生并发症,通过精心的护理,细致的观察,准确而及时的治疗可使患者转危为安。针对传染病可相互传染的特殊性,护理工作中要特别强调隔离、消毒及疫情报告的重要性,重视职业暴露的防范,这对切断传播途径,防止发生院内交叉感染和传染病的扩散都是所必需的。患者面对角色的转换及传染病房的特殊环境,必然会产生不适应的心理。因此,传染病护理工作有着其特殊的要求。

(一)传染病护理的特殊性

1. 传染科护士应具备高度的责任感和同情心,克服害怕被传染的心理,建立以患者为中心的整体护理观,按照护理程序对传染病患者实施整体护理。

2. 熟练掌握隔离消毒的知识和技能,严格执行消毒隔离制度和传染病报告制度,防止传染病扩散和院内交叉感染。

3. 熟悉各种常见传染病的传染源、传播途径、易感人群及其预防措施,能够对患者及家属进行卫生宣教,指导他们进行家庭护理及自我保健。

4. 护理人员在做好患者护理的同时还应高度重视个人防护,严格执行标准防护原则。

链接

医护人员防护物品的使用规范

凡进入发热门(急)诊、隔离留观室、隔离病区的医护人员应当严格按照清洁区、半污染区、污染区的划分,正确穿戴和脱卸防护物品,特别注意呼吸道、口腔、鼻腔和眼睛的卫生和防护。

1. 医护人员工作前,应当在清洁区认真洗手后依次戴工作帽、防护口罩、穿防护服或长袖工作服(在隔离区、ICU工作的医护人员可以先穿工作衣裤或刷手服,再穿防护服或长袖工作服),换工作鞋袜后进入半污染区。手部皮肤有破损或疑有损伤的应戴乳胶手套。进入污染区前,应洗手后加戴一

次性工作帽、一次性外科口罩、防护眼镜,穿隔离衣、戴乳胶手套及鞋套。为患者实施吸痰、气管切开等有可能发生患者呼吸道分泌物、体内物质喷射或飞溅,工作前应戴上全面型呼吸防护器。一次性外科口罩、隔离衣只限于污染区内穿着,被患者血液、体液、分泌物污染时应当立即更换并按消毒隔离进行处理。

2. 医护人员离开污染区,应当按程序脱卸防护物品,避免洁污交叉,增加污染的机会。医护人员从污染区进入半污染区前,必须先清洁、消毒双手,依次摘掉防护眼镜、外层口罩、一次性工作帽,脱掉隔离衣、鞋套、手套等物品,分置于专用污物容器中,再进行手的清洁和消毒。进入清洁区前,应当清洁、消毒双手后脱掉防护服或工作服,摘掉防护口罩、工作帽后再清洗和消毒双手。脱卸防护物品时,手应当触物品清洁面。

(二)传染科护理人员的工作内容

1. **严格执行消毒隔离制度**　隔离与消毒是传染病护理的特殊要求,是防止传染病播散和医院内感染的重要措施,应根据不同传染病的病原体及传播途径采取相应的消毒隔离措施。

链接

传染病房内区域的划分

医院根据实际工作条件采取区域隔离,具体要求包括:

(1)将整个病区分为清洁区、半污染区和污染区:清洁区包括医务人员值班室、更换刷手衣裤室、穿工作服室、浴室、库房等;半污染区包括治疗室、医护人员办公室、消毒室、穿防护服或者隔离衣室等;污染区包括病室和病室间的走廊。

(2)在清洁区和半污染区、半污染区和污染区之间分别设立缓冲带,并加装实际的隔离屏障(如隔离门)。

(3)各区之间用颜色区分,即清洁区划蓝色线,半污染区划黄色线,污染区划红色线,以警示医务人员。

(4)分别设立医务人员和患者的专用通道。

(5)防护用品置于不同区域,医务人员在不同区域穿戴和脱摘相应的防护用品。

(6)各区、各带和各通道有专门的功能定位。

(7)整个病区通风良好(图2-1)。

2. **准确报告疫情**　护士是传染病的法定报告人之一,发现传染病患者或疑似患者时应立即配合医生准确、及时将疫情报告防疫机构。对已上报的传染病疑似病例,如经确诊应作订正报告。当患者治愈或死亡时,应作转归报告。

3. **注重心理护理**　传染病患者由于对传染病及隔离要求的不理解,易产生恐惧、孤独、自卑、绝望、自尊紊乱等心理反应,护士必须十分注重患者的心理变化,根据不同反应实施相应的心理护理措施,用热情诚恳的语言和患者交谈、解释,主动关心患者的疾苦,帮助解决生活中的困难,使其减轻焦虑,获得心理支持,调整情绪,配合治疗,坚定信心,战胜疾病。

4. **密切观察病情**　急性传染病起病急、变化快、容易出现并发症,为了及时抢救患者,必须在思想上、技术上、设备上都有充分的准备。大多数传染病在病程中可出现特殊的临床表现,护理人员必须熟悉常见急性传染病各个时期的特征及容易出现的病情变化;应深入病房,密切观察、准确记录、及时报告病情,以便作出正确判断和适当的处理。

5. **开展健康教育**　护理人员能够向患者及家属进行健康教育,耐心讲解传染病的疾病

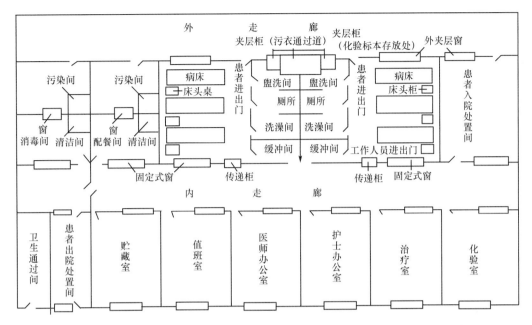

图 2-1 传染病房平面示意图

知识、预防方法和隔离措施,使他们主动配合医护人员做好隔离管理工作;指导患者和家属出院后做好家庭护理与自我保健,实施适当的家庭隔离。

二、传染病的护理评估

传染病护理的评估,主要通过护理人员对患者的仔细询问、观察和护理体检收集到的关于患者的流行病学、身心状况及辅助检查资料而进行的整体评估,为护理诊断和制订护理措施提供依据。

(一)流行病学资料

根据传染病流行过程的基本特征,流行病学资料是传染病患者评估必不可少的。应仔细询问并收集包括年龄、性别、籍贯、职业、居住或旅居地及周围有无传染源存在,过去及最近的工作情况,接触动物或接触疫水情况,家庭成员或集体中类似疾病的发生情况,饮食卫生习惯及吸烟、饮酒嗜好,发病季节及有无防昆虫的设备,手术输血史、既往传染病史及预防接种史等资料。如丙型肝炎的输血史,乙脑的季节性,痢疾的不洁饮食史,乙型肝炎的家庭聚集性,血吸虫的疫水接触史,狂犬病的病兽咬伤史等。

(二)身心状况

1. 临床资料 根据各种传染病病情发展的规律性及临床特点,详细询问病史,认真细致的全面体格检查,结合疾病潜伏期的长短、起病的缓急、前驱期症状的特点,了解有无典型热型和特殊皮疹以及皮疹出现的时间、类型和分布情况,有无毒血症状,有无意识改变和心、肺、肝、脾、淋巴结、神经系统等异常体征。如伤寒的稽留热型、玫瑰疹及脾肿大;流行性出血热的发热、出血和肾脏损害;病毒性肝炎的黄疸、肝肿大;麻疹患者的皮疹与口腔黏膜斑,这些特有的临床表现在评估时有很大的参考价值。

2. 心理状况 一般情况下,传染病患者所承受的心理压力极大,其发生与隔离治疗、疾病对健康和生命的威胁、住院环境的陌生、经济承受力和缺乏关爱等有关。常见的心理反应有恐惧、孤独、焦虑、悲哀及角色的适应等。如患急性传染病时,因起病急、症状重、需住院治疗与隔离,迅即改变了患者的生活与工作,令其忧虑与恐惧;患慢性传染病时,因病情反复、迁延不愈,令其焦急与悲观,感到前途渺茫。这些心理压力又与年龄、性别、文化程度、经济与家庭情况等因素有关。护理人员应细心观察与沟通交流,评估患者存在的心理问题。

(三)辅助检查资料

包括一般实验室检查、病原体检查、免疫学检查和其他检查。这些检查对传染病的诊断有特殊意义。因此,护理人员应熟悉常用检查项目的临床意义,还应做好留、送标本及特殊辅助检查的准备工作,做好检查时的配合工作及检查后的观察,并给患者及其家属介绍有关检查的目的、重要性、注意事项等。

三、传染病的常见护理诊断

1. 体温过高　与病原体侵入机体而出现的中毒症状有关。
2. 皮肤完整性受损　与皮疹或长期卧床发生压疮有关。
3. 组织灌流量改变　与毒素致微循环障碍有关。
4. 焦虑　与对疾病缺乏正确认识、住院隔离、经济压力等有关。
5. 有传播感染的危险　与病原体排出有关。
6. 潜在并发症:脑疝　与颅内高压有关。

四、传染病的护理措施

(一)隔离

1. 隔离的定义　将传染源与健康人和非传染病患者隔开,暂时避免接触,便于治疗和护理,以防止病原体向外扩散造成新的传染,称为隔离(也称屏障护理)。

2. 隔离的种类　分为两大系统:A 系统是以类别为特点的隔离,将不同的疾病归纳于七个类目中,每个类目措施相同。B 系统是以疾病分类的隔离,较复杂,要求较高。目前我国大多数医院实行 A 系统隔离分类,其类别与措施如下。

(1) 严密隔离(黄色标志):用于预防有高度传染性及致死性的传染病,以防空气和接触传播。适用的疾病有咽部白喉、肺鼠疫、霍乱、病毒性出血热等。隔离要求及措施:①隔离室应关门窗,感染相同病原体的患者可同住一室。外间挂隔离衣、门外备有泡手的消毒液;②凡入室者均须戴帽子和口罩、穿隔离衣及隔离鞋、戴手套;③接触患者或污染物品后及护理下一个患者前要洗手。污染的敷料要弃去,并装袋、贴签,然后送去消毒处理。患者的分泌物、排泄物及其污染物品应及时严格消毒处理;④患者不得离开病室,室外挂严密隔离标志,禁止探视。

(2) 接触隔离(橙色标志):适用于预防高传染性及有重要流行病学意义的感染,但不要求严格隔离的疾病,如婴幼儿中的急性呼吸道感染、新生儿感染、大面积烧伤感染等。隔离要求及措施:①感染相同病原体的患者可共住一室;②接近患者时必须戴口罩、穿隔离衣、戴手套;③接触患者或污染物品后以及护理下一个患者前要洗手;④污染物品要弃去,并装袋、贴签,然后送去消毒处理。

(3) 呼吸道隔离(蓝色标志):适用于由呼吸道分泌物引起经空气传播的呼吸道传染病,如麻疹、流行性脑脊髓膜炎、流行性腮腺炎、百日咳、猩红热等。隔离要求及措施:①相同病原体感染者可同住一室;②接近患者时要戴口罩,必要时穿隔离衣和戴手套;③患者呼吸道分泌物应消毒后弃去,痰具每日消毒,患者一般不能外出,若需到其他科室进行诊治时应戴口罩;④接触患者或污染物品后以及护理下一个患者前要洗手;⑤病室空气每日消毒 1 次。

(4)消化道隔离(棕色标志):适用于因直接或间接接触患者粪便而传播的消化道传染病,如伤寒、细菌性痢疾、阿米巴痢疾、霍乱、传染性腹泻、细菌性胃肠炎、脊髓灰质炎、甲型或戊型肝炎等。隔离要求及措施:①相同病种患者可住一室,不同病种患者若住一室则患者之间必须实施床边隔离;②接触患者时应戴口罩穿隔离衣,接触污物时要戴手套,接触患者或污染物品后及护理下一个患者前要洗手;③患者食具、便器、呕吐物、排泄物等随时消毒或消毒后弃去;④室内应保持无蝇、无蟑螂。

(5)血液/体液隔离(红色标志):防止直接或间接接触感染的血液及体液引起的传染。适用的病种有乙型肝炎、艾滋病、梅毒、疟疾、钩端螺旋体病、回归热、登革热等。隔离要求及措施:①同一病种患者可住一室;②接触患者要戴口罩穿隔离衣,接触患者血液/体液要戴手套,若手碰上了血液/体液要立即洗手;③工作中注意避免损伤皮肤,用过的针头、注射器浸入消毒液后送中心消毒室处理或使用一次性注射输液器械;④污的物品应装袋、贴标签并送去销毁或清洗消毒处理;⑤血液污染室内物品表面,要立即用次氯酸钠溶液清洗消毒。

(6)虫媒隔离:适用于以昆虫作为媒介的传染病,如流行性乙型脑炎、疟疾等。隔离要求:①病室应有防蚊设施,经常检查纱门、纱窗是否完好,并应喷洒灭蚊药物;②由虱子传播的疾病,患者入院时要做好灭虱和卫生管理工作。

> **案例2-2**
> 一人患了两种传染病,该怎样隔离?
> 一女患者,22 岁,入院诊断为"流行性感冒"、"乙型病毒性肝炎"
> **问题:**对该患者,你作为一名护士应怎样对其设置隔离?请说出你的隔离依据。

(二)消毒

1. 消毒的定义　指用化学、物理、生物等方法杀灭或清除存在各种传播媒介上的病原体,是切断传播途径的重要措施之一。

2. 消毒的种类

(1)预防性消毒:对可能受到病原体污染的物品和场所进行的消毒。如饮水消毒、餐具消毒、饭前便后洗手、粪便垃圾的无害化处理。

(2)随时消毒:对传染源的分泌物、呕吐物、排泄物及所污染的物品和场所进行的及时消毒。

(3)终末消毒:当传染源离开或死亡后,对其原住所及用品所进行的最后一次彻底的消毒。

3. 消毒的方法

(1)物理消毒法:利用物理因素作用于病原体,将其消除或杀灭的方法称为物理消毒法,包括机械、热、光、电、微波、辐射等。这些方法经济简便,广泛应用。

(2)化学消毒法:是通过化学消毒剂,使病原体的蛋白质凝固、水解、变性或使其失去活性而将其杀灭的方法。目前常用的化学消毒剂根据对微生物的作用,可分为高效、中效、低效三类。高效消毒剂能杀灭包括细菌芽胞在内的各种微生物,又称灭菌剂(如甲醛、戊二醛、环氧乙烷、过氧乙酸、臭氧等)。中效消毒剂可杀灭除细菌芽胞以外的各种病原微生物(如漂白粉、氯胺、二氯异氰尿酸钠、碘伏、乙醇等)。低效消毒剂只能杀灭细菌繁殖体和亲脂类病毒,对真菌有一定的杀灭作用(如苯扎溴铵、氯己定等)。

不同传染病的病原体有不同特点,对各种消毒措施的耐受性也不一样,因此,主要根据病原体的性质、消毒的对象、场所及条件而采取不同的消毒方法(参阅附录5)。

案例2-3

如何进行环境消毒?

在甲型 H1N1 流感流行的日子里,全国的防控工作也在有条不紊地进行着。某医院的小李是观察室的护士,每天都对患者进行相应的护理工作,下班时都要对观察室进行消毒。

问题:你认为小李应该如何进行消毒比较合理?

(三)心理护理

做好患者心理护理是传染病护理的重要任务。传染病患者常因仓促入院,骤离家庭,进入陌生环境,又因对隔离缺乏理解,产生孤独、紧张、恐惧心理可促使病情加重,或因病情迁延、恢复较慢而情绪波动,甚至悲观失望而影响诊疗工作顺利进行。护理人员对入院患者应热情接待,介绍病区环境与传染病有关制度,应以细致的关心和同情心去发现和解除患者的各种心理应激,对病情较重、失去自信心的患者,特别要加强警惕,防止意外发生。不与患者发泄心理反应的行为发生冲突,与患者交谈,鼓励患者说出焦虑、孤独、恐惧等心理感受,为其提供表达感情的机会。教会患者分散注意力和运用放松技巧。对于儿童患者因离开父母而恐惧不安,可采取讲故事,给予表扬鼓励等方式亲近他们,尽快使其解除恐惧心理,取得信任与合作。联系家属与亲友为患者提供生活、经济、思想上的帮助。使患者保持良好的心理状态,充分调动人体内在的自身康复能力,增进机体免疫功能,增强患者战胜疾病的信心,积极配合治疗。

(四)生活护理

1. 环境的要求 传染病室应保持空气新鲜,定时通风换气,减少噪音,室内光线充足,但应避免强光刺激,必要时可用窗帘遮蔽。室温保持在 18~20℃,相对湿度保持在 50%~60% 为宜。为患者创造一个安静、整洁、舒适的环境,有利病体康复。

2. 活动与休息 传染病的急性期症状重,代谢增加,身体许多重要脏器均可有不同

案例2-4

请你提出护理意见

一男患儿,10岁,因发热、烦躁、呕吐一天入院,诊断为"流行性乙型脑炎"。患儿妈妈对诊断很敏感,精神比较紧张,担心儿子的病情恶化。

问题:对这个患儿及家属,你作为一名护士应怎样进行护理评估?可提出哪些护理诊断?应采取哪些护理措施?你觉得哪一护理措施至关重要?

程度的病理损害,故应绝对卧床休息,以减少机体消耗,减轻病损器官的负担,防止并发症的发生。随着症状减轻,病情好转,方可逐渐起床活动。

3. 饮食护理 传染病患者大多有高热、新陈代谢增加,又因食欲减退而进食少,故饮食的调配十分重要,可采用易消化、高热量、富营养的流质或半流质饮食。对重症患者应喂食,昏迷患者应用鼻饲。

4. 补充水分 充足的水分对于高热、机体代谢强的患者是必需的,它可以维持水、电解质平衡和促进体内毒素的排泄。应鼓励患者多饮水(包括淡茶水、淡糖盐开水),成人每天需饮水 3000ml 以上,小儿一般每日每千克体重需 80~100ml。不能进食者应按医嘱给予静脉补液,密切注意滴速,以免心脏负担过重,防止肺水肿,必要时须记录出入液量。

5. 口腔护理 患者发病后体质虚弱,抵抗力差,要注意口腔护理,嘴唇干裂时可涂以石蜡油,每日用温盐水或复方硼酸溶液含漱 3~4 次;昏迷患者应彻底清洁唇颊、舌、硬腭及牙齿,以防止口腔炎。

6. 皮肤护理 保持床铺干燥、整洁,勤换衣被。昏迷患者应定时翻身,防止局部受压,骨突处每天应用 50% 乙醇擦数次预防压疮的发生。

（五）发热的观察和护理

急性传染病常有发热，许多重症病例如乙型脑炎可出现高热，如不立即采取降温措施可因高热后耗氧量增加，使脑组织缺氧致脑水肿及神经细胞的变性坏死，过高热也能直接引起死亡。因此应按高热常规进行护理，主动进行降温以减轻患者的痛苦。

（六）出疹的观察和护理

许多传染病伴有皮疹，皮疹的性质、出疹时间、部位及顺序对临床诊断有很大帮助。因此，要求护理人员深入病房，加强对皮疹的观察。皮疹的性质各有不同，如麻疹为斑丘疹，伤寒为玫瑰疹，猩红热为红斑疹，水痘为疱疹，流脑为出血点及瘀斑等。出疹时间也有一定规律，出疹部位及顺序方面也有不同，如麻疹常自耳后发际开始，而后面额、胸背、四肢，三天出齐；水痘以躯干为多（向心性分布）；伤寒出疹多分布在胸腹部及背部等。

皮疹的主要护理措施是：①保持皮肤清洁，衣服柔软、干爽，修剪指甲。幼儿自制能力差，将其手包起来，防止抓破皮肤造成感染。如皮疹已破或感染时，可按医嘱局部涂 2% 甲紫、消炎软膏；②皮肤剧痒者可局部涂炉甘石洗剂等止痒；③皮疹结痂后不要强行撕脱，应让其自行脱落。也可常用温水洗澡，剪去干的痂皮。皮肤干燥可涂石蜡油；④避免吃辛辣刺激性食物。

（七）严密观察病情变化及相应护理

神志状态一般可表示大脑皮质的功能状态，反映出疾病的严重程度。密切观察患者生命体征、意识状态及瞳孔变化，准备好抢救药物及器械。脑型疟疾、流脑、乙脑、小儿中毒型菌痢、肝性脑病以及一些暴发型传染病均可引起意识障碍、惊厥等，发生抽搐后患者的病情多趋于恶化，尤其是频发或持续惊厥后，可迅速死亡。因此，应尽可能把惊厥控制在先兆阶段，并根据不同情况予以针对性处理。因高热引起者，以降温为主，镇痉为辅。因颅内压增高引起者，头部持续用冰枕冷敷，以减轻脑水肿，并根据医嘱用脱水剂静脉注射或加压快速滴入，一般常用 20% 甘露醇或 25% 山梨醇，一次量 20～30 分钟滴完。滴入时必须专人负责，严防空气进入静脉而造成气栓事故。同时注意患者神志、呼吸、血压、瞳孔等的改变，以观察颅内压的变化。注意膀胱的充盈程度及排尿量，并做好记录。如反复使用脱水剂，应注意补充液体以保持体内水与电解质平衡。因呼吸道不畅引起缺氧者，应经常吸痰、给氧。

> **案例2-5**
>
> **病情变化的观察和处理**
>
> 一男性患者，入院诊断为"急性黄疸型肝炎"。在住院治疗过程中，患者对治疗护理配合良好，病情逐渐恢复。但近日有些焦虑、烦躁，对治疗护理配合不积极。
>
> **问题：**你作为一名护士应怎样对其进行护理评估？应采取哪些护理措施？

小结

必须重视传染病护理的特殊性。传染病起病急、病状重，病情复杂多变，容易发生并发症，因此需要护士精心的护理，细致的观察，及时准确地配合医生实施治疗。在掌握传染病知识和操作技术的同时，能根据不同传染病采取不同的护理措施。要主动关心体贴患者，介绍医院的环境与规章制度，帮助患者克服抑郁、孤独、焦虑、恐惧的心理。时刻不要忘记传染性的问题，应严格执行消毒隔离制度，准确及时报告疫情，重视医护人员的个人防护。对患者及家属进行健康教育，并指导实施适当的家庭隔离和消毒。

自测题

单选题

1. 患儿,男,10岁,因流脑住院,应采取何种隔离措施
   - A. 严密隔离
   - B. 血液/体液隔离
   - C. 肠道隔离
   - D. 呼吸道隔离
   - E. 接触隔离

2. 对特殊感染的敷料最彻底的灭菌法是
   - A. 高压蒸汽灭菌法
   - B. 间歇灭菌法
   - C. 焚烧法
   - D. 日光暴晒
   - E. 干烤法

3. 接触隔离患者后用消毒液浸泡双手的时间是
   - A. 20秒
   - B. 30秒
   - C. 4分钟
   - D. 2分钟
   - E. 50秒

4. 关于体温过高的护理措施,以下哪项不妥
   - A. 监测体温变化
   - B. 及时用药物降温至体温正常
   - C. 卧床休息
   - D. 出汗后及时擦洗更衣
   - E. 多饮水

5. 某患者因急性肝炎收入传染病院,其使用过的信签、钱币用下列何种消毒方法为宜
   - A. 高压蒸汽灭菌法
   - B. 喷雾法
   - C. 熏蒸法
   - D. 擦拭法
   - E. 暴晒法

(李朝中)

第3章

病毒感染性疾病的护理

第1节 传染性非典型肺炎患者的护理

传染性非典型肺炎(infectious atypical pneumonia)又称严重急性呼吸综合征(severe acute respiratory syndrome,SARS),是由冠状病毒(变异株)引起的急性呼吸道传染病。主要临床表现有高热、寒战、全身肌肉骨骼酸痛、乏力、干咳、呼吸困难,严重者出现呼吸衰竭。本病传染性强,易引起大流行。但由于发现时间较短,其发病机制及诸多问题还并不十分清楚。本节仅介绍目前已有定论的内容,不完善之处有待进一步研究证实。

案例3-1

患者,女,29岁,2002年1月6日从广州出差回太原,1月8日突感发热,伴寒战、头痛、乏力、关节酸痛、干咳。于1月9日由家人陪同去山西省人民医院就医并入院治疗。1月15日出现胸闷、呼吸加速、呼吸困难。体检:体温39℃,右下肺少许湿啰音。

问题:1. 根据以上病情你考虑患者感染了哪种疾病?

2. 可提出哪些护理诊断?

3. 列出主要的护理措施。

一、疾病概述

(一)病原学

冠状病毒(变异株)属冠状病毒科,呈球形或椭圆形,包膜上有形状类似日冕的棘突(图3-1)。为正链 RNA 病毒,拥有 RNA 病毒中最大的基因组,以独特的方式进行复制,并可以导致高频率的基因重组。

冠状病毒(变异株)在外界能生存4~5小时,在70℃水中1小时可将其杀灭。对脂溶剂、去污剂敏感,不耐酸和紫外线。常用的病毒灭活剂如甲醛、过氧化氢等均可以灭活冠状病毒。

(二)流行病学

1. **传染源** 传染性非典型肺炎患者是主要传染源,特别是重症患者。动物和潜伏期患者的传染

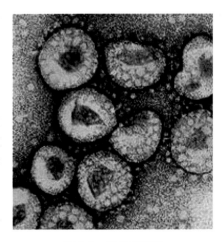

图 3-1 冠状病毒群

25

性尚未确定。痊愈患者不具有传染性。

2. 传播途径　主要通过近距离空气飞沫和密切接触传播。

3. 人群易感性　由于冠状病毒的变异，人们对其缺乏免疫力而普遍易感，感染后可获得持久免疫力。人群分布上男女性别差异不显著，年龄以中青年为主，老年人和小儿较少。老年病例病情多数较重，儿童感染率低、病情较轻的原因尚不清楚。

4. 流行特征　本病有家庭和医院聚集现象。发病季节以冬春季为主。

（三）临床表现

潜伏期一般为 2～12 日，最长可达 21 日，大多数在接触传染性非典型肺炎患者后 4～5日内发病。

急性起病，首发症状多为发热，体温一般在 38℃ 以上，常伴寒战、头痛、乏力、关节酸痛、腹泻等。可有干咳，少痰，偶有血丝痰。常无上呼吸道卡他症状。少数大手术后或有基础疾病的患者可不发热。严重病例在 5～7 日后出现胸闷、呼吸加速、呼吸困难，少数出现呼吸衰竭。肺部体征不明显，部分患者可有少许湿啰音，或有肺实变体征。

（四）治疗要点

1. 监测病情变化　多数患者在发病后 14 日内都可能属于进展期，必须密切观察病情变化，监测症状、体温、呼吸频率、动脉血氧分压（PaO_2）、脉搏血氧饱和度（SpO_2）、血象、胸片（早期复查间隔时间不超 2～3 日）及心、肝、肾功能等。

2. 一般性治疗和对症治疗

（1）卧床休息，避免劳累、用力。

（2）避免剧烈咳嗽，咳嗽剧烈者给予镇咳；咳痰者给予祛痰剂。

（3）发热超过 38.5℃ 者，可使用物理降温、解热镇痛药。儿童忌用阿司匹林，因该药可能引起瑞氏（Reye）综合征。

（4）有心、肝、肾等器官功能损害者，应作相应的处理。

（5）加强营养支持，注意水、电解质平衡。

3. 出现气促或 $PaO_2 < 70mmHg$ 或 $SpO_2 < 93\%$，给予持续鼻导管或面罩吸氧。

4. 糖皮质激素的应用　应用指征：①有严重中毒症状，高热 3 日不退；②48 小时内肺部阴影进展超过 50%；③有急性肺损伤或出现急性呼吸窘迫综合征（ARDS）。大剂量应用时间不宜过长，注意不良反应，儿童慎用。

5. 预防和治疗继发细菌感染　根据临床情况，可选用喹诺酮类等适用抗生素。

6. 早期可试用抗病毒药物。

7. 重症可试用增强免疫功能的药物。

8. 可选用中药辅助治疗　治疗原则为：温病，卫、气、营、血和三焦辨证施治。

9. 重症患者的处理

（1）加强动态监护。

（2）使用无创正压机械通气（NIPPV）。若患者不能耐受 NIPPV 或血氧饱和度改善不满意，应该及时进行有创正压机械通气治疗。

（3）出现休克或多器官功能障碍综合征（MODS），予以相应支持治疗。

二、护　理　评　估

（一）流行病学资料

1. 询问在发病前 2 周内有无密切接触过 SARS 患者,或者有明确的传染给他人的证据。

2. 询问是否生活在 SARS 流行区,或者有无在发病前 2 周内因出差、旅游、探亲到过 SARS 正在流行的地区。

3. 询问近 2 周是否到过人员密集、卫生状况不良、通风不佳的公共场所。

4. 询问是否接触过家养或野生动物。

（二）身体状况

SARS 病情复杂、变化较大,应详细了解、询问患者的临床表现及其出现的时间、轻重程度以及病情进展的快慢等。注意生命体征、神志状态,呼吸频率、节律及呼吸音,有无肺部湿啰音或肺实变征。

心理社会状况方面,SARS 传染性强,病情进展快,治疗缺乏特殊有效手段,重症患者死亡率较高,患者容易出现恐惧不安,甚至悲观失望的不良情绪。

（三）辅助检查资料

1. 周围血象　白细胞计数一般不升高或降低,淋巴细胞比例可降低,部分病例血小板计数降低。

2. 血清酶检测　谷丙转氨酶、谷草转氨酶、乳酸脱氢酶、肌酸激酶增高。

3. 特异性抗体检测　荧光素标记抗体或 ELISA 法检测,在患病 14 天后可出现阳性。

三、护理诊断及医护合作性问题

1. 体温过高　与 SARS 冠状病毒感染有关。
2. 气体交换受损　与肺部炎症导致有效呼吸面积减少和气道内分泌物增加有关。
3. 焦虑　与缺乏 SARS 的知识、疼痛、呼吸困难导致的不适感、担心预后等有关。
4. 潜在并发症　休克、呼吸衰竭、多器官功能障碍综合征。

考点:SARS 的常见护理诊断

四、护　理　目　标

1. 体温逐渐恢复至正常范围。
2. 呼吸困难缓解。
3. 了解 SARS 知识,积极配合治疗和隔离管理。焦虑程度减轻。
4. 不发生 ARDS,脏器功能正常或受损轻微。

五、护　理　措　施

1. 严格隔离措施　必须把 SARS 患者收治在专门隔离病区,患者的分泌物、排泄物及污染物应随时消毒,患者在住院期间应戴口罩,不得离开病房。严格探视制度,不设陪护,一般情况下不得探视。

2. 生活护理　保持病室安静、空气清新、通风良好,嘱患者卧床休息,注意保暖,避免用力、劳累和剧烈咳嗽,做好生活护理及皮肤、眼、鼻、口腔的清洁护理。

3. 心理护理　关心患者,与患者进行沟通,向患者解释疾病的症状及治疗方法,鼓励患者积极配合治疗,给予心理支持,消除患者紧张、焦虑等不良心理反应。

4. 饮食护理 鼓励患者进食富含优质蛋白、维生素和足够热量的易吸收消化的流质或半流质饮食,鼓励患者饮水,以补充足够的液体,有利于咳嗽、排痰。

5. 高热的护理 发热超过38.5℃、全身酸痛明显者,可按医嘱使用退热药物,应注意观察药物的疗效及不良反应。高热者应积极采取物理降温措施,如冰敷、酒精擦浴等,定时监测并记录体温,同时应加强皮肤、口腔护理,防止感染。

6. 病情观察 密切观察患者病情的变化,有咳嗽、咳痰者,应遵医嘱给予镇咳、祛痰药物;定时翻身拍背,促进排痰,保持呼吸道通畅,气促明显者应及早给予持续鼻导管吸氧;腹泻患者应注意补液及纠正水、电解质紊乱。

对于重症患者应密切监护生命体征,尤其是呼吸频率与节律的变化,如发现有气促、呼吸困难、发绀及缺氧的其他表现时,应立即报告医生,备好气管插管、气管切开和人工呼吸器等抢救物品,经一般性措施仍不能维持其换气功能者,则需配合医生及时给予气管插管或气管切开,并做好术后护理。对严重换气障碍,应用人工呼吸器辅助呼吸者应加强监护。

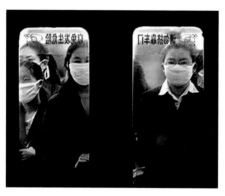

考点:SARS 的护理措施

图 3-2 传染性非典型肺炎流行期间

7. 预防和健康教育 ①宣传预防SARS的有关知识,强调预防的重要性。注意环境卫生、保持室内通风,在呼吸道疾病流行季节,外出时戴口罩(图3-2),尽量避免去人多拥挤的公共场所。平时应注意锻炼身体,加强营养,勤洗手,养成良好的个人卫生习惯。②流行期间应着重宣讲SARS的主要临床特征,使人们了解此病的特点,争取做到早发现、早诊断、早报告、早隔离、早治疗,避免群众乱投医、乱服药而延误,造成疾病的扩散与传播。

六、护 理 评 价

1. 患者的生命体征稳定在正常范围。

2. 患者的全身中毒症状如发热、头痛、乏力等得到改善,咳嗽、咳痰、胸痛、气促、呼吸困难等表现得到缓解或控制。

3. 患者焦虑、恐惧的情绪减轻或消失。

1. 传染性非典型肺炎又称严重急性呼吸综合征(SARS),是一种新发现的急性呼吸道传染病,病原体是一种新型的冠状病毒——SARS冠状病毒。

2. 患者可有发热及全身症状出现。早期呼吸系统症状不明显,后期可有干咳、少痰、胸痛、气促、呼吸困难。部分患者肺部可闻及湿啰音,有肺实变体征。严重者可出现多器官功能损害。

3. 护理SARS患者时,应严格隔离措施,注意生活、心理和饮食护理。密切观察病情变化及生命体征,特别是呼吸的频率与节律的改变。患者如有气促、呼吸困难、发绀及缺氧等表现时,应立即报告医生并作好抢救准备和护理。

4. 目前无特殊有效的药物治疗,应重视预防和健康教育。

自测题

1. 传染性非典型肺炎的英文名称缩写为
   A. AIDS　　B. SARS　　C. ARDS
   D. HFRS　　E. SAS
2. 传染性非典型肺炎的病原体为
   A. 轮状病毒　　B. 冠状病毒　C. 衣原体
   D. 支原体　　　E. 肺炎杆菌
3. 传染性非典型肺炎的主要传染源为
   A. 隐性感染者　B. 患者
   C. 潜伏期感染者　D. 慢性感染者
   E. 携带者
4. 传染性非典型肺炎的人间传播途径不包括
   A. 近距离飞沫传播　B. 直接接触传播
   C. 气溶胶传播　　　D. 虫媒传播
   E. 间接接触传播
5. 2003 年我国传染性非典型肺炎最早发生的地区为
   A. 北京　　　　B. 广东　　　C. 香港
   D. 内蒙古　　　E. 山西
6. 传染性非典型肺炎的主要临床表现为
   A. 持续性高热　B. 头痛、全身酸痛、乏力
   C. 干咳、少痰　D. 呼吸道卡他症状

   E. 腹痛、腹泻
7. 对传染性非典型肺炎患者发病后的密切接触者,应自与患者最后接触之日起(　　)进行医学观察
   A. 7 天　　　　B. 10 天　　　C. 14 天
   D. 21 天　　　　E. 5 天
8. 传染性非典型肺炎的预防措施不包括
   A. 隔离患者　　　　B. 密切接触者的医学观察
   C. 注射疫苗　　　　D. 加强疫情监测报告
   E. 密切接触者的留验
9. 下列哪一项不是传染性非典型肺炎的主要个人防护措施
   A. 加强工作场所和居室通风
   B. 注意个人卫生
   C. 戴口罩
   D. 注射干扰素
   E. 通过适量运动增强机体免疫力
10. 目前传染性非典型肺炎最主要的治疗措施为
   A. 对症支持治疗　　B. 抗病毒治疗
   C. 激素治疗　　　　D. 抗菌治疗
   E. 以上都对

（杨　娜）

第2节　艾滋病患者的护理

艾滋病是获得性免疫缺陷综合征（acquired immune deficiency syndrome，AIDS）的简称,由人免疫缺陷病毒（HIV）所引起的慢性传染病。艾滋病病死率高,被称为"史后世纪的瘟疫",也被称为"超级癌症"和"世纪杀手"。

案例3-2

患者,男,40 岁,司机,因发热、乏力、消瘦5 个月于 2000 年 12 月 12 日就诊。患者半年前无明显诱因发热,体温一般不超过 38℃,伴乏力,大便每天 2～3 次,稀便,无脓血。5 个月来体重下降约8kg。3 年前因阑尾炎化脓穿孔急诊手术时曾输过血。查体:体温 37.8℃,脉搏、呼吸、血压正常,消瘦,右腹股沟、右颈部和左腋窝各触及 1 个 2cm×2cm 大小的淋巴结,活动、无压痛。实验室检查:血清抗 HIV(＋)。

问题:1. 该患者最可能患了哪种疾病?
　　　2. 可能通过什么途径被感染?
　　　3. 列出主要的护理措施。

一、疾病概述

（一）病原学及发病机制

1. 病原学　人类免疫缺陷病毒（HIV）为 RNA 病毒，属反转录病毒科，目前已知有两型，即 HIV-1 和 HIV-2，HIV-1 是引起艾滋病的主要毒株。此病毒既有嗜淋巴细胞性又有嗜神经性。HIV 感染人体后产生抗-HIV，此抗体不是中和抗体。血清中病毒和抗体同时存在，故抗-HIV 阳性者的血清具有传染性。

2. 发病机制　HIV 主要感染 $CD4^+T$ 淋巴细胞，也能感染单核-巨噬细胞、B 细胞和小神经胶质细胞、骨髓干细胞等，导致 $CD4^+T$ 淋巴细胞和其他易感细胞凋亡，使机体细胞免疫和体液免疫功能遭到破坏，最终发生免疫缺陷。临床上表现为各种机会性感染和继发性肿瘤。

（二）流行病学

1. 传染源　患者及无症状病毒携带者，尤其是后者更具危险性。

2. 传播途径　HIV 主要存在于感染者的血液、精液、阴道分泌物、乳汁中。

（1）性传播：为本病的主要传播途径。同性、异性和双性性接触均可造成传播。

（2）血液传播：亦为本病重要的传播途径。输入感染 HIV 的血液及血制品、共用针具静脉吸毒、介入性医疗操作等均会引起艾滋病的传播。使用被血液污染而又未经严格消毒的注射器、针灸针、拔牙工具、血液透析机等都是十分危险的。

（3）母婴传播：母亲是艾滋病感染者，可能会在怀孕期间、分娩过程或产后母乳喂养而传染给婴儿。

考点：艾滋病的传播途径及高危人群 3. 易感人群　人群对本病普遍易感，但多发生于青壮年。男性同性恋、多个性伴侣者、静脉吸毒成瘾者、输血及血制品使用者、HIV 感染的母亲所生婴儿为本病高危人群。

（三）临床表现

潜伏期较长，一般经 2～10 年发展为艾滋病。从感染艾滋病病毒到发病有一个完整的自然过程，临床上将这个过程分为四期。

1. 急性感染期　表现发热、皮疹、淋巴结肿大、乏力、出汗、恶心、呕吐、腹泻、咽炎等。还可出现急性无菌性脑膜炎，表现为头痛、神经性症状和脑膜刺激征。此期症状常较轻微，容易被忽略，持续 3～14 日后自然消失。此后，临床上出现一个长短不等、相对健康、无症状的潜伏期。

链　接

艾滋病"窗口期"

艾滋病"窗口期"是指人体感染 HIV 后到外周血液中能够检测出 HIV 抗体的这段时间，一般为 2 周至 3 个月，可达 6 个月，在这段时间内，血液中检测不到病毒抗体，但是人体具有传染性。只有等到"窗口期"过后，血液中才会有足够数量的艾滋病病毒抗体可以检测出来。但是不能忽视的是，不同个体对艾滋病病毒的免疫反应不一，抗体出现的时间也不一致，尤其对近期具有高危行为的人，一次实验结果阴性不能轻易排除感染，应隔 2～3 个月再检查一次。

2. 无症状感染期　临床上没有任何症状，但病毒在持续繁殖，血清中能检出 HIV 及 HIV 抗体，具有传染性。此期可持续 2～10 年或更长。这对早期发现患者及预防都造成很大困难。

3. 持续性全身淋巴结肿大综合征期　主要表现为除腹股沟淋巴结以外全身其他部位两处或两处以上淋巴结肿大,淋巴结直径在 1cm 以上、质地柔韧、无压痛、无粘连能活动。活检为淋巴结反应性增生。一般持续肿大 3 个月以上,部分患者淋巴结肿大经 1 年后消失,亦有再次肿大者。此期还可伴有全身症状,如长期低热、乏力、全身不适、慢性腹泻、体重减轻等。

4. 艾滋病期　是艾滋病病毒感染的最终阶段,免疫功能全面崩溃,患者出现各种严重的综合征,直至死亡。此期具有三个基本特点:①严重的细胞免疫缺陷;②发生各种致命性机会性感染;③发生各种恶性肿瘤。

常有表现:①体质性疾病:发热、乏力不适、盗汗、慢性咳嗽、慢性腹泻、体重下降、全身淋巴结肿大、肝脾肿大;②神经系统:头痛、癫痫、进行性痴呆等;③感染:原虫、真菌、结核杆菌和病毒感染(图 3-3);④肿瘤:常见卡波西肉瘤(图 3-4)和非霍奇金淋巴瘤。

考点:艾滋病的临床表现

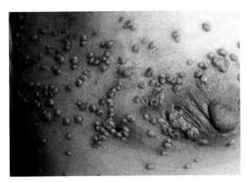

图 3-3　皮疹

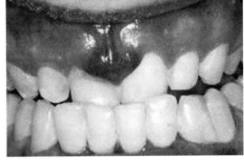

图 3-4　卡波西肉瘤

(四)治疗原则

目前艾滋病的治疗尚无特效的病因疗法,总的治疗原则为抗感染、抗肿瘤、杀灭或抑制HIV病毒、增强机体免疫机能。

1. 抗病毒治疗　是目前治疗艾滋病的重要手段。抗 HIV 药物主要分为核苷类反转录酶抑制剂、非核苷类反转录酶抑制剂和蛋白酶抑制剂三大类。高效抗反转录病毒疗法(HAART)又称鸡尾酒疗法,是通过三种或三种以上的抗病毒药物联合使用,既可最大限度抑制艾滋病病毒复制,又能减少单一用药产生的抗药性,临床疗效已得到肯定。

2. 免疫调节剂治疗　可用白细胞介素Ⅱ(IL-2)、粒细胞集落刺激因子(G-CSF)及粒细胞-巨噬细胞集落刺激因子(GM-CSF)、灵杆菌素、干扰素(IFN)等,以改善免疫功能。

3. 机会性感染的治疗　针对相应的病原体,选择有效药物。

4. 支持及对症治疗　输血、营养支持、补充维生素等。

考点:艾滋病的治疗原则

二、护 理 评 估

(一)流行病学资料

询问有无不良性交史,性伴侣中有无艾滋病感染者;是否吸毒;近 10 年有无输血、使用血制品史,是否职业献血、献血浆者;是否接受过器官移植、人工授精;了解母亲的健康情况。由于性传播是主要传播途径,牵涉到伦理道德问题,因此向家属询问时要特别注意方式和保密。

（二）身心状况

1. 症状评估 重点询问有无慢性咳嗽、慢性腹泻、持续发热、进行性体重下降,渐进性呼吸困难、吞咽困难及性格改变等症状。询问高危人群有无短期发热、全身不适、头痛、厌食、肌肉关节痛、淋巴结肿大。

2. 护理体检 查体是否有体温升高、呼吸困难、消瘦;是否全身淋巴结肿大并呈对称性,有无粘连、压痛,质地如何。注意皮肤有无皮疹、结节、溃疡,特别检查有无感染、恶性肿瘤的体征。

链接

AIDS检测新动态

现今发现部分高危人群中尿液标本中的抗-HIV-1检测阳性,而血液标本中的抗-HIV-1却阴性,因此应同时检查血液和尿液。而美国目前批准的用唾液快速检测病毒法能立即出结果,更有助于早期诊断。

3. 心理社会状况 由于艾滋病病情重且无特效治疗,加之人们对疾病的恐惧心理而对患者避而远之,使患者极易产生恐惧、孤独及悲观失望的心理。

（三）辅助检查资料

查看血象白细胞减少是否以淋巴细胞减少为主;免疫学检查是否T细胞绝对值下降,CD_4^+ T淋巴细胞下降;有无血清学检查呈HIV抗原阳性、HIV抗体阳性、HIV-RNA阳性。

三、护理诊断及医护合作性问题

1. 体温过高 与HIV感染和继发其他感染有关。
2. 营养失调:低于机体需要量 与腹泻、厌食、消耗大有关。
3. 皮肤黏膜完整性受损 与病毒、真菌感染、卡波西肉瘤有关。
4. 社交孤立 与本病不易被社会接受有关。
5. 沮丧、恐惧 与受到他人鄙视和预后不良有关。

考点: 艾滋病的常见护理诊断

四、护 理 目 标

1. 体温控制在38℃以下。
2. 腹泻停止,营养状况得以改善。
3. 皮肤黏膜完整无破损,无继发感染。
4. 呼吸频率及节律恢复正常。
5. 患者自述孤独感、被遗弃感减轻或消失,能客观地面对现实,配合治疗。
6. 尽量减少各种并发症发生。
7. 患者能描述艾滋病传播的主要方式,自觉采取预防措施,无传染发生。

链接

红丝带的由来及含义

20世纪80年代末,人们视艾滋病为一种可怕的疾病。美国的艺术家们用红丝带来默默悼念身边死于艾滋病的同伴。在一次世界艾滋病大会上,艾滋病感染者齐声呼吁人们的理解,此时,一条长长的红丝带被抛在会场的上空,支持者将红丝带剪成小段,并用别针将折叠好的红丝带标志别在胸前。红丝带像一条纽带,将各国人民紧紧联系在一起,共同抗击艾滋病,她象征着我们对艾滋病感染者的关心与支持;象征着我们对生命的热爱和对平等的渴望;象征着我们要用“心”来参与预防艾滋病的工作(图3-5)。

世界艾滋病日,每年的12月1日。

五、护理措施

1. 实施血液/体液隔离，及时上报疫情。

2. 多与患者沟通，给予生理、心理上的支持。

3. 急性期发热时和艾滋病期绝对卧床休息。给予高热量、高蛋白、高维生素、易消化饮食，以保证营养供给，增强机体抗病能力。

4. 协助患者进行皮肤口腔清洁护理；腹泻者便后温水清洗肛周；瘫痪者定时翻身；肺部感染者及时排痰，保持呼吸道通畅等。

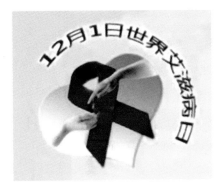

图 3-5　红丝带

5. 观察病情，详细记录，发现病情有变化及时与医生联系，采取相应措施。

6. 患者常死于机会性感染，应向患者及家属介绍预防和减少感染的措施。对无症状的病毒携带者应嘱其每 3～6 个月作一次检查，如出现症状随时就诊，及时治疗。

7. 预防和健康教育　①广泛宣传艾滋病的预防知识，使群众了解艾滋病的病因和感染途径，采取自我防护措施。②教育群众洁身自好，规范道德行为，能正确使用避孕套；严禁卖淫嫖娼，拒绝毒品，珍爱生命。③提倡使用一次性注射器，医疗器械重复使用时应严格消毒，做到一人一用；输血和使用血制品前要严格检查 HIV 抗体；避免共用牙刷、剃须刀等。④女性感染者应避免妊娠，已妊娠者可终止妊娠；或妊娠前应到专业医疗机构进行咨询，给予抗艾滋病病毒药物联合治疗、产时选择安全分娩、产后采取人工喂养等干预措施，可以大大降低 HIV 母婴传播概率。⑤避免直接接触患者的血液或体液，护理患者时要戴口罩、手套及穿隔离衣。患者用过的废弃物品应消毒后再作其他处理或焚烧。

考点：艾滋病的护理措施

六、护理评价

1. 患者是否体温正常，伴随症状消失。

2. 患者是否排便正常。

3. 患者饮食是否得当，营养状况得以改善，体重增加，免疫力增强，未发生严重并发症。

4. 患者是否注意个人卫生，未发生口腔、皮肤、肺部等机会性感染。

5. 患者是否能克服不良情绪的影响，正确对待所患疾病，增强了战胜疾病的信心。

6. 患者是否了解本病的传播知识，自觉遵守血液/体液隔离制度，积极配合治疗和护理。

小结

艾滋病是由人免疫缺陷病毒所引起的一种致命性慢性传染病，主要导致人体的细胞免疫功能受损。主要经性接触、血液血制品、母婴传播。本病潜伏期较长为 2～10 年，临床分为急性感染期、无症状感染期、持续性全身淋巴结肿大综合征期、艾滋病期 4 期。艾滋病期主要表现体质性疾病、神经系统症状、机会性感染和肿瘤。尚无特效治疗，早期抗病毒治疗是关键。洁身自好，规范道德行为，拒绝毒品，采取安全性行为是最重要的预防健康教育，育龄女性 HIV 感染者实施母婴干预措施。护理上要特别体贴和关爱患者，提供心理支持，重点是防治各种机会性感染。

自测题

单选题

1. 艾滋病最重要的传播途径是
   A. 器官移植　　B. 人工授精　C. 性接触
   D. 输液　　　　E. 输血

2. 下列哪一项在护理艾滋病时要重点防治
   A. 淋巴结肿大　B. 机会性感染
   C. 吞咽困难　　D. 肌肉关节痛
   E. 皮疹

3. 艾滋病的健康教育不包括
   A. 提倡使用一次性注射器
   B. 洁身自好,规范道德行为
   C. 女性感染者要避免妊娠
   D. 护理患者时要戴口罩、手套,穿隔离衣
   E. 不要直接接触患者的血液,但体液可以

4. HIV 感染人体后主要侵犯和破坏哪种细胞
   A. 红细胞　　　B. 白细胞
   C. T 淋巴细胞　D. 巨噬细胞
   E. 单核细胞

5. 艾滋病毒感染者体液含有大量病毒,具有很强传染性的是
   A. 血液　　　　B. 尿液　　　C. 泪液
   D. 汗液　　　　E. 呕吐液

6. 关于获得性免疫缺陷综合征,下列哪项是错误的
   A. 是由人免疫缺陷病毒引起
   B. HIV 感染主要通过性行为直接传播
   C. HIV 可通过胎盘传给胎儿
   D. HIV 感染后潜伏很短,患病后很快死亡
   E. 输入有感染的供血者的血制品,同样可致病

(7～10 题共用题干)

张某,男,38 岁,旅行社英语导游,近 5 年来经常带旅行团前往泰国旅游,曾涉足色情场所。近 1 个月来乏力、干咳、体重减轻、全身不适。护理体检:神清,消瘦,体温 37.8℃,口腔黏膜溃疡,肝脾轻度肿大,全身浅表淋巴结肿大、质软、无压痛、无粘连。化验:HIV 抗原阳性、HIV 抗体阳性、HIV-RNA 阳性。诊断为艾滋病。

7. 对确诊最有意义的是
   A. 慢性咳嗽
   B. 体重减轻
   C. 口腔黏膜溃疡
   D. 全身浅表淋巴结肿大、质软、无压痛、无粘连
   E. HIV 抗原阳性、HIV 抗体阳性、HIV-RNA 阳性

8. 最可能的传播途径是
   A. 热带地区蚊虫叮咬而感染
   B. 性接触而感染
   C. 常在饭店吃饭而感染
   D. 使用宾馆浴缸而感染
   E. 使用了不洁的牙刷而感染

9. 患者处于艾滋病的哪一时期
   A. 急性感染期
   B. 无症状感染期
   C. 持续性全身淋巴结肿大综合征期
   D. 艾滋病期
   E. 以上都不是

10. 对该患者应采取哪种隔离
    A. 肠道隔离　　B. 严密隔离　C. 接触隔离
    D. 血液/体液隔离　E. 呼吸道隔离

(郭颖华)

第3节　病毒性肝炎患者的护理

　　病毒性肝炎(viral hepatitis)简称肝炎,是由多种肝炎病毒引起的以肝脏损害为主的全身性疾病。临床以疲乏、食欲减退、肝肿大、肝功能异常为主要表现,部分病例出现黄疸。目前已明确的病原有 5 种,即甲型、乙型、丙型、丁型和戊型肝炎病毒,其中甲型和戊型主要表现为急性肝炎,而乙型、丙型、丁型多表现为慢性肝炎,部分可发展为肝硬化,且与肝癌的发生有密切关系。

案例3-3

　　患者,男,28 岁,因右上腹不适、乏力、伴恶心、厌油食一周,近两天发现尿黄而就诊。查体:巩膜及皮肤黄染,心肺无异常,肝大肋下约 2cm,质软、有触痛,脾未触及。肝功能检查:丙氨酸转氨酶 280 U/L,血胆红素 124.8μmol/L,尿中胆红素、尿胆原阳性。病原学检测 HBsAg、抗-HBc 及 HBeAg 均阳性。

问题:1. 该患者患了哪种类型肝炎?
　　　2. 主要护理诊断有哪些?
　　　3. 根据上述病情制订出有关护理措施。
　　　4. 如何做好预防和健康教育?

一、疾　病　概　述

(一)病原学

1. 甲型肝炎病毒(HAV)　是小核糖核酸病毒科的嗜肝 RNA 病毒属。HAV 通过胆汁从粪便中排出。其抵抗力较强,能耐受 56℃ 30 分钟、室温 1 周;25℃时在干粪中能存活 30 天。在贝壳类动物、污水、淡水、海水、泥土中能存活数月。60℃ 10～12 小时部分灭活,100℃ 1 分钟全部灭活。紫外线(1.1W,0.9cm)1 分钟、余氯(1.5～2.5mg/L)15 分钟、3%甲醛 5 分钟均可灭活。70%乙醇 3 分钟可部分灭活。血清抗-HAV-IgM 是 HAV 近期感染的指标。

2. 乙型肝炎病毒(HBV)　是嗜肝脱氧核糖核酸病毒科。HBV 的抵抗力很强,能耐受 60℃ 4 小时及一般浓度的消毒剂。煮沸 10 分钟、65℃ 10 小时或高压蒸汽灭菌法可以灭活。HBV 有三对抗原抗体系统:①表面抗原(HBsAg)与表面抗体(抗-HBs);②核心抗原(HBcAg)与核心抗体(抗-HBc);③e 抗原(HBeAg)与 e 抗体(抗-HBe)。

3. 丙型肝炎病毒(HCV)　属于黄病毒科,为单股正链 RNA 病毒。HCV 对一般化学消毒剂敏感;100℃ 5 分钟或 60℃ 10 小时、高压蒸汽和甲醛熏蒸等均可灭活病毒。

4. 丁型肝炎病毒(HDV)　为缺陷病毒,其复制需 HBV 的存在。

5. 戊型肝炎病毒(HEV)　为杯状病毒科的新成员。HEV 不稳定,对高盐、氯仿、反复冻融敏感。在液氮中能长期保存,在中性偏碱的环境中较稳定。

(二)流行病学

1. 传染源　①甲型和戊型肝炎的传染源主要是急性期患者和亚临床感染者。甲型肝炎起病前 2 周到血清丙氨酸转氨酶(ALT)高峰期后 1 周传染性最强。②乙型、丙型和丁型肝炎的传染源是急性患者、慢性患者和病毒携带者。乙型肝炎的传染性贯穿整个病程。

2. 传播途径　①甲型和戊型肝炎主要经粪-口途径传播,通过污染的水源、食物、手、用具、玩具等而感染。水源或食物污染可导致暴发流行;②乙型、丙型和丁型肝炎主要经血液、母婴及性接触传播。

3. 易感人群　①甲型肝炎:在我国,大多在幼儿、儿童、青少年时期感染,以隐性感染为主,感染后可获持久的免疫力。②乙型肝炎:婴幼儿是 HBV 感染的最危险时期,随着年龄增长,发生 HBV 感染的几率逐渐减少。HBV 感染有家庭聚集现象。抗-HBs 是一种保护性抗体,感染后或疫苗接种后出现抗-HBs 者表示对 HBV 有免疫力。③丙型肝炎:抗 HCV 并非保护性抗体,感染后对不同株无保护性免疫。④丁型肝炎:与 HBV 以同时感染或重叠感染形式存在。⑤戊型肝炎:孕妇易患戊肝且病情严重、病死率高。

考点:各型肝炎的流行病学特点

（三）临床表现

潜伏期:甲型肝炎平均为 30 天(5～45 天);乙型肝炎平均为 70 天(30～180 天);丙型肝炎平均为 50 天(15～150 天);戊型肝炎平均为 40 天(10～70 天);丁型肝炎的潜伏期可能相当于乙型肝炎的潜伏期。

病毒性肝炎临床分型为急性肝炎、慢性肝炎、重型肝炎和淤胆型肝炎。

1. 急性肝炎

（1）急性黄疸型肝炎

1）黄疸前期:表现食欲减退、厌油、恶心、呕吐、腹胀、腹痛和腹泻,还可有发热、疲乏、全身不适等,肝功能检查转氨酶升高。本期持续 5～7 天。

2）黄疸期:尿色加深如浓茶样(图 3-6),皮肤、巩膜黄染(图 3-7),黄疸约 2 周达到高峰。肝脏肿大、质软、边缘锐利,伴有压痛及叩痛。黄疸前期症状好转,发热消退。检测尿胆红素阳性,血清转氨酶及胆红素升高。本期持续 2～6 周。

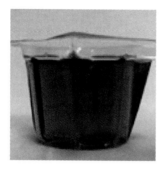 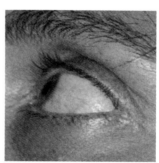

图 3-6　肝炎胆红素尿　　　　图 3-7　巩膜黄染

3）恢复期:症状消失,黄疸消退,肝脏回缩,肝功能恢复正常。本期大多持续 1～2 个月。

（2）急性无黄疸型肝炎:发生率高于黄疸型。除无黄疸外,其余临床表现与急性黄疸型相似。是一种轻型的肝炎。

2. 慢性肝炎　是指急性肝炎迁延不愈病程超过半年者,及发病日期不明确或虽无肝炎病史,但肝组织病理学检查或根据症状、体征、肝功能及 B 超检查综合分析符合慢性肝炎表现者。慢性肝炎仅见于乙型、丙型、丁型肝炎。

（1）轻度慢性肝炎:病情较轻,反复出现疲乏、食欲有所减退、厌油、肝区不适、肝稍大轻压痛,也可有轻度脾肿大。部分病例症状、体征缺如。肝功能指标仅 1 或 2 项轻度异常。

（2）中度慢性肝炎:症状、体征、实验室检查居于轻度和重度之间。

（3）重度慢性肝炎:有明显或持续的肝炎症状,伴有面色灰暗、肝掌、蜘蛛痣、肝脾肿大,肝功能持续异常。

3. 重型肝炎　是病毒性肝炎中最严重的一种类型,占全部病例的 0.2%～0.5%,病死率高。所有五型肝炎病毒感染均可导致重型肝炎。

表现极度的乏力、食欲下降、频繁呕吐、腹胀等症状,黄疸进行性加深,可有出血倾向、中毒性鼓肠、腹水迅速增多、肝性脑病、急性肾功能不全(肝肾综合征),凝血酶原时间显著延长及凝血酶原活动度(PTA)<40%。劳累、精神刺激、嗜酒、妊娠、使用损害肝脏药物、合并感染等常为诱因。

重型肝炎分为急性、亚急性和慢性 3 型,以慢性重型肝炎最为常见。

(1)急性重型肝炎:急性黄疸型肝炎起病 2 周内出现重型肝炎的临床表现。肝性脑病、肝脏明显缩小、肝臭出现较早。

(2)亚急性重型肝炎:急性黄疸型肝炎起病 15 天至 24 周出现重型肝炎的临床表现。

(3)慢性重型肝炎:在慢性肝炎或肝炎后肝硬化基础上发生的重型肝炎。

4. 淤胆型肝炎　亦称毛细胆管炎型肝炎。起病类似急性黄疸型肝炎,但自觉症状较轻。主要表现为肝内淤胆、巩膜、皮肤黄染,皮肤瘙痒,粪便颜色变浅,肝肿大,肝功能检查血清胆红素明显升高,以直接胆红素为主。

考点:肝炎的临床分型及各型表现

（四）治疗要点

治疗原则为采取综合性治疗,以休息、营养为主,辅以适当药物治疗,避免使用损害肝脏的药物。

1. 休息　急性肝炎强调早期卧床休息,尽可能减少活动。慢性肝炎适当休息,病情好转后应注意动静结合,但要避免过劳。重型肝炎绝对卧床休息。

2. 饮食　急性期以清淡、易消化饮食为宜。慢性期适当进食较多的蛋白质,以产氨少的乳类和蛋类为首选。不宜进食过多的糖,以免导致脂肪肝和糖尿病。禁酒。重型肝炎严格控制饮食中的蛋白质。

3. 药物治疗　①急性肝炎:主要是对症及支持治疗。急性丙型肝炎早期应用抗病毒药可降低慢性化率;②慢性肝炎:根据患者的具体情况采取抗病毒、调整免疫、保肝、抗肝纤维化等治疗;③重型肝炎:包括一般和支持疗法、促进肝细胞再生、防治并发症、人工肝支持系统、肝移植等综合措施。

考点:肝炎的治疗原则

二、护理评估

（一）流行病学资料

询问有无家人患病史及与肝炎患者密切接触史;是否进食未煮熟的海产品如贝类或其他不洁食物,或饮用被污染的水;是否接受过手术、血液透析,血液或血制品应用史、注射史等。

（二）身心状况

1. 症状评估　询问有无乏力、食欲减退、恶心、呕吐、厌油食,有无腹胀不适等消化道症状;有无尿色改变;有无发热、皮肤及巩膜黄染。

2. 护理体检　注意皮肤和巩膜是否有黄疸及其程度;注意肝脏大小、质地,有无压痛;有无蜘蛛痣、肝掌。

3. 心理社会状况　因病程长,且有传染性,常因担心传染给家人,或害怕转为慢性,或慢性肝炎久治不愈,害怕发展为肝硬化或肝癌,久病经济负担加重而产生紧张、焦虑、悲观等不良情绪。

（三）辅助检查资料

注意收集肝功能检查、肝炎病毒标记物检测、肝活检、影像学检查等辅助检查资料。

1. 肝功能检查　①血清丙氨酸转氨酶(ALT):是反映肝细胞功能的最常用指标。急性肝炎时明显升高;慢性肝炎和肝硬化时持续或反复、轻度或中度升高;重型肝炎时因肝细胞大量坏死可出现 ALT 快速下降。②天冬氨酸转氨酶(AST):升高。③血清胆红素:黄疸型肝炎时升高;重型肝炎呈进行性升高,常超过 $171\mu mol/L$。④血清蛋白:慢性肝炎中度以上、肝硬化、重型肝炎时白蛋白下降、球蛋白升高、A/G 比值下降甚至倒置。⑤凝血酶原活动度(PTA):PTA高低与肝损害程度成反比,可用于重型肝炎的临床诊断和预后判断。<40%是诊断重型肝炎的重要依据。⑥血氨浓度:并发肝性脑病者可升高。

2. 肝炎病毒病原学(标志物)检查　①甲型肝炎:血清抗-HAV-IgM是早期诊断甲型肝炎最可靠的血清学标志。②乙型肝炎:HBsAg 阳性见于乙肝病毒感染者;HBeAg 阳性提示乙肝病毒复制活跃,传染性强;HBV DNA 和 HBV DNAP 阳性是乙肝病毒复制和传染性强的直接标志。③丙型肝炎:抗-HCV(包括 IgM 和 IgG)不是保护性抗体,是存在 HCV 感染的标志;HCV RNA 阳性是丙肝病毒感染和复制的直接标志。④丁型肝炎:HDAg 和(或)HDV RNA 阳性有确诊意义;抗-HDV-IgM 阳性是现症感染的标志;高滴度抗-HDV-IgG 提示感染的持续存在。⑤戊型肝炎:抗-HEV-IgM 和抗-HEV-IgG 均可作为近期感染 HEV 的标志。

三、护理诊断及医护合作性问题

1. 体温过高　与肝炎病毒感染有关。

2. 活动无耐力　与肝功能受损、能量代谢障碍有关。

3. 营养失调:低于机体需要量　与发热、摄入减少、呕吐、消化和吸收功能障碍有关。

4. 焦虑　与缺乏肝炎的知识、病痛导致的不适感、病情反复、久治不愈、担心预后及害怕传染家人有关。

5. 腹泻　与消化功能不良有关。

6. 瘙痒　与黄疸有关。

7. 有感染的危险　与肝脏疾病、营养不良有关。

8. 有组织完整性受损的危险　与胆盐沉着刺激皮肤引起瘙痒、凝血因子缺乏导致出血倾向、病重而长期卧床有关。

考点: 肝炎的护理诊断

9. 潜在并发症:肝性脑病　与血氨增高有关。

10. 潜在并发症:出血　与肝功能受损有关。

四、护理目标

1. 患者明确知道合理休息和饮食、正确用药、忌酒对促进身体康复的重要性,配合治疗和护理。

2. 食欲好转或恢复,营养状态改善,活动耐力改善或恢复,体温维持在正常范围。

3. 患者掌握治疗肝病药物的一般常识,了解药物的常见副作用,正确面对慢性肝病的治疗效果和预后,焦虑情绪减轻或消除。

4. 患者能描述有关的危险因素,减少和避免并发症的发生。

5. 患者和家属明确知道肝炎的传播途径,正确采取预防措施。

五、护 理 措 施

1. 隔离与消毒　①甲型、戊型肝炎实施消化道隔离,自发病之日起隔离期3周;②乙型、丙型、丁型肝炎实施血液/体液隔离;③患者的分泌物、排泄物及血液污染物须进行严格消毒处理;④对病毒携带者进行管理;⑤医护人员进行有创检查或操作应注意做好自我防护,一旦出现针刺伤则按职业暴露作进一步处理。

2. 休息　了解患者生活习惯,协助做好生活护理。向患者及家属解释导致乏力疲劳的原因,说明休息是肝炎治疗的重要措施,卧床休息时可增加肝脏血流量,降低机体代谢率,有利于炎症的恢复,并指导患者合理休息。急性肝炎、重型肝炎、慢性肝炎活动期、ALT 升高者应卧床休息,卧床期间鼓励患者床上缓慢活动肢体,以保持肌张力。待症状好转、黄疸消失、肝功能改善后,可逐渐增加活动量,但以不感疲劳为度。肝功能正常 1～3 个月后恢复日常活动及工作,避免过劳及重体力劳动。对于慢性肝炎患者宜根据病情和肝功能状况指导其合理安排休息,参加适当体力活动,避免劳累、继发感染等加重肝损害的诱因。

3. 饮食护理　向患者及家属解释导致营养失调的原因,说明合理饮食可以改善营养状况,促进肝细胞再生和修复,有利于肝功能恢复。根据饮食原则,结合病情,指导患者合理进食:①急性期消化道症状较明显,宜进食清淡、易消化、适合患者口味的低脂、含多种维生素的流质或半流质饮食。蛋白质每日 1.0～1.5g/kg;保证足够的热量,每日糖类需250～400g/kg。如入量过少可喝糖水、果汁或静脉补充 10% 葡萄糖溶液加维生素 C 等,多吃水果、蔬菜等含维生素丰富的食物。如有严重呕吐,可按医嘱对症处理。黄疸消退、食欲改善后,应注意避免暴饮暴食。恢复期逐渐过渡至普通饮食,体重增加过快时应适当控制饮食。②慢性期适当增加蛋白质摄入,每日 1.5～2.0g/kg,以优质蛋白为主,如牛奶、鸡蛋、瘦肉、鱼等,并增加植物蛋白,如大豆及豆制品。③肝硬化合并腹水者的饮食(参照《内科护理学》)。④各型肝炎均应避免长期高糖、高热量饮食,以防诱发糖尿病和脂肪肝。⑤劝导患者戒烟禁酒,因乙醇中的杂醇油和亚硝胺可使脂肪变性和致癌;烟草中含有多种有害物质,能损害肝功能,抑制肝细胞生成和修复。

4. 病情观察　密切观察病情变化,避免各种诱因,及早发现并发症,及时报告医生,并做好相应处理。主要观察:①监测生命体征,各型肝炎均有潜在感染的危险,体温监测尤为重要。②伴随症状有无好转,如疲乏、食欲减退、恶心、厌油症状是否改善;黄疸是否消退或加重。③排便情况,如每日大便次数、量、性状及颜色,必要时详细记录。④出血征象,如注射部位是否长时间出血不止,有无皮肤瘀斑、牙龈出血、鼻出血、呕血、便血等出血表现,应注意观察出血程度。⑤观察水和电解质失衡所致的症状、体征,如常见的血清钾和钠紊乱所导致的临床表现,有无腹胀、腹部隆起、移动性浊音等腹水的表现。⑥感染征象,重型肝炎易发生感染,以胆道、腹膜、肺多见,注意有无发热、腹胀、腹痛、腹泻、咳嗽、咳痰、尿频、尿急、尿痛等表现。⑦肝性脑病表现,早期表现为嗜睡、性格改变、烦躁和谵妄,后期表现为不同程度的昏迷、抽搐、锥体束损害体征、脑水肿和脑疝等,体检可见扑翼样震颤。⑧肝肾综合征表现,有无少尿、无尿,严格记录 24 小时出入液量,检测尿常规、血尿素氮、血清钾等变化。

5. 对症护理　①患者发热时嘱其卧床休息,如无禁忌,应鼓励多饮水,每日摄入 2000ml 左右,以补充水分和促进毒素排泄;寒战时注意保暖;出汗时更换内衣和被褥;物理降温或按医嘱给予退热药;定时测体温并记录。②局部穿刺或注射后压迫止血 10～15 分钟,按医嘱给予止血药物,输入新鲜血浆或全血以补充凝血因子等;并嘱患者避免碰撞、损伤,戒除挖鼻、剔牙等不良习惯,以免诱发出血。鼻出血时,用 0.1% 肾上腺素棉球压迫止血或吸收性明胶绵填塞鼻道止血。③做好口腔和皮肤护理,严格消毒和无菌操作。每日早晚及饭后要漱口,不用硬毛牙刷刷牙。患者有黄疸伴皮肤瘙痒时,剪短指甲,避免直接用手搔痒,瘙痒重时可用手背或手掌轻擦或轻拍痒处,或用碳酸氢钠洗浴;注意防止继发感染。④并发肝性脑病患者应做好安全防护,以防患者出走、自伤、坠床等。

6. 治疗配合　遵医嘱给予护肝药物,如多种 B 族维生素、维生素 C、肝太乐等。严格遵医嘱使用抗病毒药物,注意观察药物的疗效和不良反应。如使用干扰素时应向患者解释使用干扰素治疗的目的、药物反应和注意事项,注意观察发热、寒战、头痛、肌肉酸痛、乏力、一过性外周血细胞减少、精神异常等不良反应,并定时送检血标本。

密切关注肝炎患者抗病毒治疗依从性问题

大量研究表明,疾病和治疗的水平与患者治疗依从性之间存在密切关系。知识缺乏以及对治疗方案的不理解、治疗基本疗程长药品价格较贵治疗费用较大、患病后心理负担重等是导致肝炎患者抗病毒治疗依从性差的主要原因。因此,要对患者进行用药依从性教育,包括抗病毒治疗、规范治疗、定期复查的重要性,和用药剂量、使用方法、不良反应等药物知识的宣教,要让患者充分了解中途停药可能导致耐药性现象出现,贻误病情,使治疗失败,重者导致肝功能严重损害甚至危及生命,告知漏服、加服、突然停药的危害,同时有效利用社会支持系统、心理护理、出院随访等措施,提高患者依从性。

7. 心理护理　病室环境保持清洁、安静、空气新鲜、舒适,及时解除患者的不适感。多与患者沟通,根据其患病毒性肝炎的类型及临床特点,介绍疾病相关知识、预后、隔离的意义及主要措施等,鼓励患者说出所关心的问题,耐心细致地给予解答,使思想放松,精神分散,减轻焦虑及压抑情绪。指导患者保持豁达、乐观的心情,使其积极配合治疗,安心养病,自觉遵守并接受有关隔离制度和措施。

8. 预防和健康教育

(1)肝炎预防知识教育:①预防甲型和戊型肝炎的重点是切断粪-口传播途径,注意搞好环境卫生,做好粪便无害化处理,保护水源,加强个人与饮食卫生,食具定时消毒,饭前便后洗手等;在甲型肝炎流行期间接种甲型肝炎减毒活疫苗,密切接触者于接触后 10 日内接种人血清或胎盘球蛋白可减少或防止发病。②预防乙型、丙型、丁型肝炎的重点是防止通过血液和体液的传播,HBsAg 和抗-HCV 阳性者不能献血,阳性血液不得使用;生活用具应专用,并定时消毒;防止分泌物污染周围环境;严格消毒制度,推广应用一次性注射器具等;新生儿出生后 24 小时内立即接种乙型肝炎疫苗,对 HBsAg 阳性母亲的新生儿,还应在出生后 24 小时内尽早(最好在出生后 12 小时)注射乙型肝炎免疫球蛋白(HBIG)。③凡接受过大手术、血液透析、输血或应用血制品的患者,应定期检测肝功能和肝炎病毒标记物。④实施适当的家庭隔离,如采用家庭分餐制等。

考点: 肝炎的护理措施

(2)肝炎疾病知识教育:向患者和家属说明休息和合理饮食对肝炎康复的重要性。解释劳累、营养不良、吸烟、饮酒、暴饮暴食、不合理用药、感染、情绪不稳定等,是肝炎复发和病情加重的危险因素,应尽可能避免。生活要规律、劳逸结合。学会自我护理,定期复查。

六、护 理 评 价

1. 患者是否已掌握肝炎治疗的注意事项,能否积极配合治疗和护理。
2. 体温能否维持在正常范围。活动耐力是否得以改善或恢复。
3. 能否合理饮食,营养状况是否已改善。
4. 焦虑等不良情绪是否已缓解。有无并发症发生。

小结

　　病毒性肝炎是由多种肝炎病毒引起的以肝脏损害为主的全身性疾病,分为甲、乙、丙、丁、戊型肝炎,肝炎病毒标记物检测可明确病原诊断。甲、戊型肝炎主要经粪-口途径传播,被污染的水源和食物可导致暴发流行;乙、丙、丁型肝炎主要经血液、母婴及性接触传播。肝炎主要临床表现为疲乏、食欲减退、肝肿大、肝功能异常,部分病例出现黄疸;临床分型为急性、慢性、重型和淤胆型肝炎。合理休息和营养是肝炎治疗的主要措施,也是护理的重要内容,应依据不同患者给予指导。护理措施中还包括做好隔离、消毒,严密观察病情变化,进行心理疏导,指导遵医嘱用药并注意药物疗效及副作用,甲型和乙型肝炎易感者及密切接触者应及时预防接种。

自测题

单选题

1. 慢性病毒性肝炎患者避免摄入过高热量的目的在于
   A. 没有必要
   B. 为减轻肝脏的负担
   C. 避免加重胃肠道负担
   D. 防止脂肪肝、糖尿病发生
   E. 以免诱发肝性脑病

2. 预防乙型肝炎的最佳措施是
   A. 隔离患者
   B. 对接触者进行医学观察
   C. 接种乙肝疫苗
   D. 注射乙肝免疫球蛋白
   E. 防止医源性传播

3. 患者,男,25 岁,1 周来食欲不振。查:血 ALT 130 U/L,血清总胆红素 30μmol/L(1.76mg/dl),抗 HAV IgG(+),HBsAg(+),HBeAg(+),抗-HBc IgM(+)。应诊断为
   A. 急性甲型肝炎
   B. 急性乙型肝炎
   C. 急性黄疸型乙型肝炎
   D. 乙型肝炎病毒携带者
   E. 急性甲型肝炎合并黄疸型乙型肝炎

4. HAV 和 HEV 的感染过程大多呈现为
   A. 急性自限性肝炎
   B. 慢性肝炎
   C. 慢性病毒携带状态
   D. 易发展成肝硬化
   E. 易转变为肝癌

5. 下列哪项不是急性病毒性肝炎的临床特征
   A. 食欲减退、恶心　　B. 乏力

C. 大便呈陶土色　　D. 肝肿大及肝功能损害
E. 部分病例出现黄疸

6. 被乙型肝炎患者血液污染的针头刺破皮肤后,正确的处理是
   A. 挤出伤口的血,并用流动水冲洗,边挤边冲
   B. 0.5% 碘伏消毒
   C. 立即注射高效价乙肝免疫球蛋白＋乙肝疫苗
   D. 完成自身和接触源患者血清 HBsAg 相关调查
   E. 以上都对

7. 关于甲型和乙型病毒性肝炎的流行病学,下列哪项是错误的
   A. 甲肝的传染源主要是患者,而乙肝主要是患者及病毒携带者
   B. 甲肝主要经消化道传播,而乙肝主要通过血液和母婴途径传播
   C. 病后均可产生免疫力,甲、乙两型之间无交叉免疫
   D. 水源或食物污染可引起甲肝的暴发流行,乙肝有家庭聚集现象
   E. 丙种球蛋白对甲、乙型肝炎均有较好的预防效果

(8~10 题共用题干)

患者,16 岁,男性,乏力、食欲减退、黄疸进行性加深 10 天,尿少 2 天,神志不清 1 天。身体评估:嗜睡、烦躁不安、明显黄疸、皮肤瘀斑,肝未扪及、肝浊音界缩小,扑翼样震颤阳性。实验室检查:血清总胆红素 255μmol/L(15mg/dl),ALT 200U/L,凝血酶原时间 40s(对照 15s)。

8. 你考虑该患者患了哪种疾病

A. 急性黄疸型肝炎　B. 淤胆型肝炎

C. 急性重型肝炎　D. 亚急性重型肝炎

E. 慢性重型肝炎

9. 你考虑出现了什么并发症

A. 肝性脑病　　　B. 出血

C. 肝肾综合征　　D. 肝性脑病、出血

E. 肝性脑病、出血、肝肾综合征

10. 下列护理措施中,错误的是

A. 绝对卧床休息,加床栏,专人护理

B. 严格限制蛋白质饮食,蛋白种类以优质蛋白为主如鸡蛋、牛奶

C. 低钠饮食,停止摄入含钾食物

D. 注意神志变化,定时翻身以防压疮

E. 记录24小时出入水量,限制入水量

(曾志励)

第4节　流行性感冒患者的护理

流行性感冒(influenza)简称流感,是由流感病毒引起的一种常见的急性呼吸道传染病,以冬春季多见,临床以高热、乏力、头痛、全身酸痛等全身中毒症状重而呼吸道卡他症状较轻为特征,流感病毒容易发生变异,传染性强,常引起流行。

案例3-4

患者,女,25岁。出差回家一天,急性起病,体温39℃,伴畏寒、乏力、头痛、肌肉关节酸痛,流涕、鼻塞、干咳等。查体:急性病容,咽部充血红肿,无分泌物,肺部可闻及干性啰音。

问题: 1. 根据以上病情你考虑该患者感染了哪种疾病?

2. 可提出哪些护理诊断?

3. 列出主要的护理措施。

一、疾病概述

(一)病原学及发病机制

1. **病原学**　流感病毒属于正黏液病毒科,为RNA病毒。特点是容易发生变异。分为甲、乙、丙三型,其中甲型最容易发生变异,可感染人和多种动物,为人类流感的主要病原,常引起大流行和中小流行;乙型变异较少,可感染人类,引起暴发或小流行;丙型较稳定,可感染人类,多为散发病例。流感病毒不耐热,100℃1分钟或56℃30分钟灭活,对常用消毒剂敏感(1%甲醛、过氧乙酸、含氯消毒剂等),对紫外线敏感,但耐低温和干燥,真空干燥或−20℃以下仍可存活。

2. **发病机制**　流感病毒侵入呼吸道黏膜的上皮细胞内复制,借病毒神经氨酸酶的作用而释出,再侵犯邻近细胞使感染扩散,引起呼吸道炎症及全身中毒症状。

链接

甲型H1N1流感

甲型H1N1流感为急性呼吸道传染病,其病原体是一种新型的甲型H1N1流感病毒。与以往或目前的季节性流感病毒不同,该病毒毒株包含有猪流感、禽流感和人流感三种流感病毒的基因片段。人群对甲型H1N1流感病毒普遍易感,并可以人传染人,人感染后的早期症状与普通流感相似,包括发热、咳嗽、咽痛、身体疼痛、头痛、发冷和疲劳等,有些还会出现腹泻或呕吐、肌肉痛或疲倦、眼睛发红等。2009年开始,甲型H1N1流感在全球范围内大规模流行。2010年8月,世界卫生组织宣布甲型H1N1流感大流行期已经结束。

（二）流行病学

1. 传染源　流感患者及隐性感染者为主要传染源。发病后 1～7 天有传染性,病初 2～3 天传染性最强。猪、牛、马等动物可能传播流感。

2. 传播途径　空气飞沫传播为主(图 3-8),流感病毒在空气中大约存活半小时。

3. 易感人群　普遍易感,病后有一定的免疫力。三型流感之间、甲型流感不同亚型之间无交叉免疫,可反复发病。

4. 流行特征

（1）流行特点:突然发生,迅速蔓延,2～3 周达高峰,发病率高,流行期短,大约 6～8 周,常沿交通线传播。

（2）一般规律:先城市后农村,先集体单位,后分散居民。

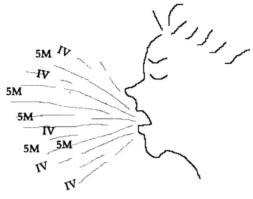

图 3-8　病从口出

（3）流行季节:四季均可发生,以冬春季为主。南方在夏秋季也可见流感流行。

甲型流感,常引起暴发流行,甚至是世界大流行,2～3 年发生小流行 1 次,根据世界上已发生的 4 次大流行情况分析,一般 10～15 年发生一次大流行;

乙型流感,呈暴发或小流行;丙型以散发为主。

考点:流行过程的三个环节及流行特征

（三）临床表现

潜伏期为数小时至 4 天,一般为 1～3 天。

1. 单纯型流感　急性起病,体温 39～40℃,伴畏寒、乏力、头痛、肌肉关节酸痛等,全身症状明显,呼吸道卡他症状轻微,可有流涕、鼻塞、干咳等。查体:急性病容,咽部充血红肿,无分泌物,肺部可闻及干性啰音。

2. 肺炎型流感　较少见,多发生于老人、儿童、原有心肺疾患的人群。表现高热持续不退,剧烈咳嗽、咯血痰、呼吸急促、发绀,肺部可闻及湿啰音。胸片提示两肺有散在的絮状阴影。痰培养无致病细菌生长,可分离出流感病毒。可因呼吸循环衰竭而死亡,病死率高。

3. 中毒性流感　以中枢神经系统及心血管系统损害为特征。表现为高热不退,血压下降、谵妄、惊厥、脑膜刺激征等脑炎脑膜炎症状。

4. 胃肠炎型流感　少见,以腹泻、腹痛、呕吐为主要临床表现。

考点:流感分型及临床表现

一般感冒与流行性感冒的区别

一般的感冒是指"鼻感冒",对人体的影响通常只限于呼吸系统。所有症状都与鼻有关,如鼻涕、鼻塞和咽喉痛、咳嗽、甚至发热等。一般数天后便可痊愈。

流行性感冒是由流感病毒引致。流感症状影响全身,包括发热、畏寒、全身酸痛、头痛、骨痛、肌肉痛、疲倦乏力、食欲不振、咳嗽、鼻塞等,严重时会引起肺炎及其他并发症,可以致命。

（四）治疗要点

1. 一般治疗　卧床休息,多饮水,给予流质或半流质饮食,适宜营养,补充维生素。进食后以温开水或温盐水漱口,保持口鼻清洁。全身症状明显时予抗感染治疗。

2. 对症治疗及防止继发感染。

3. 病原治疗　目前尚无特效药物。中毒症状重或肺炎型流感可酌情应用利巴韦林(孕

考点: 流感
的治疗原则

妇禁用)、干扰素、金刚烷胺等。

4. 中医治疗。

二、护理评估

(一)流行病学资料

询问当地是否有流感流行或有成批动物死亡,是否去过流感流行区,近期是否接触过流感患者,有无流感疫苗接种史。

(二)身心状况

1. 症状评估　注意询问患者有无畏寒发热、全身酸痛、乏力;有无鼻塞、流涕、喷嚏、咳嗽、咳痰等。典型病例全身症状明显而呼吸道局部症状较轻,患者有无此特点。

2. 护理体检　注意有无发热,眼结膜、鼻咽部黏膜有无充血水肿,扁桃体是否肿大,有无异常分泌物,呼吸是否急促,呼吸音是否增粗,有无干、湿性啰音。

3. 心理社会状况　因缺乏流行性传染病的相关知识,对疾病的认识不足;或因发热,呼吸费力,或因社会的负性宣传,患者可表现为正情绪情感或负情绪情感,如过分自信、恐惧、焦虑,也可有角色适应不良等表现。

(三)辅助检查资料

1. 血象　白细胞总数正常或降低,淋巴细胞增高,若合并细菌感染,白细胞总数及中性粒细胞上升。

2. 病毒分离　急性期患者口咽含漱液接种于鸡胚可分离出病毒。

3. 血清抗体检测　患者早期(发病头三天内)和恢复期(2～4周后)2份血清,抗体效价四倍以上升高为阳性。

4. X线检查　注意胸片检查是否有肺部斑片状阴影。

三、护理诊断及医护合作性问题

考点: 流感
的护理诊断

1. 体温过高　与病毒感染有关。

2. 活动无耐力　与发热、毒血症有关。

3. 知识缺乏　缺乏对流感的认识,误作为一般"伤风"。

4. 潜在并发症:气体交换受损　与并发肺炎致通、换气功能障碍有关。

四、护理目标

1. 患者及家属了解流感的相关知识,积极配合治疗和护理,消毒隔离得当。

2. 体温恢复正常。

3. 病情逐渐好转,无并发症发生。

4. 能正确认识疾病,无正情绪情感或负情绪情感与角色适应不良。

五、护理措施

1. 做好解释指导　讲解流感的相关知识,如流感的病因、诱因、治疗、预防,指导患者休息、饮食及生活护理。介绍发热、流涕、鼻塞等症状的处理方法和注意事项。对患者提出的问题及时给予解答,消除患者顾虑。

2. 降温　及时监测体温变化,注意休息,体温超过39℃者应行降温处理,可用物理降温

和药物降温。鼓励患者多饮水,出汗后要保持皮肤清洁,及时更换衣被。

3. 合理饮食 由于发热、代谢增强及毒血症,患者往往存在活动耐力下降,合理饮食可以及时补充能量,改善活动耐力。鼓励患者多吃新鲜水果,多饮水,进食高热量、高维生素、高蛋白、易消化的食物,忌食辛辣和刺激性食物。

4. 防止并发症发生 严密观察病情变化,如有咳嗽、咳痰、呼吸费力、口唇发绀,提示气体交换受损,应指导患者咳嗽排痰,痰液黏稠者可给予超声雾化;呼吸费力者,应取半卧位,及时输氧;出现发绀要报告医生,遵医嘱给予进一步处理。

5. 鼻咽部护理 鼻塞者给予局部热敷或麻黄碱滴鼻液滴鼻;咽痛、声嘶患者嘱少讲话,含服护咽剂(如西瓜霜、喉宝等)。

6. 消毒隔离 进行呼吸道和接触隔离,保持空气清新,进行空气消毒,如乳酸加热蒸发消毒,污染物品可煮沸、紫外线照射、84 消毒液或 1% 漂白粉消毒。

7. 心理护理 针对患者的心理变化采用交谈、倾听、支持等方法,及时解除患者的心理负担,增强患者战胜疾病的信心。

8. 预防和健康教育

(1)加强宣传教育:宣传流行性感冒与普通感冒即"伤风"是两种不同的疾病,流感的传染性更强,致病作用与危险性更大。介绍流感的一般防护知识。

(2)健康指导:①在流行季节或流行区,使群众了解引起流感的诱因,加强体育锻炼,提高机体抵抗力;注意劳逸结合,戒烟,避免受凉和过度疲劳,注意保暖;保持室内空气新鲜、阳光充足。②可进行预防接种。③流感流行期间尽可能避免人群集聚,少去人群集中的公共场所,对公共场所定期进行空气消毒,患者及健康人群外出均应戴符合规定的口罩进行防护(图 3-9)。

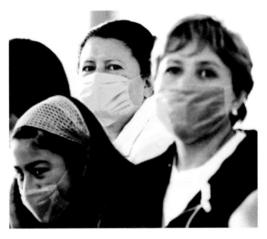

考点:流感的护理措施

图 3-9 戴符合规定的口罩进行防护

如发现患者,应实施早期隔离治疗,接触患者后要用消毒液或流动水洗手。

六、护 理 评 价

1. 患者及家属是否已了解流感的相关知识,能否积极配合治疗和护理。

2. 体温是否已降至正常。

3. 有无并发症出现。

4. 患者的焦虑、紧张等情绪是否得到缓解。

小 结

流行性感冒简称流感,由流感病毒感染引起。该病具有很强的传染性,可引起大流行。人类流感病毒分为甲、乙、丙(A、B、C)三型,但其亚型随其变异性而增多,从而减低了人体免疫的作用。流感感染后可引起明显的毒血症状,如发热、头痛、全身酸痛,严重者可致气体交换受损。主要护理措施包括:解释指导、降温、合理饮食、防止并发症发生、心理护理与健康教育。预防措施包括:隔离治疗患者,环境的通风换气,勤洗手、戴口罩等,最有效的方法是接种疫苗。

单选题

1. 流感病毒中传染性最强的是

　　A. 甲型和乙型　　　　B. 甲型和丙型

　　C. 甲型　　　　　　　D. 乙型

　　E. 丙型

2. 流感的潜伏期

　　A. 1～3 天　　B. 2～3 天　　C. 1～5 天

　　D. 3～5 天　　E. 5～10 天

3. 流感的好发季节

　　A. 春季　　　　B. 夏季　　　　C. 秋季

　　D. 冬季　　　　E. 无明显季节性

4. 流感患者流涕、鼻塞明显,最有效的处理方法是

　　A. 鼻部热敷　　B. 口服麻黄碱　　C. 抗感染

　　D. 麻黄碱滴鼻　　E. 咽部用西瓜霜

5. 流感患者,护理措施不包括

　　A. 降温　　　　B. 卧床休息　　C. 心理护理

　　D. 鼻咽部护理　　E. 干燥消毒

6. 关于流行性感冒下列哪项是错误的

　　A. 由流行性感冒病毒引起

　　B. 临床表现以上呼吸道症状重

　　C. 发热及全身中毒症状重

　　D. 传染性强

　　E. 甲型流感病毒易发生变异

(郭颖华)

第5节　人感染高致病性禽流感患者的护理

　　人感染高致病性禽流感是由甲型流感病毒某些亚型中的一些毒株引起的一种人畜共患的急性呼吸道传染病,又称人禽流感(human-avian influenza)。人感染后的症状主要表现为高热、咳嗽、流涕、肌痛等,多数伴有严重的肺炎,严重者心、肾等多种脏器功能衰竭。

案例3-5

　　患者李某,女,21岁,2009年和朋友去活禽市场买了9只活鸭,回家后,开膛取蛋。第二天出现发热、流涕、鼻塞、咳嗽、咽痛、头痛、全身不适,在家服用了抗感冒药,体温稍降,但很快体温又升了起来,同时症状加重,随后住院治疗。体检:体温40℃,脉搏120次/分,呼吸30次/分,肺部叩诊浊音,听诊有湿啰音。实验室检查:血白细胞减少。禽流感病毒 H5N1 核酸阳性。

　　问题:1. 根据以上病情你考虑患者感染了哪种疾病?

　　　　　2. 可提出哪些护理诊断?

　　　　　3. 列出主要的护理措施。

一、疾病概述

(一)病原学

　　禽流感病毒属于甲型流感病毒,能直接感染人的禽流感病毒有:H5N1、H7N1、H7N2、H7N3、H7N7、H9N2,其中感染 H5N1 型病毒者病情重,病死率高。

　　禽流感病毒对外界环境的抵抗力不强,对高温、紫外线、各种消毒剂敏感。加热 60℃ 30分钟或 100℃ 1 分钟、在阳光直射下 40～48 小时、普通化学消毒剂如甲醛(福尔马林)、碘复合物等可灭活病毒。但粪便、鼻液、泪水、唾液、尸体中的病毒能存活很长时间。禽流感病毒在低温、干燥及甘油中可保持活力达数月至 1 年以上。在干燥的尘土中,病毒能存活 14 天。在较低的温度下及污染的粪便中存活至少 3 个月。在水中,22℃时存活长达 4 天,0℃时可超过30 天。在冷冻的禽肉和骨髓中,可存活 10 个月。

（二）流行病学

1. 传染源 主要为患禽流感或携带禽流感病毒的禽类。野禽在禽流感的自然传播中起着非常重要的作用。

2. 传播途径 ①经呼吸道传播；②通过密切接触患病家禽的分泌物和排泄物、受病毒污染的物品和水等被感染；③直接接触病毒毒株也可被感染。

3. 易感人群 人群普遍易感，13岁以下儿童所占比例较高，病情较重。与家禽密切接触者或与禽流感患者有密切接触者为高危人群。

> **链接**
>
> **吃煮熟的禽肉、蛋会被传染禽流感吗?**
>
> 人类感染禽流感病毒的途径主要是接触感染。禽肉煮熟煮透后，病毒可被杀死，传播的可能性较小，目前还未发现由于吃禽肉及蛋而受到感染的病例。但如果病禽未经煮熟煮透食用，病毒就可能进入人体。所以，如果食用未经检疫或来自疫情暴发地区的家禽，则不排除染病风险。

4. 流行特征 全年均可发病，但冬春季为发病高峰。常为散发。禽流感病毒一般不易使人患病，但由于禽流感病毒 H5N1 株变异迅速，一旦与人流感病毒发生基因重组，可转变成为一种能在人与人之间传播的具有高致病性和高传染性的全新流感病毒，人体对此种病毒缺乏免疫力，一旦传播流行，可给人类造成极大危害。

考点：人禽流感流行过程的三个环节

（三）临床表现

潜伏期1～3天，通常在7天以内。

人类患上禽流感后，早期症状与重症流感非常相似，表现为高热、流涕、鼻塞、咳嗽、咽痛、头痛、肌肉酸痛及全身不适，体温大多持续在39℃以上，可持续2～3天。部分患者可有恶心、腹痛、腹泻、稀水样便等消化道症状。有些患者可见眼结膜炎等眼部感染，重症患者病情发展迅速约半数患者可出现肺炎、胸腔积液。少数患者可发生急性呼吸窘迫症及其他严重威胁生命的综合征。

（四）治疗要点

1. 一般治疗 患者需卧床休息，多饮水，适宜的营养，补充多种维生素，保持鼻咽及口腔清洁。症状重者应住院治疗。

2. 对症治疗 有高热及头痛者，可用物理降温或给予解热镇静剂，小儿禁用阿司匹林。对高热、呕吐者应予以静脉补液。对咳嗽、咳痰者，可服用止咳祛痰药。

3. 抗病毒治疗 金刚烷胺对禽流感病毒有明显抑制作用，在发病48小时内开始用药，可使病毒排出量减少，排毒时间缩短，临床症状减轻，一两天即可退热，并可预防感染向下呼吸道蔓延，减少肺炎发生。奥司他韦是新型抗流感病毒药物。

二、护理评估

（一）流行病学资料

询问当地有无禽类流感的流行，近期是否与禽类有密切接触史，所从事的职业是否与禽类有关。同时注意发病的季节和年龄。

（二）身心状况

1. 症状评估 注意早期是否有与流感相似的症状如发热、流涕、鼻塞、咳嗽、咽痛、头痛、肌肉酸痛等不适。

2. 护理体检 肺部可出现阳性体征如叩诊浊音、听诊有湿啰音。

3. 心理社会状况 本病起病急，短期内病情逐渐加重，使患者及家属心理负担加重。

（三）辅助检查资料

1. 血常规 白细胞总数可正常或略降低,淋巴细胞绝对计数减少,并发感染后白细胞计数升高。

2. 抗体检测 用免疫荧光技术、ELISA、血凝抑制试验检测病毒特异性 IgM 抗体,单份血清阳性可作为早期诊断依据。检测急性期和病后第 4 周双份血清(血清总抗体)抗体效价增长 4 倍以上,提示近期感染。

3. 病毒分离 可从患者呼吸道分泌物或呼吸道上皮细胞中分离出禽流感病毒。

4. X 线胸部检查 半数患者胸部呈单侧或双侧肺炎,侵犯胸膜时可出现胸腔积液、气胸。

三、护理诊断及医护合作性问题

考点:人禽流感的护理诊断

1. 体温过高 与禽流感病毒感染有关。
2. 咳嗽、咳痰 与禽流感病毒感染有关。
3. 气体交换受损 与肺部炎症导致有效呼吸面积减少有关。
4. 知识缺乏 缺乏对禽流感的认识,误认为"感冒"。
5. 潜在并发症:呼吸窘迫综合征、心力衰竭、肾衰竭。

四、护理目标

1. 让患者及家属了解禽流感的相关知识,积极配合治疗和护理。
2. 配合降温措施,使体温尽快恢复至正常范围。
3. 无并发症发生。

五、护理措施

1. 隔离与消毒 按呼吸道隔离 1 周或至主要症状消失。患者住单人房间,室内保持良好通风,每天用紫外线照射或用 1‰ 过氧乙酸喷雾消毒。

2. 休息 患者以卧床休息为主,适当在房间活动,避免劳累及受凉。

3. 饮食与营养 给予高热量、高蛋白、多种维生素、易消化的流质或半流质饮食,少量多餐。鼓励患者多饮水,如无心肺疾病每日饮水量可达 2L。不能进食或吐、泻者可鼻饲或胃肠外补充营养。

4. 对症护理

（1）高热护理:患者寒战时注意保暖,适当增加被褥;高热时采取冰敷、乙醇擦浴等物理降温措施。

（2）呼吸道护理:咳嗽咳痰者,指导其有效咳嗽。对无力咳痰者,可采取翻身、拍背、雾化或湿化呼吸道的方法促进痰液排出。气促明显、缺氧,给予鼻导管或面罩氧气吸入,流量 2~4L/min。对于呼吸困难、缺氧、发绀经吸氧不能纠正者、出现 II 型呼吸衰竭者、血氧饱和度在吸氧情况下仍低于 85% 者,应及时给予机械通气。

5. 用药护理 遵医嘱给予抗病毒类药物,密切观察药物疗效和副作用,检测肝、肾功能和电解质水平。当出现焦虑、眩晕、呕吐、厌食等副作用时,及时通知医师对症处理。儿童禁用阿司匹林,以防止发生 Reye 综合征。

6. **病情观察** 每 4 小时测量一次生命体征、并做好记录。体温突然升高或骤降时,需随时测量、记录,严密观察咳嗽的性质、痰液的性状,注意观察患者有无胸闷、气急、发绀、烦躁、神色紧张、面色苍白、出冷汗等异常表现,注意观察有无肺出血、呼吸窘迫综合征等并发症的表现。

7. **心理护理** 该病为新型传染病,患者因缺乏疾病相关知识而易出现紧张、焦虑等心理反应,医护人员应主动向患者介绍有关禽流感知识,给予心理安慰,使其尽快适应环境,消除孤独感,充分调动人体内在的康复能力,增强机体免疫功能。

8. **预防和健康教育** ①加强宣传教育,宣传禽流感与普通感冒是两种不同的疾病,禽流感病情发展快,危险性大;②流行季节不要去禽类聚集地,特别不要和患病的禽接触,外出戴口罩;③如发现患者,要及早隔离,接触者注意消毒;④指导患者家属进行病情观察,及早发现并发症。

考点:人禽流感的护理措施

六、护 理 评 价

1. 患者体温降到正常。
2. 呼吸道症状消失。
3. 患者家属对禽流感的知识已了解。
4. 患者无并发症发生。

小结

人禽流感是由禽流感病毒引起的一种急性呼吸道传染病。病禽是主要的传染源。临床表现为高热、流涕、咳嗽、咳痰、全身酸痛。白细胞正常或降低,淋巴细胞绝对值减少。以抗病毒和对症治疗为主。护理问题主要是体温过高,呼吸系统及心、肾并发症。护理措施为降低体温,密切观察病情变化,及时发现并发症的发生。

⑩ 自 测 题

单选题

1. 关于人禽流感的传播途径不正确的是
   A. 呼吸道传播
   B. 消化道传播
   C. 与病禽分泌物密切接触传播
   D. 经血液传播
   E. 与病毒直接接触传播
2. 人禽流感患者的护理措施不包括

   A. 降温
   B. 心理护理
   C. 合理饮食
   D. 防止并发症发生
   E. 按甲类传染病隔离
3. 能够引起人类禽流感最常见的病毒是
   A. H5N1　B. H7N1　C. H7N2
   D. H7N3　E. H7N7

(刘利平)

第 6 节　麻疹患者的护理

麻疹(measles)是由麻疹病毒引起的急性呼吸道传染病。临床上以发热、咳嗽、流涕、眼结膜充血、口腔麻疹黏膜斑及皮肤出现斑丘疹为特征。本病传染性强,易造成流行。病后有持久免疫力。

案例3-6

王娟,女,8岁,元旦放假去公园游玩回来后出现头痛、发热、咳嗽、全身不适等"上感"症状。护理体检:急性病容,体温38℃,眼结膜充血,咽部发红,两肺呼吸音粗糙,未闻及湿啰音,心律整齐,脉搏90次/分,入院3天后全身出现皮疹,始于耳后、发际皮肤,渐延及躯干、四肢,最后达手掌足底。初为淡红色斑丘疹,后变成暗红色。体温升至39.5℃。经临床诊断为麻疹,最后经积极治疗后痊愈出院。

问题:1. 说出本病例的流行病学特点。

2. 患者入院后在护理体检上遗漏了哪一项重要的检查?

3. 请做出该患者的护理诊断。

一、疾 病 概 述

(一)病原学及发病机制

1. **病原学**　麻疹病毒属副黏液病毒,无亚型。麻疹病毒在外界生活力不强,对日光及一般消毒剂均敏感,紫外线能很快灭活病毒,在空气飞沫中保持传染性不超过2小时,在流通空气或日光下半小时即失去活力,但耐寒、耐干燥,在$-70 \sim -15$℃可保存数月至数年。

2. **发病机制**　麻疹病毒侵入上呼吸道黏膜和眼结膜上皮细胞并复制,通过局部淋巴组织进入血液,形成第1次病毒血症。病毒被单核-巨噬细胞系统吞噬后在内繁殖并释放,大量病毒再次侵入血流,形成第2次病毒血症,出现高热和皮疹。

(二)流行病学

1. **传染源**　患者是唯一的传染源,自发病前2日至出疹后5日内眼结膜分泌物、鼻、口咽、气管的分泌物中均含有病毒,具有传染性。

2. **传播途径**　主要通过空气飞沫传播。

考点:麻疹流行过程的三个环节

3. **人群易感性**　人群普遍易感。易感者接触患者后90%以上发病,病后可获得持久免疫力。

4. **流行特征**　发病以冬、春季为多,但全年都可发生。好发年龄为6个月至5岁小儿,自麻疹疫苗接种以来,发病率已显著下降,但青少年和成人发病率上升。

(三)临床表现

典型麻疹可分以下四期:

链接

麻疹黏膜斑

麻疹黏膜斑(Koplik斑)是麻疹早期诊断的重要依据,见于90%以上的患者,发生在病程的第2~3天,出现于双侧近前磨牙颊黏膜上,为0.5~1mm针尖大小的灰白色小点,周围有红晕。最初可仅有数个,在1~2天内迅速增多,有时融合扩大成片,一般维持16~18小时,多于出疹后1~2日内消失,可留有暗红色小点。

麻疹黏膜斑(Koplik斑)(图3-10);

1. **潜伏期**　约10天(6~18天),曾接受过被动或主动免疫者,可延至3~4周。在潜伏期内可有轻度体温上升。

2. **前驱期**　也称发疹前期,一般为3~4天。这一期的主要表现类似上呼吸道感染:①发热,见于所有病例,多为中度以上发热;②咳嗽、流涕、流泪、咽部充血等其他症状,以眼症状突出,结膜发炎、眼睑水肿、眼泪增多、畏光、下眼睑边缘有一条明显充血横线(Stimson线),对诊断麻疹极有帮助;③麻疹黏膜斑(Koplik斑)(图3-10);④偶见皮肤荨麻疹、隐约斑疹或猩红热样皮疹,在出现典型皮疹时消失;⑤部分病例可有一些非特异症状,如全身不适、食欲减退、精神不振等。婴儿可有消化系统症状。幼儿常有呕吐、腹泻,在软腭、硬腭弓出现红色细小内疹。

3. 出疹期　多在发热后 3～4 天出现皮疹。体温可突然升高至 40℃,皮疹开始为稀疏不规则的红色斑丘疹,疹间皮肤正常,始见于耳后、颈部、沿着发际边缘,24 小时内向下发展,遍及面部、躯干及上肢(图 3-11),第 3 天皮疹累及下肢及足部,病情严重者皮疹常融合,皮肤水肿,面部水肿变形。大部分皮疹压之褪色,但亦有出现瘀点者。全身有淋巴结肿大和脾肿大,并持续几周,肠系膜淋巴结肿可引起腹痛、腹泻和呕吐。阑尾黏膜的麻疹病理改变可引起阑尾炎症状。疾病极期特别是高热时常有谵妄、激惹及嗜睡状态,多为一过性,热退后消失,与以后中枢神经系统合并症无关。此期肺部有湿性啰音,X 线检查可见肺纹理增多。

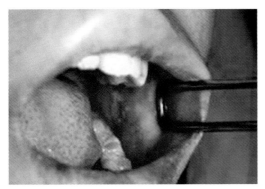
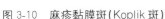

图 3-10　麻疹黏膜斑(Koplik 斑)

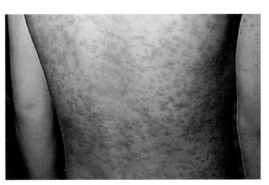

图 3-11　麻疹躯干部位皮疹

4. 恢复期　出疹 3～4 天后皮疹开始消退,消退顺序与出疹时相同;在无合并症发生的情况下,食欲、精神等其他症状也随之好转。疹退后,皮肤留有糠麸状脱屑及棕色色素沉着,7～10 天痊愈。

考点: 麻疹临床分期及表现

(四) 并发症

1. 喉、气管、支气管炎　麻疹病毒本身可导致整个呼吸道炎症。由于小于 3 岁的小儿,喉腔狭小、黏膜层血管丰富、结缔组织松弛,如继发细菌或病毒感染,可造成呼吸道阻塞而需行气管切开术。临床表现为声音嘶哑、犬吠样咳嗽、吸气性呼吸困难及三凹征,严重者可窒息死亡。

2. 肺炎　由麻疹病毒引起的间质性肺炎常在出疹及体温下降后消退。支气管肺炎更常见,为继发细菌感染所致,常见致病菌有肺炎链球菌、金黄色葡萄球菌和嗜血性流感杆菌等,故易并发脓胸或脓气胸。AIDS 患者合并麻疹肺炎,伴有皮疹,常可致命。

3. 麻疹脑炎　发病率为 1‰～2‰,多在出疹后 2～5 天再次发热,外周血白细胞增多;出现意识改变、惊厥、突然昏迷等症状。脑脊液改变呈轻度单核细胞及蛋白增多,糖正常。病死率达 10%～25%;存活者中 20%～50% 留有运动、智力或精神上的后遗症。

4. 营养不良与维生素 A 缺乏症　麻疹过程中由于高热、食欲不振,可使患儿营养状况变差、消瘦;常见维生素 A 缺乏,角膜呈混浊、软化,且发展极迅速,最后导致失明。

（五）治疗要点

1. 一般治疗　卧床休息，房内保持适当的温度和湿度，有畏光症状时房内光线要柔和。给予容易消化的富有营养的食物，补充足量水分。保持皮肤、黏膜清洁。

考点：麻疹的治疗原则

2. 对症治疗　高热时可用小剂量退热剂；烦躁者可适当给予苯巴比妥等镇静剂；剧咳时用镇咳祛痰剂；继发细菌感染可给抗生素。麻疹患儿对维生素 A 需要量大，世界卫生组织推荐，在维生素 A 缺乏地区的麻疹患儿应补充维生素 A，小于 1 岁者每日给 10 万 U，年长儿 20 万 U，共两日，有维生素 A 缺乏眼症状者 1～4 周后应重复。

3. 中药治疗。

二、护理评估

（一）流行病学资料

询问近期小儿所在托儿所、幼儿园有无麻疹流行，家人、邻居等密切接触者中有无麻疹患者，是否进行过麻疹疫苗接种，以往是否患过麻疹。

（二）身心状况

1. 症状评估　重点了解最近有无上呼吸道感染症状，尤其注意有无高热，眼结膜有无充血、畏光、流泪。有无脓性痰、气促、烦躁、声音嘶哑、犬吠样咳嗽等并发症表现。

2. 护理体检　重点检查有无麻疹黏膜斑；皮疹的形态、出疹时间、出疹顺序及分布特点；有无结膜充血；有无鼻翼扇动，口唇是否发绀，以及肺部有无啰音和心率、心音情况等。

3. 心理社会状况　由于发热、出疹、全身不适等使小儿烦躁、哭闹、拒食，父母焦虑不安。

（三）辅助检查资料

可查出麻疹病毒抗原及血清特异性抗体。多核巨细胞的检查比麻疹黏膜斑出现早，对早期诊断有帮助。注意周围血白细胞的高低，必要时看胸片了解肺部及心脏情况。

三、护理诊断及医护合作性问题

1. 体温过高　与病毒血症和肺部感染有关。
2. 皮肤完整性受损　与皮疹有关。

考点：麻疹的常见护理诊断

3. 营养失调：低于机体需要量　与高热、出疹、不思饮食有关。
4. 潜在并发症：支气管肺炎、喉炎　与抵抗力下降，并发细菌感染有关。
5. 有传播感染的可能　与呼吸道排出病毒有关。

四、护理目标

1. 体温正常，一般情况良好。
2. 皮肤无破溃，无继发感染发生，皮疹消退。
3. 营养状况改善，体重不下降。
4. 无并发症发生。

五、护理措施

1. 实施呼吸道隔离　隔离至出疹后 5 天，有并发症者延长至 10 天。隔离期间护士接触患者后应在通风处停留 20 分钟左右。对在家中治疗的患者,必须将其安置在单人房间(婴幼儿可由家长陪伴),室内应开窗通风,限制外人、尤其易感儿童进屋探视。患者用物如毛巾、衣被等应勤洗勤晒。

2. 饮食护理　给营养丰富易于消化的流质或半流质饮食,多喂温开水,保证足够的水分摄入。不可忌嘴,恢复期尚应加餐。

3. 保持皮肤、口腔、鼻腔及眼的清洁　发疹期应清洁皮肤,勤翻身和更换内衣。眼分泌物多时,可用生理盐水或 2% 硼酸溶液清洗。

4. 体温过高的护理　出疹期一般不用退热,高热亦不可滥用物理降温,退热药更应慎用,禁用冷敷,忌用酒精擦浴,以免妨碍出疹。如无并发症,体温在 39.5℃ 以上时,可酌情给小剂量退热药。

5. 并发症的观察　密切注意热型和出疹时的表现,如出疹时高热骤退或疹出齐后高热不退、出现烦躁不安、呼吸急促、心率加快等症状则提示有并发症发生,应及时报告医生并协助做好相应处理。严重并发症的观察应重点放在婴幼儿。

6. 预防和健康教育　做好麻疹的预防宣传,特别要让孩子的家长知道麻疹是严重威胁儿童健康的一种传染病,要大力宣传接种麻疹减毒活疫苗对预防本病的重要作用。对麻疹的密切接触者应医学观察 3～4 周,以便早期进行隔离和治疗。流行期间易感儿不要去公共场所。未患过麻疹的小儿均应接种麻疹减毒活疫苗。年幼体弱者接触麻疹患者后,应争取在 5 日内肌内注射人血丙种球蛋白进行被动免疫,可防止发病或减轻症状。

考点: *麻疹的护理措施*

六、护 理 评 价

1. 患者体温是否恢复正常。
2. 皮肤黏膜是否完好、未发生继发感染。
3. 患者是否营养供应充足,体重增加,精神良好。
4. 患者是否有并发症发生。

小结

　　麻疹是由麻疹病毒引起的急性呼吸道传染病,患者是唯一的传染源,主要经空气飞沫传播,好发于 6 个月至 5 岁小儿。护理上出疹期要仔细观察皮疹的特点,尤其要重点监护有无并发症的发生。对患者实施呼吸道隔离,给营养丰富易于消化的流质或半流质饮食,保证足够的水分摄入。注意保持皮肤、口腔、鼻腔及眼的清洁。要让所有家长都知道,注射麻疹减毒活疫苗对预防麻疹有着极其重要的作用。

自 测 题

单选题

1. 麻疹身心状况评估最有利于早期诊断的表现是
   A. 皮疹特点　　　　B. 结膜充血
   C. 淋巴结肿大　　　D. Koplik 斑
   E. 肺部湿性啰音

2. 对麻疹体温过高的护理下列哪项是正确的
   A. 出疹期要迅速退热

B. 冷敷
C. 酒精擦浴
D. 体温超过 38℃ 可用退热药
E. 出疹期一般不用退热

3. 下列哪项不是麻疹的流行病学特征
   A. 主要经空气飞沫传播
   B. 发病以夏秋季为多

C. 小儿发病率高

D. 患者是唯一的传染源

E. 病后可获持久免疫力

4. 麻疹患者的护理措施不包括

A. 进行呼吸道隔离至出疹后 5 天,有并发症者

延长至 10 天

B. 多喂温开水

C. 发疹期应清洁皮肤

D. 眼分泌物多时可用生理盐水清洗

E. 高热时应迅速用药物退热

(郭颖华)

第 7 节　水痘患者的护理

水痘(varicella,chickenpox)及带状疱疹(herpes zoster)是由同一病毒,水痘-带状疱疹病毒(varicella-zoster virus,VZV)引起的两种不同表现的疾病。原发感染为水痘,潜伏在感觉神经节的 VZV 再激活引起带状疱疹。水痘为小儿常见急性传染病,临床特征是分批出现的皮肤黏膜的斑疹、丘疹、疱疹及结痂,全身症状轻微。带状疱疹多见于成人,其特征是沿身体单侧感觉神经相应皮肤节段出现成簇的疱疹,常伴有局部神经痛。

案例3-7

小波是幼儿园的小朋友。昨天,老师发现小波精神不振,触摸他的皮肤有发热感,轻度咳嗽,即电话通知家长带其看病。今天早上小波的妈妈打电话来为小波请假,说其仍然发热,同时身上皮肤出现红色斑疹,表面有散在的小水疱。

问题:1. 根据以上病情你考虑患者患了哪种疾病?

2. 可提出哪些护理诊断?

3. 列出主要的护理措施。

一、疾 病 概 述

（一）病原学及发病机制

1. 病原学　VZV 与单纯疱疹病毒、巨细胞病毒及 EB 病毒同属疱疹病毒科,只有一个血清型,在体外抵抗力弱,不耐酸,不耐热,对乙醚敏感,在痂皮中不能存活,但在疱液中－60℃可长期存活。人是该病毒唯一已知自然界宿主。

2. 发病机制　病毒经上呼吸道或经直接接触侵入人体,在局部皮肤、黏膜细胞内复制,然后进入血流和淋巴液,在单核-吞噬细胞系统内再次增殖后释放入血流,形成短期(3～4 天)病毒血症,病毒散布全身各组织器官,引起病变。临床上水痘皮疹分批出现与病毒间歇性播散有关。

（二）流行病学

水痘全年均可发生,以冬春季节多见。

1. 传染源　患者为唯一传染源。病毒存在于病变皮肤黏膜组织、疱疹液及血液中,可由鼻咽分泌物排出体外,出疹前1天至疱疹完全结痂均有传染性。

2. 传播途径　水痘传染性很强,主要通过空气飞沫和直接接触水痘疱疹液传播,易感儿接触后 90％发病。亦可通过污染的用具、输血和胎盘传播。

3. 易感人群　人群普遍易感,水痘主要在儿童,成人少见。病后免疫力持久,一般不再发生水痘,但体内高效价抗体不能清除潜伏的病毒,故多年后仍可发生带状疱疹。

（三）临床表现

潜伏期 12～21 天，平均 14 天。

1. 前驱期　发病较急，可无症状或仅有轻微症状，也可有低热或中等度发热及头痛、全身不适、乏力、食欲减退、咽痛、咳嗽等，持续 1～2 天。

2. 出疹期

（1）皮疹形态：初为红斑疹，数小时后变为深红色丘疹，再经数小时发展为疱疹，位置表浅，形似露珠水滴，椭圆形，3～5mm 大小，壁薄易破，周围有红晕。疱疹液初透明，数小时后变为混浊，若继发化脓性感染则成脓疱，常因瘙痒使患者烦躁不安。1～2 天后疱疹从中心开始干枯结痂，周围皮肤红晕消失，再经数日痂皮脱落，一般不留瘢痕。若继发感染则脱痂时间延长，可能留有瘢痕。

（2）皮疹分布：水痘皮疹先后分批陆续出现，每批历时 1～6 天，皮疹数目为数个至数百个不等，皮疹数目愈多，则全身症状亦愈重。呈向心分布，先出现于躯干和四肢近端，躯干皮疹最多，其次为头面部，四肢远端较少，手掌、足底更少。部分患者鼻、咽、口腔、结膜和外阴等处黏膜可发疹，黏膜疹易破，形成溃疡，常有疼痛。

（3）皮疹发展过程：一般水痘皮疹经过斑疹、丘疹、疱疹、结痂各阶段，但最后一批皮疹可在斑丘疹期停止发展而陷退，发疹 2～3 天后，同一部位常可见斑疹、丘疹、疱疹和结痂同时存在（图 3-12）。

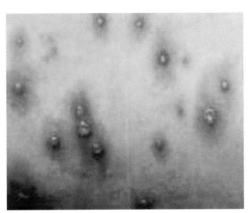

图 3-12　水痘多形态皮疹

水痘为自限性疾病，约 10 天左右自愈。儿童患者全身症状及皮疹均较轻，成人及婴儿病情较重，皮疹多而密集，病程可长达数周，易并发水痘肺炎。免疫功能低下者易形成播散性水痘，病情重，高热及全身中毒症状重，皮疹多而密集，易融合成大疱型或呈出血性、继发感染者呈坏疽型。若多脏器受病毒侵犯，病死率极高。妊娠早期感染水痘可能引起胎儿畸形，孕期水痘较非妊娠妇女重。若发生水痘后数天分娩亦可发生新生儿水痘性肺炎、水痘脑炎、水痘肝炎、间质性心肌炎及肾炎等。

（四）治疗要点

1. 一般治疗与对症治疗　水痘急性期应卧床休息，注意水分和营养补充，做好皮疹护理，避免因抓伤而继发细菌感染。

2. 抗病毒治疗　有免疫缺陷或应用免疫抑制剂的水痘患者、新生儿水痘或播散性水痘肺炎、脑炎等严重患者应及早使用抗病毒药。首选阿昔洛韦、阿糖腺苷静脉滴注。早期使用 α-干扰素能较快抑制皮疹发展，加速病情恢复。

3. 防治并发症　皮肤继发感染时加用抗生素，因脑炎出现脑水肿颅内高压者应脱水治疗。肾上腺皮质激素对水痘病程有不利的影响，可导致病毒的扩散，一般不宜应用。但病程后期水痘已结痂，若并发重症肺炎或脑炎，中毒症状重，病情危重者可酌情使用。眼部带状疱疹，除应用抗病毒治疗外，亦可用阿昔洛韦眼药水滴眼，并用阿托品扩瞳，以防虹膜粘连。

考点：水痘的治疗原则

二、护理评估

（一）流行病学资料

注意水痘发病季节,询问是否到过有水痘疫情的地区,当地有无水痘流行,近期是否接触过水痘-带状疱疹患者。

（二）身心状况

1. 症状评估　注意询问有无发热、全身不适、乏力、食欲减退、咽痛、咳嗽;何时出现红斑疹、丘疹和疱疹,有何感觉。

2. 护理体检　注意发热的情况,皮疹的情况,皮疹有否扩大和继发感染。有否烦躁不安。注意有否出现咳嗽、咯血、胸痛、呼吸困难、发绀;头痛、呕吐、意识障碍等并发症表现。

3. 心理社会状况　注意水痘发病不同阶段患者的心理状况,水痘初次发作时,患者因缺乏相关的知识,常感紧张;皮肤瘙痒时,常有焦虑;出现并发症时会感到恐惧。

（三）辅助检查资料

疱疹刮片检查可见多核巨细胞及细胞核内包涵体。免疫学检测补体结合抗体高滴度或双份血清抗体滴度升高 4 倍。

三、护理诊断及医护合作性问题

1. 体温过高　与病毒感染、致热源释放入血有关。

考点:水痘的常见护理诊断

2. 有皮肤完整性受损的危险　与病毒血症作用于皮肤组织细胞有关。
3. 知识缺乏　缺乏对水痘疾病的知识。
4. 潜在并发症:肺炎、脑炎。

四、护理目标

1. 体温下降至正常。
2. 患者及家属能采用有效的应对措施,减少和避免皮肤损伤。
3. 患者及家属了解水痘的疾病知识,能正确认识疾病。
4. 无并发症发生或并发症症状减轻。

五、护理措施

1. 做好解释指导　讲解水痘的相关知识,如病因、诱因、治疗、预防,指导患者休息、饮食及生活护理。介绍发热、皮疹等症状的处理方法和注意事项。对患者提出的问题及时给予解答,消除患者顾虑。

2. 降温　及时监测体温变化,注意休息,体温过高时应行降温处理。鼓励患者多饮水,保持皮肤清洁。

3. 合理饮食　由于发热、皮疹及毒血症,患者往往存在活动耐力下降,合理饮食可以及时补充能量,改善活动耐力。鼓励患者多吃水果,多饮水,进食高热量、高维生素、适量蛋白、易消化的食物,忌食辛辣和刺激性食物。

4. 皮疹护理　注意皮肤清洁,常更换衣服,可用温水清洁皮肤,忌用肥皂,以免刺激。穿着柔软、宽松的衣服。皮肤瘙痒可应用炉甘石洗剂或 5% 碳酸氢钠溶液局部涂擦,严重时可口服抗过敏药物,避免因抓伤皮肤而继发细菌感染。疱疹破裂可涂安尔碘或抗生素软膏,保持局部清洁干燥。

5. 防止并发症发生　严密观察病情变化,如有咳嗽、咳痰、呼吸费力、口唇发绀及头痛呕吐,应及时报告医生,按医嘱处理。

6. 心理护理　针对患者的心理变化采用交谈、倾听、支持等方法,及时解除患者的心理负担,增强患者战胜疾病的信心。

7. 预防和健康教育　一般水痘患者应在家隔离治疗至疱疹全部结痂或出疹后7天。易感儿及孕妇避免与水痘患者、带状疱疹患者接触。应重视通风及换气,消毒患者呼吸道分泌物和污染用品,托儿机构宜用紫外线消毒。被动免疫用水痘-带状疱疹免疫球蛋白肌内注射,接触后12小时内使用有预防功效。 **易 考点:** 水痘的护理措施

六、护 理 评 价

1. 体温是否正常。

2. 症状是否减轻或消失。

3. 患者是否心理健康。

4. 有无并发症发生。

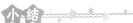

小结

　　水痘为小儿常见急性传染病。临床特征是分批出现的皮肤斑疹、丘疹、疱疹及结痂,全身症状轻微。主要通过直接接触水痘疱疹液和空气飞沫传播。护理患者时,首先要正确评估,常见的护理问题有体温过高等,同时要密切观察并发症,一旦发生肺炎、脑炎等,应及时报告医生处理。根据患者病情制定正确的护理措施,以缓解症状,尽可能减少并发症发生。同时还要做好社区健康教育。

自 测 题

单选题

1. 水痘的传染源是
   A. 受感染的动物　　　B. 病原携带者
   C. 患者　　　　　　　D. 土壤
   E. 污染的食物

2. 水痘的主要传播途径是
   A. 血液传播　　　　　B. 虫媒传播
   C. 飞沫传播　　　　　D. 消化道传播
   E. 接触污染的用物传播

3. 对水痘的临床症状描述正确的是
   A. 口周苍白圈
   B. 疹退留有色素沉着
   C. 潜伏期为1~12天
   D. 为自限性疾病,7天左右自愈
   E. 皮疹分批出现,同一部位可见不同性状皮疹

4. 水痘皮疹的特点是
   A. 无痒感　　　　　　B. 分批出现

C. 呈离心性分布　　　D. 躯干少,四肢多
   E. 不出现在口腔、结膜、生殖器等处

5. 水痘患者作为唯一的传染源,其具有传染性的时段为
   A. 潜伏期
   B. 出疹期
   C. 出疹前10天至出疹后5天
   D. 出疹前5天至第一批疹退
   E. 出疹前1~2天至全部疱疹结痂

6. 患儿,女,6岁,发热1天后出现皮疹,躯干多,四肢末端少,为红色斑丘疹,数小时后变成小水疱,痒感重,护士考虑该患儿可能是
   A. 麻疹　　　　　　　B. 水痘
   C. 猩红热　　　　　　D. 腮腺炎
   E. 幼儿急疹

7. 患儿,女,8岁,确诊水痘,现处于出疹期,自述皮疹瘙痒难忍。护士给予患儿的护理措施正确

的是

A. 指导患儿可隔衣物挠抓皮疹患处

B. 皮疹完全消退前不可洗澡,以防感染

C. 局部可涂抹地塞米松霜

D. 遵医嘱口服抗组胺药物

E. 皮疹处不可涂抹炉甘石洗剂

8. 患儿女,2岁,诊断为水痘,在家隔离治疗,因皮疹痒,哭闹不安,护士给予家长正确的指导是

A. 局部涂2%碘酊　　B. 局部涂石蜡油

C. 局部涂地塞米松霜　D. 局部涂炉甘石洗剂

E. 局部涂金霉素鱼肝油

(李朝中)

第8节　流行性腮腺炎患者的护理

流行性腮腺炎(mumps)是由腮腺炎病毒引起的急性呼吸道传染病,其临床表现为发热及腮腺非化脓性肿胀疼痛。腮腺炎病毒除侵犯腮腺、颌下腺、舌下腺等唾液腺外,还可以引起睾丸炎、卵巢炎和胰腺炎、脑膜脑炎等。本病儿童多见,好发于冬春季。

案例3-8

患儿,男,8岁,因发热、双侧腮腺肿大1日,于2007年4月8日上午来医院就诊。患儿无咳嗽、无呕吐、腹泻,就诊前未服过任何药物及食物。查体:体温38.6℃,脉搏120次/分,神志清楚,营养发育中等。双侧腮腺轻度肿大,腮腺管口发红,压之无脓性分泌物。口腔无感染灶,颈软,心率120次/分,律齐,心音有力。双肺未闻干、湿啰音,肝、脾正常,神经系统正常。外周血白细胞 $4.8\times10^9/L$,中性粒细胞0.45,淋巴细胞0.55。

问题:1. 根据以上病情你考虑患者患了哪种疾病?

2. 可提出哪些护理诊断?

3. 列出主要的护理措施。

一、疾病概述

(一)病原学及发病机制

1. **病原学**　腮腺炎病毒属RNA病毒的副黏液病毒科。病毒呈不规则圆形,核壳体壳膜外层含血凝素、血溶素和神经氨酸酶。人是腮腺炎病毒的自然宿主,发病早期可在患者的唾液、尿液、血液、并发脑膜炎患者的脑脊液等处分离到病毒。感染后无论发病与否均能产生免疫反应,病毒极少发生变异,各株间抗原性相近,迄今腮腺炎病毒只有一个血清型,再次感染少见。腮腺炎病毒对外界抵抗力弱,病毒可被75%乙醇、1%甲酚、0.2%甲醛2～5分钟内杀灭,加热至56℃,10～20分钟也可灭活病毒,紫外线照射后病毒迅速死亡。但在-70℃可以存活数年。

2. **发病机制**　腮腺炎病毒自呼吸道侵入人体后,在局部黏膜上皮细胞和局部淋巴结中复制,然后进入血流,形成第一次病毒血症,播散至唾液腺(如腮腺)、非唾液腺(如性腺)及其他组织(如中枢神经系统),引起腮腺炎和脑膜炎。病毒在此进一步复制后再次侵入血流,形成第二次病毒血症,并侵犯第一次病毒血症未累及的器官,尤其是除腮腺以外的其他腺体如睾丸、卵巢、胰腺、肠腺、胸腺、甲状腺等,因此临床上出现不同器官相继发生病变。脑膜炎、睾丸炎可发生于腮腺肿大之前,或始终无腮腺肿大。主要病理特征是腮腺非化脓性炎症。

（二）流行病学

1. **传染源** 患者及隐性感染者均为传染源,后者无症状,因此传播的意义更大。患者腮腺肿大前 7 天至肿大后 9 天均可从唾液中分离出病毒,故此 2 周内具有高度传染性。无腮腺肿大的其他器官感染者也能从唾液和尿中排出病毒。

2. **传播途径** 主要通过空气飞沫传播,接触患者的唾液及其污染物亦可传染。

3. **人群易感性** 人群对本病普遍易感,感染后可获持久免疫力。

4. **流行特征** 全年均可发病,温带地区以冬、春季为高发。本病多为散发,小学、幼儿园等儿童机构和其他学校可出现流行。多数病例发生在 5～15 岁。

考点:流行过程的三个环节

（三）临床表现

潜伏期 15～25 天,平均 18 天。

1. **典型症状与体征** 患者大多无前驱症状,部分患者可有倦怠、畏寒、食欲不振、低热、头痛等症状。发病 1～2 天后出现耳部疼痛并出现腮腺肿大,体温多为轻、中度升高,亦可高至 40℃。腮腺肿大为单侧或两侧同时肿大,2～4 天内达高峰,腮腺肿大以耳垂为中心向前、后、下发展(图 3-13),面部一侧或双侧因肿大而变形,局部疼痛、过敏,开口及咀嚼时疼痛明显,含食酸性食物胀痛加剧,常可波及邻近的颌下腺、舌下腺及颈部淋巴结。腮腺肿大可持续 5 天左右,以后逐日减退,全部病程 7～12 天。

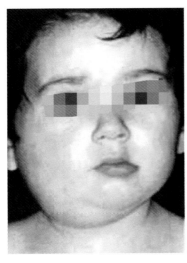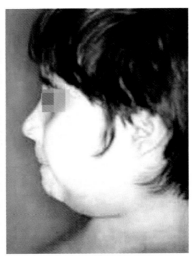

图 3-13　流行性腮腺炎腮腺肿大

2. **脑膜炎** 多见于儿童。并发脑膜炎的神经症状常在腮腺炎发病后 4～5 天出现,少数患者脑膜炎可先于腮腺炎或无腮腺炎,常表现为发热、头痛、嗜睡、呕吐、脑膜刺激征阳性等。症状一般在 1 周左右消失。腮腺炎病毒引发的脑炎或脑膜脑炎常有高热、谵妄,重症者可出现抽搐、昏迷甚至死亡,但临床较少见。

3. **睾丸炎** 多发生在青春期后的男性患者。睾丸炎常发生在腮腺炎起病后的 4～5 天,肿大的腮腺消退时,开始为睾丸疼痛,后出现肿胀伴触痛。有些患者症状较轻,但大多数患者可出现高热、寒战、头痛、背痛等全身反应,急性期症状可持续 3～4 天,约 10 天消退。病变大多侵犯一侧睾丸,双侧睾丸炎发生率约 30%。部分患者在发病 1 周或数月后继发不同程度的睾丸萎缩,但极少导致不育症。

4. 卵巢炎　可发生在成年女性。症状多较轻，可出现下腹部压痛，下腰部酸痛，月经不调等，不影响受孕。

在腮腺炎发病前后还可能发生胰腺炎、心肌炎、乳腺炎和甲状腺炎等疾病。

（四）治疗要点

1. 一般治疗　卧床休息，加强口腔护理，饮食以流食、软食为主，避免酸性食物，注意口腔卫生，饭后用生理盐水漱口。

2. 抗病毒治疗　发病早期可试用利巴韦林或干扰素，疗程5～7天。

3. 对症治疗　头痛和腮腺胀痛可应用镇痛药；睾丸胀痛可用棉花垫和丁字带托住肿大的睾丸，早期局部可进行冷敷。

4. 并发症治疗　对并发脑膜脑炎、心肌炎患者，可应用肾上腺皮质激素如地塞米松。如出现剧烈头痛、呕吐疑为颅内高压的患者，可应用20%甘露醇快速静脉滴注，每4～6小时1次，直至症状好转。

5. 预防睾丸炎　男性成人患者在发病早期可口服己烯雌酚。

6. 中医中药治疗　可采用清热解毒，软坚消痛等中药制剂口服，局部敷用消肿止痛药，如青黛散等。

二、护理评估

（一）流行病学资料

询问患者发病前2～3周有无流行性腮腺炎患者接触史，有无腮腺炎疫苗接种史，是否曾患过流行性腮腺炎，同时注意患者的发病季节和发病年龄。

（二）身心状况

1. 症状评估　注意询问早期是否有发热，重点评估发病后有无畏寒、高热、头痛、腮腺肿大及嗜睡、呕吐、抽搐、昏迷；青春期男性患者还应询问有无睾丸疼痛，女性患者有无下腹部疼痛、月经不调等。

2. 护理体检　注意有无腮腺肿大、颌下腺、舌下腺及颈部淋巴结肿大及触痛；儿童还应注意有无颈项强直、凯尔尼格征阳性体征；青春期男性患者是否出现睾丸肿胀、触痛；成年女性有无下腹部压痛等。

3. 心理社会状况　流行性腮腺炎是呼吸道常见传染病，因疼痛明显、进食困难、外表形象的改变及担心影响工作和学习，常使患者出现焦虑、抑郁等心理变化。评估时注意了解患者及家属对疾病的发生、发展、流行及预防等方面的认识情况。

（三）辅助检查资料

1. 血象　白细胞总数正常或稍增多，淋巴细胞相对增多。

2. 淀粉酶测定　90%的患者发病早期血清和尿淀粉酶增高。

3. 血清学检查　应用ELISA法检测患者急性期血清中有否抗腮腺炎病毒特异性IgM抗体，以作出近期感染的诊断。也可采用补体结合试验和血凝抑制试验检测，如恢复期特异性IgG抗体有4倍或4倍以上增高者，即判断为阳性。还可应用特异性抗体检测腮腺炎病毒抗原或RT-PCR法检测腮腺炎病毒RNA，以提高早期诊断的阳性率。

4. 病毒分离　可在发病早期采取患者唾液或尿液、脑脊液、血液标本，及时接种鸡胚或人胚肾等敏感细胞，进行病毒分离试验。

三、护理诊断及医护合作性问题

1. 体温过高　与腮腺炎病毒急性感染有关。
2. 疼痛　与腮腺及周围组织水肿有关。
3. 潜在并发症:睾丸炎　与腮腺炎病毒侵入睾丸有关。
4. 潜在并发症:脑膜炎　与腮腺炎病毒直接侵犯中枢神经系统有关。
5. 有传播感染的危险　与腮腺炎病毒可经呼吸道传播有关。

考点:流行性腮腺炎的常见护理诊断

四、护理目标

1. 让患者及家属了解流行性腮腺炎的基本知识,能积极配合治疗。
2. 患者体温降至正常,疼痛减轻或消失。
3. 做好基础护理,及时发现和防止并发症的发生。
4. 患者不传播腮腺炎病毒。

五、护理措施

1. 消毒与隔离　实施呼吸道隔离,隔离期自发病开始到腮腺肿大完全消退为止,约3周,一般不少于10天。对患者呼吸道分泌物及其污染物品应用1%甲酚皂(来苏)溶液或0.2%~1%次氯酸钠溶液消毒。食具及金属、玻璃等制品可煮沸消毒,病房空气用紫外线照射消毒,每天一次。

2. 休息与体位　发热期适当卧床休息,保持室内空气新鲜,温湿度适当。

3. 饮食与营养　保持口腔清洁,给高热量、高维生素易消化的流质或半流质饮食,避免进食酸、辣、甜、干、硬食物,防止腮腺肿胀疼痛加剧。成人每天饮水1500ml以上,以利于汗液蒸发散热。

4. 对症护理

(1) 减轻疼痛:注意保持口腔清洁,常用温生理盐水或复方硼砂溶液漱口;可进行局部间歇冷敷,减轻炎症充血及疼痛;也可采用中成药青黛散调醋局部湿敷。

(2) 体温过高:监测体温,如体温超过39℃,可采用物理降温或口服适当退热药物。保持患者皮肤清洁干燥,出汗多者应勤换内衣、床单,注意避免受凉。

5. 密切观察病情变化　①观察及评估患者腮腺肿胀程度、局部疼痛程度、淋巴结有无肿大及发展情况并作记录。②如出现持续发热、剧烈头痛、嗜睡、烦躁、呕吐、颈项强直或惊厥等,提示有脑膜脑炎发生的可能,应及时报告医生予以相应治疗与护理。③如出现高热、寒战、睾丸肿痛、坠胀感等症状,提示发生了睾丸炎,可采用丁字带托起阴囊消肿或局部冰袋冷敷止痛,可遵医嘱给予解热镇痛药或糖皮质激素。④在腮腺肿胀数天后如出现中上腹剧痛、压痛和腹肌紧张并伴发热、寒战、呕吐、腹胀、腹泻或便秘等,提示可能发生了胰腺炎,应及时报告医生加以处理。

6. 用药护理　遵医嘱予以抗病毒药物、糖皮质激素等药物,注意有无副作用。

7. 心理护理　向患者及家长介绍疾病临床表现及治疗方法,并说明本病为自限性疾病,多数预后良好,给予心理支持,消除患者焦虑、抑郁等不良反应,保持良好的心理状态。

考点: 流行性腮腺炎的护理措施

8. 预防和健康教育 ①积极宣传预防接种的重要性,重点是做好儿童的预防接种工作;在腮腺炎流行期间,应避免带儿童到人群密集的公共场所,儿童机构应加强空气消毒措施。②对无并发症的患者,不需住院,可在家进行隔离治疗,但应做好本病的知识教育如腮腺炎的症状、流行特点等,重点强调并发症的预防及观察,如出现并发症应立即住院治疗。

六、护 理 评 价

1. 患者体温是否降至正常,腮腺肿痛是否减轻或消失。
2. 患者是否已了解本病的相关认识,心理健康。
3. 有无并发症发生。

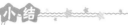 小结

　　流行性腮腺炎是由腮腺炎病毒引起的急性呼吸道传染病,临床表现为发热及腮腺非化脓性肿胀疼痛,还可以引起睾丸炎、卵巢炎和胰腺炎、脑膜炎等并发症。主要通过空气飞沫传播,接触患者的唾液及其污染物亦可传染。本病儿童多见,好发于冬春季。治疗采用抗病毒及对症支持为主,预防并发症。护理问题有体温过高、疼痛、潜在并发症——睾丸炎和脑膜炎、有传播感染的危险。护理措施做好呼吸道隔离,注意饮食,降温、镇痛等对症护理,及时发现并发症,正确指导预防及进行有效的健康教育。

自 测 题

单选题

1. 女性患儿,9岁,发热4天,双耳垂下肿痛3天,呕吐1次来诊。体检:体温38.4℃,神志清,双侧腮腺4cm×4cm,有压痛,咽红,腮腺管口有红肿,心、肺未发现异常,诊断为流行性腮腺炎。该病最常见的并发症是
　A. 脑膜炎　　　　B. 睾丸炎　　C. 中耳炎
　D. 心肌炎　　　　E. 肺炎

2. 流行性腮腺炎的主要传播途径是
　A. 呼吸道传播　　　B. 消化道传播
　C. 血液传播　　　　D. 虫媒传播
　E. 母婴传播

3. 流行性腮腺炎隔离时间是
　A. 1周　　　　B. 2周　　　C. 3周
　D. 4周　　　　E. 5周

4. 流行性腮腺炎的主要临床特点为
　A. 常见颌下肿大为最早征象
　B. 发热、头痛、呕吐
　C. 以耳垂为中心的腮腺肿胀
　D. 伴有颈项强直
　E. 颈部和下颌淋巴结肿大

5. 流行性腮腺炎的并发症,以下哪项不正确
　A. 脑膜炎或脑膜脑炎是儿童最常见的并发症
　B. 无腮腺肿大者也可出现脑膜炎或脑膜脑炎
　C. 儿童易并发睾丸炎
　D. 成年妇女可并发卵巢炎
　E. 可并发胰腺炎

6. 女性患儿,7岁,诊断为流行性腮腺炎。护士指导家长饮食护理,正确的是
　A. 鼓励患儿多饮水
　B. 可每日给适量的干果
　C. 可选择高纤维食品
　D. 可选择高热量的牛肉
　E. 选择刺激唾液分泌的酸性食物

7. 男性患儿,7岁,诊断为流行性腮腺炎。护士对其健康指导,不正确的是
　A. 鼓励患儿多饮水
　B. 睾丸肿痛时可用丁字带
　C. 忌酸、辣、硬而干燥的食物
　D. 本病为自限性疾病,无特殊疗法
　E. 如合并脑膜脑炎,则应长期口服肾上腺皮质激素

(8～9 题共用题干)

男性患儿,6 岁,发热伴右耳下疼痛 3 天,腹痛半天入院。查体:体温 40℃,右腮腺肿胀压痛明显,中上腹压痛,无反跳痛。

8. 护士考虑该患儿可能是
    A. 腮腺炎并发脑膜炎　　B. 腮腺炎并发胰腺炎
    C. 腮腺炎并发睾丸炎　　D. 腮腺炎并发卵巢炎
    E. 腮腺炎并发胃肠炎

9. 为进一步诊断应立即协助医生做的检查是
    A. 尿常规　　　　　　B. 血常规
    C. 血、尿淀粉酶　　　D. 大便常规
    E. 脑脊液

(李忠明)

第 9 节　流行性出血热患者的护理

流行性出血热(epidemic hemorrhagic fever,EHF)又称肾综合征出血热,是由流行性出血热病毒引起的自然疫源性疾病。临床上以发热、充血出血、低血压休克和急性肾功能衰竭为特征。该病起病急,进展快,重症患者病死率高,是目前我国重点控制的传染病之一。

案例3-9

王某,男,25 岁,发热、全身酸痛 3 天,加重 2 天于 2006 年 5 月 4 日入院。患者 5 天前自觉感冒并在家服用"感冒"药,症状无好转,发热加重,体温达 39℃以上,出现面红耳赤、头痛、尿量减少,呕吐一次。体检:体温 39.5℃,脉搏 124 次/分,呼吸 22 次/分,血压 100/70mmHg;急性病容。颜面潮红,左腋下有点状出血,结膜及咽部充血。双肺呼吸音粗,心率 124 次/分,律齐、无杂音。腹平软,肝脾未触及,双肾区有叩击痛。实验室检查:血常规白细胞 14.0×10^9 / L,中性粒细胞 0.80,见异型淋巴细胞;尿常规红细胞 3～5 个 / HP,蛋白+++。

问题: 1. 患者感染了哪种疾病?

　　　　2. 有哪些护理诊断?

　　　　3. 给出主要护理措施。

一、疾 病 概 述

(一)病原学及发病机制

1. 病原学　流行性出血热病毒也称汉坦病毒,属于布尼亚病毒科汉坦病毒属,为负性单链 RNA 病毒。流行性出血热病毒至少可分 11 个血清型,在我国流行的主要是Ⅰ型(汉坦病毒,野鼠型)和Ⅱ型(汉城病毒,家鼠型)。该病毒不耐热、不耐酸,加热 56℃30 分钟或 100℃1 分钟均可灭活,对紫外线和一般消毒剂也很敏感。

2. 发病机制　本病的发病机制尚不十分清楚,多数研究认为与病毒直接作用和病毒感染后诱发免疫损伤作用有关。本病的基本病理变化是全身小血管广泛损伤。血管内皮细胞肿胀、变性、坏死,导致血管壁通透性和脆性增加,血浆外渗,引起组织水肿、出血。以肾脏病变最明显,其次为心脏、垂体等。

(二)流行病学

1. 传染源　主要是鼠类。在我国以黑线姬鼠和褐家鼠为主,林区主要是大林姬鼠,带病毒的动物可经粪、尿、唾液等排出病毒。

2. 传播途径　为多途径传播。①呼吸道传播：带病毒的鼠排泄物污染尘埃后可形成气溶胶，人经呼吸道吸入感染；②消化道传播：摄入被病毒污染的食物，经口腔及胃肠道黏膜感染；③接触传播：被鼠咬伤或者破损的皮肤直接接触有病毒的排泄物感染；④母婴传播：孕妇感染本病后，病毒可经胎盘感染胎儿；⑤虫媒传播：鼠的寄生虫螨类也可能传播本病。

3. 人群易感性　人群普遍易感，病后可获持久免疫力。

考点：流行过程的三个环节

4. 流行特征　①地区性：本病广泛流行于亚欧大陆 31 个国家和地区，我国为高流行区，流行趋势由北向南、由农村向城市扩展。②季节性：全年均可发病，但有明显的季节高峰，黑线姬鼠传播的流行高峰为每年 11 月至次年 1 月；褐家鼠传播的以 3 月至 5 月为流行高峰。③人群分布：发病以男性青壮年较多，尤其是农民、矿工和野外作业者。

（三）临床表现

潜伏期 4～46 日，平均 1～2 周。主要表现为发热、出血、肾损害三大症状，典型患者病程分为 5 期：发热期、低血压休克期、少尿期、多尿期和恢复期。轻型患者分期不明显，多有越期现象，而重型患者常出现发热期、休克期及少尿期重叠的现象。

1. 发热期

（1）发热中毒表现：急起发热，达 39～40℃，以稽留热和弛张热多见，热程一般 3～7 日。伴有明显的全身中毒症状，如"三痛"症状（头痛、腰痛、眼眶痛）、胃肠中毒症状（食欲减退、恶心、呕吐、腹痛、腹泻）及神经精神症状（嗜睡、烦躁、谵妄、抽搐）等。

（2）毛细血管损伤表现：颜面、颈部、上胸部位明显充血潮红（称"三红"），球结膜充血水肿，呈酒醉貌。腋下和胸背部可见搔抓样或条索状出血（图 3-14），眼结膜和软腭可见出血点（图 3-15），腰、臀或注射部位可出现瘀斑，重者可有腔道出血。

考点：典型出血热患者发热期的表现

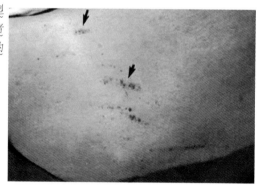

图 3-14　流行性出血热皮肤搔抓样出血

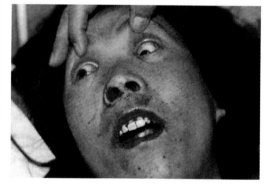

图 3-15　流行性出血热黏膜出血

（3）肾损害表现：早期肾损害的主要表现是大量蛋白尿，可有血尿和管型尿。

链接

流行性出血热患者发热期主要表现口诀

发烧脸红酒醉貌，头痛腰痛胜感冒，皮肤黏膜出血点，恶心呕吐蛋白尿。

2. 低血压休克期　常发生于病后第 4～6 日，一般持续 1～3 日。主要表现为低血压和休克。多在体温下降的同时出现血压下降，热退后其他症状反而加重。血压下降初期患者仍颜面潮红、四肢温暖，逐渐出现脸色苍白、四肢厥冷、脉搏细弱、尿量减少等休克表现，重者可出现 DIC、脑水肿和急性肾衰竭。

3. 少尿期　为本病极期,多发生于病后第 5～8 日,一般持续 2～5 日。主要为急性肾损害的表现:①少尿(24 小时尿量少于 400ml)或无尿(24 小时尿量少于 50ml);②氮质血症表现(如消化道症状和神经精神症状);③代谢性酸中毒(如深大呼吸);④水和电解质紊乱(如高钾、低钠、高镁等);⑤严重者可发生高血容量综合征(体表静脉充盈、脉搏洪大、脉压增大、心率增快、脸部胀满)和并发肺水肿、腔道出血、内脏出血等。

4. 多尿期　24 小时尿量超过 2000ml 进入多尿期,多出现于病后第 9～14 日,持续 7～14 日。患者每日尿量渐增至 3000ml 以上,随尿量增加,病情逐渐好转。但可因尿量过多引起水和电解质紊乱,出现低钾、低钠等相应的症状,若水和电解质补充不足可发生继发性休克;患者还可因全身抵抗力下降导致继发感染等。 考点: 典型出血热患者的临床分期

5. 恢复期　尿量恢复至每日 2000ml 以下进入恢复期。患者精神及食欲好转,但体力恢复较慢,需 1～3 个月或更长时间才能完全恢复。

(四)治疗要点

1. 治疗原则　本病以综合疗法为主,治疗原则为"三早一就",即早发现、早休息、早治疗和就近治疗。早期可应用抗病毒治疗(如利巴韦林、干扰素等),中晚期主要是对症治疗,重点防治休克、出血和肾衰竭(过"三关")。

2. 各期治疗要点　①发热期的治疗以控制感染,减轻血浆外渗,改善中毒症状和预防 DIC 为目的;②低血压休克期重点是积极补充血容量,以早期、快速、适量为原则,晶体与胶体之比为 3∶1,晶体液以平衡液为主,并注意纠正酸中毒和改善微循环;③少尿期要严格控制入量,以稳定机体内环境、利尿、导泻、透析疗法为主;④多尿期的治疗则应注意维持水和电解质的平衡,防治继发感染;⑤恢复期的治疗为补充营养,定期复查肾功能,逐步恢复活动与工作。 考点: 出血热的治疗原则

二、护理评估

(一)流行病学资料

询问是否来自出血热流行区,有无与鼠类接触史,或进食被鼠的尿、唾液和粪便污染的水和食物,曾否在野外作业及宿营,既往是否患过此病,是否进行了预防接种。同时注意患者的年龄、职业。

(二)身心状况

1. 症状评估　注意询问有无急起发热,有无出血、血尿、少尿、多尿、头痛及全身酸痛、眼眶痛、恶心呕吐等症状。

2. 护理体检　测量体温、血压、脉搏、呼吸等生命体征并注意其变化;准确记录 24 小时液体出入量,观察尿量及尿液变化;检查患者有无"三红"征和出血,注意出血的部位和出血量,如腋下和胸背部搔抓样或条索状出血,眼结膜和口腔黏膜点状出血,腰、臀部或注射部位大片瘀斑,病情严重者可出现腔道出血。

3. 心理社会状况　了解患者及其家属对本病的认识,患者是否出现恐惧、焦虑等不良情绪,患者是否有性格改变。

(三)辅助检查资料

重点了解患者的血常规、尿常规、血液生化及血清学检查结果。

1. 血常规检查　常出现白细胞总数增高,可达$(15\sim30)\times10^9/L$,出现异型淋巴细胞有助于诊断;血小板常有不同程度下降。

2. 尿常规检查　早期即可出现蛋白尿,可伴有血尿和管型尿;少数患者尿中可出现膜状物(为凝血块、蛋白和上皮细胞共同构成的凝聚物)。

3. 血液生化检查　在低血压休克期血尿素氮和血清肌酐开始升高,少尿期升高最明显;休克期和少尿期以代谢性酸中毒为主(pH、CO_2CP下降);血清钠、氯、钙在病程中均降低,血钾在少尿期增高、多尿期降低。

4. 血清学检查　可检出特异性抗原和特异性抗体,作为本病的诊断依据。

三、护理诊断及医护合作性问题

1. 体温过高　与流行性出血热病毒感染引起的病毒血症有关。

2. 组织灌注量改变　与全身广泛小血管损害有关。

考点:流行性出血热患者各期的主要护理诊断

3. 体液过多　与病变损害肾脏致少尿有关。

4. 有组织完整性受损的危险　与皮肤黏膜瘀点、瘀斑有关。

5. 潜在并发症:腔道出血、内脏出血、DIC、肺水肿、继发感染等。

6. 营养失调:低于机体需要量　与发热、呕吐、进食减少、大量蛋白尿有关。

7. 知识缺乏　缺乏流行性出血热的相关知识。

四、护理目标

1. 体温得到控制。

2. 组织灌注良好,发绀消失,皮肤红润,肢端变暖,尿量增加,血压正常。

3. 尿量增加,静脉压恢复正常,肺部啰音消失。

4. 皮肤和黏膜无破溃。

5. 顺利渡过"五期",无并发症发生。

6. 食欲好转,体重维持正常水平。

7. 患者及家属了解流行性出血热的相关知识,能正确认识疾病。

五、护理措施

1. 消毒与隔离　在单间病室内严密隔离至病后10天,患者的分泌物、排泄物及污染物及时严格消毒,病室每日消毒并严格探视制度,防止交叉感染。

2. 休息与体位　疾病早期应绝对卧床休息,协助患者保持舒适体位,切忌随意搬动,以免加重出血;嘱咐患者不要过早下床活动,恢复期可逐渐增加活动量。

3. 饮食与营养　不同病期的患者饮食要求不同,高热期、低血压休克期宜给予高热量、高维生素饮食,适当增加饮水量;少尿期则应给予高糖、高维生素、低钾、低钠、低蛋白饮食,严格限制饮水量;而多尿期应遵医嘱注意液体、电解质、蛋白质和维生素的补充,指导患者摄取高蛋白、高糖和富含多种维生素的食物,如鱼、虾、蛋、瘦肉、新鲜水果、蔬菜等,尤其注意摄取含钾多的食物。

4. 对症护理

(1) 高热的护理:以物理降温为主,如头部冰帽、大血管处放冰袋,高热伴四肢厥冷可用温水擦浴,但不能用酒精擦浴,以免加重皮肤的充血、出血损害。遵医嘱使用小剂量退热剂,但忌用大剂量和发汗退热药,以防大量出汗诱发低血压休克。

(2) 皮肤黏膜的护理:①减少对皮肤的不良刺激,保持床铺清洁、干燥、平整,衣裤应宽松、柔软,出汗较多时应及时更换;②帮助患者定时变换体位,骨突处用软垫适当衬垫;③避免推、拉、拽等动作,以免造成皮肤的破损,测血压时袖带绑扎不可过紧和时间过长,以防加重皮下出血;④做好口腔护理,保持口腔黏膜的清洁、湿润,及时清除口腔分泌物及痰液;⑤保持会阴部清洁,留置导尿应做到无菌操作,定时膀胱冲洗。

(3) 低血压休克的护理:一旦出现休克症状,配合医生采取以下措施:①迅速建立静脉通道,按医嘱准确、快速、适当地输入液体以扩充血容量,并及时输入碱性溶液及血管活性药物,以迅速纠正休克,注意观察心功能状况,避免发生急性肺水肿;②给予吸氧;③患者可因出血导致循环衰竭,应做好交叉配血、备血、及其他的输血准备工作;④备好抢救药品及物品。

(4) 体液过多的护理:注意控制补液量和补液速度,按"量出为入,宁少勿多"的原则输入液体,出现高血容量综合征时应减慢输液速度或停止输液,遵医嘱给予利尿、导泻等处理,如发生急性肾衰竭时给予相应的护理,对需要透析治疗的患者,配合做好透析护理。

5. 病情观察　密切监测生命体征和意识状态的变化,注意观察体温骤降、烦躁不安、脉搏增快、脉压缩小等休克早期征象。观察皮肤黏膜瘀点、瘀斑情况,注意有无呕血、便血、咯血、颅内出血等腔道及内脏出血征象。密切观察尿量及尿液的颜色变化,严格记录24 小时出入液量,注意有无腹胀、恶心、呕吐、厌食等消化道症状,监测血尿素氮和血肌酐的变化。密切观察病程进展情况和治疗效果,注意电解质、酸碱平衡的监测和凝血功能的检查。

6. 用药护理　遵医嘱使用抗病毒药物、止血药物并给予抗休克治疗、抗 DIC 等治疗,注意观察药物疗效和不良反应。

7. 心理护理　给患者和家属介绍疾病相关知识并告知病情变化。细心倾听患者的诉说,并尽力满足其需求。多与患者沟通,给予关爱和支持,减轻患者心理压力,增强战胜疾病信心。

8. 预防和健康教育

(1) 宣传流行性出血热的相关知识:包括其流行条件、临床表现、防治要点等。

(2) 宣传流行性出血热的预防措施:强调防鼠、灭鼠是预防本病的关键。在野外工作或疫区工作时应加强个人防护,按要求戴口罩,穿"五紧服",系好领口、袖口等,不直接用手接触鼠类及其排泄物,防止鼠类排泄物污染食物。重点人群可进行流行性出血热灭活疫苗接种。

(3) 对患者和家属的指导:正确认识疾病,只要做到"三早一就",愈后较好,但恢复期一般较长,出院后仍需继续休息 1～3 个月,休息期间要做到生活有规律,保证足够的睡眠,参与力所能及的活动,避免劳累,加强营养,以促进康复,并定期随访复查血压及肾功能。

考点:出血热的护理措施

六 、护 理 评 价

1. 患者体温是否降至正常。

2. 组织灌注情况是否改善,如发绀消失,皮肤红润,肢端变暖,尿量增加,血压正常。

3. 症状体征是否好转,如尿量正常,静脉压恢复正常,肺部啰音消失,皮肤和黏膜无破溃。

4. 是否顺利渡过"五期",无并发症发生。

5. 患者及家属对流行性出血热的相关知识了解多少,能否积极配合治疗。

小结

　　流行性出血热是由流行性出血热病毒引起的急性传染病,鼠类为主要传染源。其基本病变为全身小血管的广泛性损伤。临床主要表现发热、出血、肾脏损害三大症状,有发热期、低血压休克期、少尿期、多尿期、恢复期五期经过。重点评估发病前有无疫区居住史和与鼠类接触史;有无急起高热伴全身中毒症状;尤其应注意体温、血压、尿量的变化及血清学、血尿素氮、血清肌酐等检查结果。主要护理诊断为体温过高、组织灌注量改变、体液过多、组织完整性受损、知识缺乏,可有大出血、心衰、肺水肿、急性呼吸窘迫综合征、脑水肿等潜在并发症。本病护理措施以早期绝对卧床休息、及时准确观察病情、早期发现和防治休克、肾衰竭、腔道和内脏出血为重点。

自测题

单选题

1. 流行性出血热的基本病变是
   A. 病毒血症
   B. 单核-巨噬细胞系统增生
   C. 全身广泛性小血管损伤
   D. 出血
   E. 休克

2. 流行性出血热的主要传染源是
   A. 患者　　　　　B. 病原携带者
   C. 猪　　　　　　D. 鼠
   E. 螨

3. 流行性出血热患者病情开始好转的标志是
   A. 体温恢复正常　B. 休克纠正
   C. 尿量<1000ml/天　D. 尿量>2000ml/天
   E. 进入恢复期

4. 流行性出血热患者肾脏损害的早期标志是尿中出现
   A. 血尿　　　　　B. 膜状物
   C. 大量蛋白　　　D. 细胞
   E. 管型

5. 流行性出血热患者低血压休克期的主要护理诊断是
   A. 体温过高　　　B. 组织灌注量不足

C. 急性肾功能不全　D. 肺水肿
E. 潜在性感染

(6~8题共用题干)

患者,男性,农民,因发热、全身酸痛4天入院。查体:结膜充血,面、颈、胸部潮红,腋下有搔抓样出血点,尿蛋白(++),大便潜血(+)。

6. 护士首先判断该患者最可能的诊断是
   A. 败血症　　　　B. 肾炎
   C. 钩端螺旋体病　D. 伤寒
   E. EHF

7. 确诊最有价值的辅助检查是
   A. 流行性出血热 IgM 抗体
   B. 血培养
   C. 血常规
   D. 流行性出血热 IgG 抗体
   E. 尿常规

8. 流行性出血热患者高热伴有四肢厥冷,降温可采用
   A. 大血管冷敷　　B. 阿司匹林
   C. 温水擦浴　　　D. 酒精擦浴
   E. 大剂量退热剂

(张花荣)

第 10 节　狂犬病患者的护理

　　狂犬病(rabies)又称恐水症,是由狂犬病毒引起的人畜共患的中枢神经系统传染病。人

多因被病犬、病猫或野生动物咬伤或抓伤而感染发病。临床特征表现为恐水、怕风、咽肌痉挛、进行性瘫痪等。病死率达 100％。2011 年 9 月 28 日是第 5 个世界狂犬病日，主题是"共同行动，使狂犬病成为历史"。狂犬病是迄今人类唯一病死率高达 100％ 的急性传染病。近年来，我国每年狂犬病病例均超过 2000 例，位居全球第二位，已成为一个较为突出的公共卫生问题，引起了社会各界的广泛关注。

案例3-10

　　患者，女，55 岁，因"恐惧、喉头紧缩感，不能饮水 2 天"收住入院。护理体检：神清，表情极度恐怖，呼吸急促，口唇发绀，体温 38.5℃，脉搏 110 次/分，不能饮水以及听说与水有关的事物。追问病史，2 月前被自家饲养的宠物犬咬伤左手小指，未做任何处理。宠物犬已经死亡。

问题： 1. 根据以上病情及流行病学资料你考虑患者感染了哪种疾病？

　　　　2. 可提出哪些护理诊断？

　　　　3. 列出主要的护理措施。

一、疾 病 概 述

（一）病原学及发病机制

1. **病原学** 狂犬病毒为单股负链 RNA 病毒，呈子弹状，大量存在于狂犬的唾液和神经组织中。狂犬病毒易被脂溶剂或表面活性剂灭活，对化学消毒剂敏感，60℃30 分钟或煮沸 2 分钟或紫外线照射均可杀灭病毒，但可耐受低温。

2. **发病机制** 狂犬病毒自皮肤破损处侵入人体内，对神经组织有强大的亲和力，其病程可分为 3 个阶段：①局部组织繁殖期：病毒自咬伤部位侵入后，先在伤口附近的肌细胞内小量繁殖，并停留 1～2 周或更久；②侵入中枢神经期：由伤口近处的末梢神经向中枢神经作向心性扩展进入脊髓，进而入脑，主要侵犯脑干、小脑等处的神经细胞，一般不进入血流；③向各器官扩散期：病毒从中枢神经向周围神经呈离心性扩散，侵入各器官组织。使迷走、舌咽及舌下脑神经受损，至吞咽肌及呼吸肌痉挛，可出现恐水、吞咽困难和呼吸困难等症状。交感神经受累时可出现唾液分泌和出汗增多。

其特征性的病变是神经细胞浆内可见嗜酸性包涵体，称为内基小体，为狂犬病毒的集落，呈圆形或椭圆形，染色后呈樱红色，具有诊断意义。

被病兽咬伤后是否发病与下列因素有关：①咬伤部位为头、面、颈、手指处，神经血管分布丰富，发病机会多；②咬伤严重，伤口深而大者发病率高；③伤口及时彻底清洗处理者可减少发病机会；④及时、全程、足量注射狂犬病疫苗者发病率低；⑤被咬者的免疫功能低下则易发病。

（二）流行病学

考点： 狂犬病流行过程的三个环节

1. **传染源** 带狂犬病毒的动物是本病的传染源，在我国 95％ 以上是由狂犬所致，其次为猫、猪、牛、马等家畜和野兽。患者的唾液可含有少量病毒，但一般认为不是主要传染源。

2. **传播途径** 主要通过被病犬咬伤、抓伤引起传播，也可由带病毒唾液经伤口、舔伤的黏膜和皮肤而侵入。少数可在病犬宰杀、剥皮、切割等过程中被感染。

3. **易感人群** 人被病犬咬伤后的发病率为 15％～30％，被病狼咬伤后为 50％～60％。若能及时处理伤口，并正确接种疫苗，本病发病率可降至 0.15％ 左右。

（三）临床表现

潜伏期长短不一，5日至19年或更长，一般为1～3个月。典型临床经过分3期。

1. 前驱期　最有意义的早期症状是在愈合的伤口周围及神经支配区发痒、疼痛、麻木及蚁走等异样感觉；随病情的发展，出现低热、倦怠、头痛、恶心、全身不适等类似感冒症状；继而渐呈兴奋状态，有恐惧不安，烦躁失眠，对声、光、风等刺激敏感而有喉部紧缩感。此期可持续2～4日。

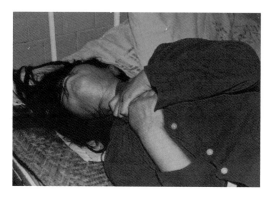

图 3-16　狂犬病咽肌痉挛

2. 兴奋期　①高度兴奋，表情极度恐怖，激动不安，限制其行动常会引起反抗。②恐水为本病的主要特征。最初为吞咽口水时诱发咽部肌肉收缩，继而逐渐加重，典型患者出现渴极了而不敢饮、闻水声、见水或仅谈论水时，即可引起咽喉肌严重痉挛（图3-16）。此外，风、光、声、触动等刺激也可激发躁动，引起咽喉肌痉挛。严重时出现全身肌肉阵发性抽搐和强直性惊厥，可因呼吸肌痉挛而致呼吸困难和发绀。③体温升高达 38～40℃。④交感神经功能亢进，表现为大量流涎、大汗淋漓、心率加快、血压升高等。⑤多数患者神志清晰，少数患者可出现幻听、幻觉等精神失常症状。本期可持续1～3日。

考点：狂犬病的临床表现

3. 麻痹期　患者肌肉痉挛停止，全身弛缓性瘫痪，由安静进入昏迷状态，呼吸浅而不规则，脉搏快而微弱，瞳孔散大，最后因呼吸和循环衰竭而死亡。本期一般 6～18 小时。

（四）治疗要点

目前尚无特效疗法，以对症、支持等综合治疗为主。

1. 隔离患者，防止唾液污染。

2. 尽量保持环境和患者安静，减少水、光、风、声等刺激。

3. 狂躁时用镇静剂；加强监护和治疗，吸氧，必要时气管切开；注意内环境稳定，维持呼吸和循环功能等。

二、护　理　评　估

（一）流行病学资料

询问有无被可疑病犬、猫等咬伤、抓伤、舔伤史，有否及时进行伤口处理和立即用狂犬病疫苗进行全程预防接种。

（二）身心状况

1. 症状评估　重点询问被咬伤处有无麻、痒、痛及蚁行样感觉；有无对水、声、光、风等刺激敏感而有喉头紧缩感或出现声嘶、说话吐字不清，甚至全身肌肉阵发性抽搐、呼吸困难、发绀等。

2. 护理体检　注意患者是否有极度恐怖表情、发作性咽肌痉挛，并因声、光、风等多种刺激而加重；有无特征性的恐水表现，虽渴而不敢饮、闻水声、见水或提及水时均可引起咽喉肌严重痉挛；有无抽搐、呼吸困难、发绀、进行性瘫痪、大量流涎、大汗淋漓等表现。测体温、呼吸、脉搏、血压,重点观察有无循环、呼吸衰竭表现。

3. 心理社会状况　患者因极度恐水、怕风、呼吸肌及咽肌痉挛等严重病症带来的极大痛苦及家属的误解而产生恐惧、绝望的心理。家属因患者病情重、预后差而产生焦虑、悲观情绪。

(三)辅助检查资料

查看实验室检查注意血白细胞是否升高,尤其注意免疫学检查是否查出病毒抗原和脑组织内基小体检查是否阳性。

三、护理诊断及医护合作性问题

1. 皮肤完整性受损　与动物咬伤或抓伤有关。
2. 有受伤的危险　与患者高度兴奋、狂躁有关。
3. 有暴力行为的危险　与患者高度兴奋、狂躁有关。
4. 恐惧　与患者预感有生命危险、恐水、怕风有关。
5. 体液不足　与患者恐水,不能饮水及进食、多汗等有关。

考点:狂犬病的常见护理诊断

四、护　理　目　标

1. 患者主诉恐惧感减轻和消失。
2. 患者无损伤及暴力行为的发生。
3. 患者液体充足,水、电解质平衡。
4. 患者及家属了解本病的基本知识,与医务人员积极配合。

五、护　理　措　施

1. 进行接触隔离。
2. 将患者安排于单人病房。挂上深色窗帘,避免水、光、风、声,尤其是与水有关的刺激。各项检查、治疗及护理应简化并集中进行,动作宜轻、快。
3. 严密观察病情,如生命体征、恐水、怕风征象,吞咽困难情况,水、电解质及酸碱平衡紊乱,呼吸与循环衰竭进展情况等。备好急救药品和器械。
4. 防止患者自伤或伤及他人,必要时给予镇静剂。
5. 保持呼吸道通畅,及时清除口腔及呼吸道分泌物,并及时给氧。必要时做好气管切开的准备。
6. 预防和健康教育

(1) 大力宣传狂犬病的预防知识:严格管理家犬、猫等,凡可疑病兽均应立即杀死,并烧毁或深埋。强调被犬咬伤后立即、彻底进行伤口处理及注射狂犬病疫苗对降低狂犬病发病率的重要作用。

(2) 伤口处理:尽快用 0.1% 苯扎溴铵或 20% 肥皂水(两者不能合用)彻底冲洗伤口至少30 分钟,并挤出污血,冲洗后以 70% 乙醇及 2% 碘酊涂擦伤口。伤口不能缝合,也不宜包扎。深部伤口用注射器插入进行冲洗。此外,可使用破伤风抗毒素及抗生素预防感染。

(3) 预防接种:①主动免疫:疑为狂犬病的动物咬伤、抓伤者,应立即用狂犬病疫苗进行全程预防接种。常用的是地鼠肾疫苗,全程 5 针,在 30 天内注射完毕,按程序分别在 0、3、7、14 和 30 日各注射 1 针(2ml)。严重咬伤者可加用疫苗,全程 10 针,即当日至第 6

考点:伤口处理和预防接种

日每日注射 1 针,后分别于 10、14、30、90 日再各注射 1 针。②被动免疫:使用抗狂犬病免疫血清,成人剂量为 20ml,以一半剂量作伤口四周及底部的浸润注射,另一半剂量肌注。或用人抗狂犬病球蛋白,1 次肌注剂量为 20U/kg。③高危人群暴露前预防接种。如接触狂犬病的工作人员、兽医、山洞探险者、动物管理人员,也应作疫苗接种,每次 2 ml,共 3 次,肌内注射。

六、护 理 评 价

1. 患者兴奋症状是否减轻,从而缓解其恐惧感。

2. 患者及家属是否懂得发作时的自我保护,实施防范措施,防止及减轻了暴力行为所致的伤害,避免了受伤的发生。

3. 患者及家属是否能够识别诱发咽喉肌痉挛、呼吸困难的因素,避免及减少外界刺激,减轻发作。

4. 患者水、电解质及酸碱平衡紊乱是否得以纠正。

5. 患者及家属是否懂得了本病的防护知识,自觉遵守消毒隔离制度。

小结

　　狂犬病是由狂犬病毒引起的急性致命性的中枢神经系统传染病,多因被病犬咬伤而感染。临床以恐水、怕风为特征性表现,凡是带有"风"和"水"的任何刺激均会引起咽肌严重痉挛甚至全身肌肉痉挛。另伤口处皮肤的麻、痒、痛及蚁行样异常感觉是最有价值的早期症状。由于病死率为 100%,一旦发作几乎无有效救治办法,因此做好预防狂犬病的健康教育十分重要,加强犬的管理,一旦发生被可疑病犬、猫等动物咬伤、抓伤、舔伤者,立即正确进行伤口处理和正确、全程预防接种。

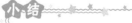

自 测 题

单选题

1. 狂犬病的常见传染源不包括
   A. 病猫　　　B. 病犬　　　C. 病狼
   D. 狂犬病患者　　E. 嗜血蝙蝠

2. 狂犬病的病死率几乎为
   A. 20%　　　B. 40%　　　C. 60%
   D. 80%　　　E. 100%

(3、4 题共用题干)

患者,男,6 岁,因"恐惧、喉头紧缩感,不能饮水 2 天"收住入院。护理体检:神清,表情极度恐怖,呼吸急促,口唇发绀,体温 39℃,脉搏 112 次/分,室内电风扇吹风及提及水声均可诱发患儿明显咽喉肌痉挛。追问病史,1 个月前曾被路边野狗咬伤,当时右侧面部皮肤有破损,未做任何处理。

3. 护士首先判断该患者最可能为

A. 传染性疾病,怀疑狂犬病

B. 呼吸道感染,怀疑肺结核

C. 气胸

D. 上呼吸道感染

E. 精神异常

4. 护士最恰当的处理是
   A. 急诊按序就诊
   B. 回家继续观察
   C. 进一步询问病史
   D. 将患儿尽早隔离在安静、避光的房间
   E. 高热者给予药物降温

(5、6 题共用题干)

患者,男,19 岁,因犬咬伤 3 个月,饮水困难、怕风 2 天入院。临床诊断为狂犬病。

5. 哪项不是典型狂犬病的临床表现
   A. 恐惧　　　B. 皮疹　　　C. 极度兴奋
   D. 咽肌痉挛　　E. 大量流涎

6. 犬咬伤后的处理以下哪项最为恰当
　　A. 肥皂水清洗伤口
　　B. 接种狂犬病疫苗 1 针
　　C. 接种狂犬病疫苗 3 针
　　D. 全程接种狂犬病疫苗
　　E. 正确处理伤口和接种疫苗

（陈燕华）

第 11 节　流行性乙型脑炎患者的护理

流行性乙型脑炎(epidemic encephalitis B)简称乙脑,是由乙脑病毒引起的以脑实质为主要病变的中枢神经系统急性传染病。临床特征为高热、惊厥、抽搐、意识障碍、呼吸衰竭、脑膜刺激征及其他神经系统症状。病死率较高,重症患者可留有后遗症。

案例3-11

患儿,男,2 岁 5 个月,因"发热 4 天,意识障碍 8 小时"门诊以"流行性乙型脑炎"于 2011 年 8 月 28 日收入感染科抢救治疗。患儿抱入病房,呼之不应,护理体检:体温 40.2℃,脉搏 160 次/分,呼吸 50 次/分,呈昏迷状,双侧瞳孔等大等圆,对光反射灵敏。未接种乙脑疫苗。

问题:1. 根据以上病情及流行病学资料你考虑患儿感染了哪种疾病?
　　　2. 可提出哪些护理诊断?
　　　3. 列出主要的护理措施。

一、疾 病 概 述

(一)病原学及发病机制

1. **病原学**　乙型脑炎病毒简称乙脑病毒,属黄病毒科黄病毒属,为 RNA 病毒,其抗原性较稳定,人与动物感染乙脑病毒后体内可产生补体结合抗体、中和抗体及血凝抑制抗体。病毒在外界抵抗力不强,不耐热,对乙醚和酸均很敏感,易被一般消毒剂杀灭,加热 100℃2 分钟或 56℃30 分钟可灭活,但能耐低温和干燥。

2. **发病机制**　乙脑病毒感染人体后,首先在单核-巨噬细胞内繁殖,继而入血,一般只形成短暂的病毒血症,多数情况下乙脑病毒不侵入中枢神经系统而呈现隐性感染或轻型感染,仅在少数情况下(机体免疫力低下,病毒量多,毒力强),病毒才通过血-脑屏障进入中枢神经系统(图 3-17),引起脑实质广泛性炎症损害,其中以大脑皮质、间脑和中脑病变最为严重。脑实质病变、颅内压升高、脑水肿等,可引起意识障碍、惊厥或抽搐、呼吸衰竭等临床表现,以及与脑实质损伤部位相应的神经系统症状和体征。

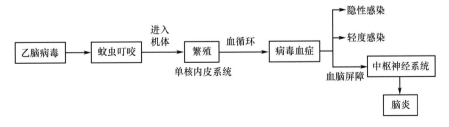

图 3-17　乙脑的发病机制

（二）流行病学

1. 传染源 乙脑是人兽共患的疾病，自然界约有 60 多种动物如猪、马、牛、羊、鸡、鸭等均可感染乙脑病毒，动物感染乙脑病毒后并不发病，但血中含有大量病毒而成为传染源。在流行区家畜、家禽感染率高，可在动物中先引起流行，因猪饲养面广、更新快、感染后病毒血症时间长病毒数量多，而成为最主要的传染源，其中幼猪的感染率可高达 100%。人感染乙脑病毒后，血中病毒数量少，病毒血症期短，故作为传染源意义不如动物。

2. 传播途径 蚊虫（以三带喙库蚊为主）是乙脑的主要传播媒介。蚊虫可携带病毒越冬并经卵传代，成为乙脑病毒长期的储存宿主，乙脑病毒在蚊体内增殖，动物被蚊叮咬后形成"蚊—动物—蚊"循环。

考点：乙脑流行过程的三个环节

3. 人群易感性 人群普遍易感，但大多数为隐形感染（乙脑患者与隐性感染者之比为 1∶3000～1∶1000），发病以 10 岁以下儿童居多，感染后可获持久免疫。近年来由于儿童广泛接种疫苗后，发病率有所下降，但成人和老年人发病比例相对增高。

4. 流行特征 本病具有严格的季节性，主要流行于夏秋季，80%～90% 的病例集中于 7、8、9 三个月，这与气温、雨量和蚊虫孳生密度高峰有关。我国多数地区都有乙脑病例报道。

（三）临床表现

潜伏期为 4～21 日，一般为 10～14 日。典型临床经过分为 3 期。

1. 初期 为发病的第 1～3 日。起病急，体温在 1～2 日内升高，可达 39～40℃，伴头痛、恶心、呕吐，部分患者可有嗜睡，少数患者出现颈项强直及抽搐。

2. 极期 为病程第 4～10 日。初期症状加重，以脑实质受损症状为主。

（1）持续高热：为乙脑必有的症状，体温可高达 40℃ 以上，体温越高，持续时间越长，则病情越重。此期一般持续 7～10 日，重者可长达 3 周。

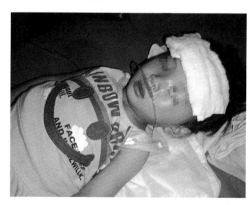

图 3-18 乙脑患者持续高热、昏迷

（2）意识障碍：为乙脑的主要症状，可表现嗜睡、昏睡、昏迷或谵妄（图 3-18）。昏迷的深浅及持续时间长短与病情轻重和预后有关。此期一般持续 1 周左右，重者可长达 4 周。

（3）惊厥或抽搐：是乙脑的严重症状之一，多见于病程第 2～5 日，轻者仅见于面部、手、足局部抽搐，重者肢体呈痉挛抽搐，甚至全身强直性抽搐，历时长短不等（数分钟至数十分钟），常伴有意识障碍。频繁抽搐可使缺氧和脑水肿加重，严重者导致发绀，甚至呼吸暂停。

（4）呼吸衰竭：见于重症和极重症患者，是乙脑最严重的表现。主要表现为呼吸节律不规则及幅度不均，如呼吸浅、双吸气、叹息样呼吸、潮式呼吸等，最后呼吸停止；可伴有剧烈头痛、呕吐等颅内压增高的表现。如发生脑疝，患者除出现上述呼吸异常外，可伴昏迷、瞳孔忽大忽小、呼吸常突然停止等表现。也可因呼吸道阻塞、并发肺炎及脊髓受损所致呼吸肌麻痹而出现周围性呼吸衰竭，出现呼吸先增快后减慢、呼吸减弱、呼吸困难、发绀等，但呼吸节律整齐。

高热、抽搐和呼吸衰竭是极期的严重症状，三者之间互相影响，可形成恶性循环，其中呼吸衰竭是乙脑最主要的死亡原因。

（5）神经系统症状和体征：①浅反射减退或消失，深反射先亢进后消失，病理反射如巴宾斯基征阳性；②脑膜刺激征，如颈项强直、凯尔尼格征阳性；③其他，如吞咽困难、失语、听觉障碍、肢体瘫痪、精神异常、大小便失禁或尿潴留（因自主神经受累引起膀胱和直肠麻痹）。

3. 恢复期　多数患者于发病 10 日后进入恢复期，体温逐渐下降，症状逐日好转，大多于 2 周内完全恢复。重症患者恢复较慢，经治疗后多于 6 个月内恢复。

4. 后遗症期　少数重症患者在发病 6 个月后仍有精神、神经症状（如迟钝、失语、痴呆、吞咽困难、肢体瘫痪等），称为后遗症。发生率为 5%～20%，积极治疗后大多有不同程度的恢复，但癫痫后遗症常可持续终身。

5. 并发症　发生率为 10% 左右。以支气管肺炎最常见，多因昏迷患者呼吸道分泌物不易咳出或应用人工呼吸器后引起。此外，也可出现肺不张、败血症、尿路感染、压疮、消化道出血等并发症。

（四）治疗要点

目前尚无有效的抗病毒药物，可试用利巴韦林、干扰素等药物，治疗以积极对症处理为主，降低乙脑病死率的关键是做好高热、惊厥和呼吸衰竭等危重症状的抢救。

1. 高热采用物理降温和药物降温，高热伴抽搐者可采用亚冬眠疗法。

2. 惊厥或抽搐时应去除病因和镇静止痉，如脑水肿以降低颅内压治疗为主；脑实质病变引起的抽搐，常首选地西泮，肌内注射或缓慢静脉注射；呼吸道痰液阻塞导致脑缺氧时应及时给予吸痰、吸氧。

3. 中枢性呼吸衰竭，主要应用脱水剂和血管扩张剂（如东莨菪碱）改善微循环、减轻和消除脑水肿，及时清除呼吸道分泌物，必要时行气管插管或气管切开术，应用呼吸兴奋剂，使用呼吸机进行人工辅助呼吸，并适当应用抗菌药物预防感染。 **考点：** 乙脑治疗的关键措施

4. 有后遗症者，酌情予以针灸、理疗、按摩、高压氧治疗、语言及功能训练等。

二、护理评估

（一）流行病学资料

询问居住地有无病猪、蚊虫密度及被蚊虫叮咬史，当地有无乙脑流行，近期是否接种过乙脑疫苗，以往曾否患过乙脑。

（二）身心状况

1. 症状评估　重点询问有无发热及持续时间，有无头痛、呕吐、抽搐、嗜睡等症状。

2. 护理体检　应注意有无发热，呼吸频率、节律、深度的变化，意识障碍程度；注意瞳孔是否等大、对光反射是否存在；有无脑膜刺激征、病理反射、吞咽困难、失语、听觉障碍、瘫痪、精神异常。

3. 心理社会状况　因发病急，进展快，症状表现突出，加之重症患者恢复较慢，预后差，少数留有后遗症，常可引起患者悲观失望，产生恐惧、焦虑不安等不良情绪。

（三）辅助检查资料

1. 血象　白细胞总数常在 $(10～20)×10^9/L$，中性粒细胞增至 80% 以上。

2. 脑脊液　压力增高，外观清亮或微混，白细胞计数多在 $(50～500)×10^6/L$，分类早期以中性粒细胞为主，以后则以单核细胞为主。蛋白轻度增高，糖正常或偏高，氯化物正常。

3. 血清学检查　①特异性 IgM 抗体检查阳性可作为早期诊断之用；②血凝抑制试验双份血清效价呈 4 倍增高有临床诊断意义。

4. 脑部 CT 检查　乙脑早期可见病变部位出现低密度、境界欠清、与血管分布无关的改变,具有诊断价值。

三、护理诊断及医护合作性问题

1. 体温过高　与病毒血症及脑部炎症有关。

2. 营养失调:低于机体需要量　与高热、呕吐、吞咽困难或昏迷不能进食有关。

3. 焦虑　与病情重、预后差有关。

4. 有受伤的危险　与脑实质炎症、脑水肿、高热及脑缺氧等导致患者出现惊厥、意识障碍有关。

5. 潜在并发症:呼吸衰竭。

四、护理目标

1. 体温得到控制或生命征维持于正常范围。

2. 营养状况改善,维持或略高于机体需要量。

3. 焦虑情绪减轻或消除。

4. 危险因素被消除,惊厥不再发生,意识恢复正常,无外伤。

5. 无潜在并发症发生。

五、护理措施

1. 生活护理　将患者安置于安静、光线柔和、有防蚊设备的病室内,控制室温至30℃以下,隔离至体温正常。嘱患者卧床休息,做好皮肤、眼、鼻、口腔的清洁护理。避免噪声、强光刺激,有计划集中安排各种检查、治疗、护理操作,减少对患者的刺激,以免诱发惊厥或抽搐。鼓励患者多进食清淡流质饮食,如牛奶、豆浆、米汤、绿豆汤、果汁、西瓜水等;有吞咽困难或昏迷不能进食者给予鼻饲,制定合理的鼻饲计划,或遵医嘱静脉补充足够的营养和水分。

2. 心理护理　关心患者,多与患者沟通,讲解乙脑的相关知识,解除患者焦虑不安、紧张、恐惧、急躁等不良情绪,尤其对有功能障碍或后遗症者,鼓励患者积极配合治疗,指导患者亲属给予心理支持和帮助,以利于康复。

3. 病情观察　密切观察呼吸频率及节律、血压、意识状态、瞳孔形状及大小变化、对光反应等。如发现患者两眼呆视、面部肌肉及口角、指(趾)小抽动、惊厥等,及时告知医生,并积极协助处理:①将患者置于仰卧位,头偏向一侧,松解衣服和领口,如有义齿应取下,及时清除口咽部分泌物,保持呼吸道通畅,如吸痰等。②用缠有纱布的压舌板或开口器置于患者上下臼齿之间,以防咬伤舌头,必要时用舌钳拉出舌头,以防舌后坠阻塞呼吸道。③注意患者安全,防止坠床等意外发生,必要时用床栏或约束带约束。④遵医嘱使用镇静药物,如地西泮、苯巴比妥,使用时必须注意观察患者的呼吸和意识状态,严格掌握药物剂量及用药间隔时间。⑤脑水肿、颅内压增高者应及时给予脱水剂。⑥如患者出现呼吸困难、发绀、叹息样呼吸等应视为呼吸衰竭,若伴有烦躁、喷射性呕吐、双侧瞳孔不等大、血压升高等多为合并脑疝,应立即将患者置于头高脚低位,头部抬高15°～30°,以利于脑水肿的消退;遵医嘱及时准确使用脱水剂等,并注意观察其疗效及副作用;给予鼻饲或静脉补充足够的营养及水分;合理的氧气吸入,备好气管插管、气管切开和人工呼吸器等抢救物品,若气管切开,要做好术后护理或人工呼吸器辅助呼吸者的监护。

4. 治疗配合　目前对乙脑治疗尚无有效的抗病毒药物,以积极对症和护理为主,尤其是对高热、惊厥和呼吸衰竭等危重症状的处理是抢救患者、降低病死率的关键。对高热患者积极采取物理降温措施,如温水擦浴,或头部予以冰帽、冰袋冷敷体表大血管处,或冷盐水灌肠,尽快将体温控制在 38℃左右;同时采用地面洒水、放置冰块、电扇吹风、空调等措施降低室温,以利皮肤辐射散热;遵医嘱使用退热药物或应用亚冬眠疗法,注意观察疗效及药物不良反应;定时监测并记录体温,直至体温恢复正常。有后遗症者酌情予以针灸、理疗、按摩、高压氧治疗及各种功能训练。

5. 预防和健康教育

(1) 宣传乙脑的预防知识:①说明防蚊、灭蚊和疫苗接种是预防乙脑的关键性措施;②对 10 岁以下的儿童和从非流行区进入流行区的易感者进行乙脑疫苗接种;③在流行季节加强对家畜的管理,尤其是幼猪,如有条件在流行季节前进行疫苗接种,有助于降低人群发病率;④在流行季节,如出现高热、头痛、意识障碍时应尽快送医院诊治。

(2) 对患者和家属的指导:①了解和掌握有关疾病知识;②乙脑患者如有后遗症、功能障碍,应向患者及亲属说明积极治疗的意义,尽可能在 6 个月内恢复,鼓励患者坚持治疗和康复训练,以防成为不可逆的后遗症;③教会家属切实可行的护理措施及康复疗法,如按摩、肢体功能训练及语言训练等,协助患者恢复健康。

考点: 乙脑的护理措施

六、护理评价

1. 患者生命体征是否稳定在正常范围。
2. 患者是否能摄取足够的热量、水分、电解质等营养素,营养状态是否改善。
3. 患者焦虑是否减轻或消失。
4. 患者是否有受伤,有无并发症发生。

小结

乙脑是由乙脑病毒引起的以脑实质炎症为主要表现的急性传染病,人畜共患。由蚊虫叮咬而传播,多流行于夏秋季 7、8、9 三个月。患者主要表现高热,惊厥、意识障碍和呼吸衰竭,呼吸衰竭是乙脑最主要的死亡原因。防蚊、灭蚊和疫苗接种是预防的关键。采取积极的护理措施,把好高热、惊厥、呼吸衰竭"三关",并做好重症患者及昏迷、呼吸衰竭的抢救用物及药品等准备。消除患者恐惧、焦虑情绪,指导合理饮食、休息,减少各种不良刺激,以利康复。如有功能障碍,鼓励坚持治疗和康复训练,以防转为不可逆的后遗症。

🔖 自测题

单选题

1. 乙脑的传染源是
   A. 蚊虫　　　B. 幼猪　　　C. 患儿
   D. 蜱　　　　E. 螨虫

2. 乙脑患者体温 40.5℃,四肢末端厥冷,在降温时宜采用
   A. 冷敷　　　B. 冰帽　　　C. 酒精擦浴
   D. 亚冬眠疗法　　E. 温水擦浴

3. 乙脑患者惊厥时用缠有纱布的压舌板或开口器置于上下齿之间是为了
   A. 保持呼吸道通畅　　B. 便于鼻饲
   C. 防止咬伤舌头　　　D. 便于吸痰
   E. 便于口腔护理

(4～8 题共用题干)

患儿,男,3 岁 10 个月,因"发热 4 天,抽搐 21 小时"以"流行性乙型脑炎"于 2011 年 7 月 28 日收

入院。抱入病房,呼之不应,护理查体:体温40.1℃,脉搏160次/分,呼吸50次/分,抽搐频繁,持续1~2分钟。患儿来自乡村,该地多蚊虫,未接种乙脑疫苗。

4. 目前重点观察项目是
   A. 大便次数　　B. 小便量　　C. 会阴皮肤
   D. 神志及瞳孔　E. 肢体温度

5. 检查发现痰鸣音多,口唇发绀,应该立即给予下列哪项措施
   A. 加大氧流量　B. 吸痰　　　C. 翻身拍背
   D. 雾化吸入　　E. 止咳

6. 医生可能使用下列何种药物来阻止惊厥、抽搐发生
   A. 地西泮　　　B. 巴比妥钠　C. 氯丙嗪
   D. 异丙嗪　　　E. 甘露醇

7. 5天以后,体温37.1℃,脉搏101次/分,呼吸24次/分,SpO₂98%,抽搐停止,神智清楚,不能言语,其父母亲不能接受其失语的现实,应该如何跟家属沟通
   A. 乙脑就是有后遗症,没办法
   B. 安慰他们,说不用着急
   C. 康复治疗会有所帮助
   D. 能够存活就不错了
   E. 尽量少做解释,避免刺激家属

8. 患儿家里还有2岁的弟弟,对其父母应该重点做哪项健康教育
   A. 不养猪　　　　B. 用电子灭蚊器
   C. 挂蚊帐　　　　D. 接种乙脑疫苗
   E. 赶紧搬家

(陈燕华)

第12节　登革热患者的护理

登革热(dengue fever)是由伊蚊传播登革病毒所致的急性传染病。其临床表现为突起发热、头痛、全身肌肉、骨骼和关节痛,疲乏、皮疹、淋巴结肿大及白细胞减少等。多见于夏秋雨季。

案例3-12

患者,男,19岁,2005年3月1~5日随旅行团去泰国观光,回家后因畏寒和高热、头痛、眼球后痛、背痛、骨和关节痛、肌肉痛3日,同时伴有极度乏力,恶心、呕吐,于2005年3月10日入院。体检:体温40℃,脉搏120次/分,呼吸30次/分,血压90/60mmHg,颜面潮红,皮下出血,多为斑丘疹或麻疹样皮疹,结膜充血及浅表淋巴结肿大,心、肺无异常发现,腹部平软。实验室检查:血白细胞减少。血清补体结合试验滴度>1:32,红细胞凝集抑制试验滴度>1:1280。

问题: 1. 根据以上病情你考虑患者感染了哪种疾病?

2. 可提出哪些护理诊断?

3. 列出主要的护理措施。

一、疾病概述

(一)病原学及发病机制

1. **病原学**　登革病毒属虫媒病毒B组中的黄病毒属,为RNA病毒,可分四个血清型。登革病毒不耐热,50℃30分钟或100℃2分钟即可灭活,但耐低温与干燥,将患者血液贮存于冰箱内,可保持传染性数周。用乙醚、紫外线或0.65%甲醛可使之灭活。

2. **发病机制**　登革病毒随伊蚊叮咬侵入人体,在单核-吞噬细胞系统复制,然后进入血流引起第一次病毒血症,而后病毒再次在组织中的巨噬细胞、外周血液的大单核细胞内复制,再进入血流引起第二次病毒血症。体液中的抗登革病毒抗体(又称促进性抗体)可促进病毒在上述细胞内复制,并与登革病毒形成免疫复合物,进而激活补体系统,产生过敏毒素C3a、

C5a,作用于肥大细胞和嗜碱粒细胞,释放血管活性物质,导致血管通透性增加。因骨髓中白细胞、血小板系统被抑制,使白细胞、血小板生成减少,从而产生出血倾向。

（二）流行病学

1. 传染源　患者和隐性感染者均为传染源。轻型和隐性感染者的人数远较典型患者为多,因此是主要的传染源。患者在潜伏末期和起病 6 日内均有传染性。

2. 传播途径　通过蚊虫叮咬传播。我国海南省以埃及伊蚊为主(图 3-19),广东、广西地区则以白纹伊蚊为主(图 3-20)。伊蚊也可能是登革病毒的储存宿主。

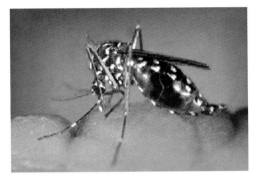

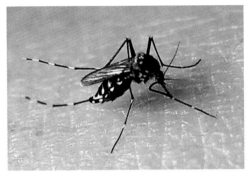

图 3-19　登革病毒传播媒介-埃及伊蚊　　　图 3-20　登革病毒传播媒介-白纹伊蚊

3. 人群易感性　在新流行区居民普遍易感,但临床症状较明显者以青壮年(20~49 岁)居多。而在地方性流行区因 20 岁以上当地居民几乎都有免疫力,发病者以儿童为多。感染后对同型病毒有较巩固的免疫力,可维持多年;对异型病毒也有 1 年以上的交叉免疫。

考点: 登革热流行过程的三个环节

4. 流行特征　主要流行于东南亚、太平洋岛屿和加勒比海等地,我国海南、广东、广西也发现本病。全年均可发病,雨季为发病高峰。通常先发生于城镇,而后向农村蔓延。新疫区暴发流行时来势凶猛,涉及面广,地方性流行区则有隔年发病率升高的趋势。

（三）临床表现

潜伏期 2~15 日,通常为 5~8 日。

1. 典型登革热

(1) 发热与毒血症状:成人起病急骤,24 小时内体温可高达 40℃,持续 5~7 日后骤退至正常。部分患者发热 3~5 日后降至正常,1日后又再上升,称为双峰热或马鞍热型。发热同时伴有头痛、眼球后痛、背痛;骨、关节、肌肉痛;极度乏力、恶心、呕吐,偶有腹痛、腹泻或便秘等。早期见颜面潮红,结膜充血及浅表淋巴结肿大。脉搏早期加速,后期可呈相对缓脉。

(2) 皮疹:于病程第 3~6 日出现,多为斑丘疹或麻疹样皮疹(图 3-21),也有猩红热样疹或瘀点,可同时有两种以上皮疹,分布全身,多有痒感,很少脱屑,持续第 3~4 日后消退。

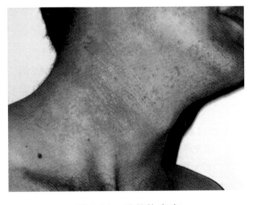

图 3-21　登革热皮疹

考点:典型登革热的临床表现

（3）出血:可有不同程度出血,多发生在病程的第 5～8 日。

（4）其他:约 25% 患者有肝大。

2. 轻型登革热　发热低,全身疼痛较轻,皮疹稀少或无疹,无出血,但浅表淋巴结常肿大,1～4 日痊愈。流行期间此型甚多,常被忽视。

3. 重型登革热　发病 3～5 日后突然加重,表现为脑膜脑炎、消化道大出血和出血性休克。病情凶险,进展迅速,因中枢性呼吸衰竭或出血性休克在 1～2 日内死亡。本型罕见。

（四）治疗要点

1. 一般治疗　急性期应卧床休息,给予流质或半流质饮食,做好口腔和皮肤的清洁护理,保持大便通畅。

2. 对症治疗

（1）高热:物理降温,慎用解热止痛药。毒血症状严重者短期内可使用小剂量肾上腺皮质激素。

（2）重型登革热有脑膜脑炎症状时,应及时使用脱水剂,如 20% 甘露醇快速静脉滴注或静脉推注;地塞米松静脉滴注等。甘露醇可与呋塞米等强效利尿药交替使用。

（3）补液:对大量出汗、呕吐、腹泻而导致脱水的患者应及时补液。在静脉补液过程中应密切观察病情,以防脑水肿的发生。

考点:登革热的治疗原则

（4）休克:要快速补液扩充血容量,可适当应用低分子右旋糖酐或血浆。休克的治疗原则同其他感染性休克。

（5）出血:有出血倾向者可先用卡巴克洛(安络血)或酚磺乙胺(止血敏)、维生素 C、维生素 K 等,大出血时可输新鲜全血或血小板。有 DIC 者使用肝素。

二、护理评估

（一）流行病学资料

询问有无去过登革热流行区,既往是否患过此病,居住地蚊虫密度、有无蚊虫叮咬史。同时注意患者的发病季节和发病年龄。

（二）身心状况

1. 症状评估　注意询问早期是否有发热,重点评估随后有无畏寒、高热、鞍状热型、剧烈头痛、肌痛、关节痛、极度疲乏等。如考虑为登革出血热时,还要注意患者过去有无登革热病史,此次发病有无出血、休克、血液浓缩等现象。

2. 护理体检　注意有无面红、结膜充血、皮疹、淋巴结肿大、肝肿大、相对缓脉、鼻出血及各种出血与休克体征。

3. 心理社会状况　本病起病急,病情重,短期内变化迅速,常使患者或家属感到恐惧、焦虑。评估时注意了解患者及家属对疾病的发生、发展、流行及预防等方面的认识情况。

（三）辅助检查资料

1. 血象　白细胞总数减少,中性粒细胞减少,有异常淋巴细胞。

2. 尿常规　可有少量蛋白、红细胞。

3. 血清学检查　恢复期单份标本补体结合抗体效价达到 1∶32 以上有诊断意义;双份血清效价递升 4 倍以上可确诊。

4. PCR 法 检测急性期血清中的病毒 RNA,用于早期诊断和血清型鉴定。

5. 病毒分离 取早期患者血液,接种于白纹伊蚊细胞株(C6/36)、分离病毒后须经型特异性中和试验或血凝抑制试验加以鉴定。

6. 其他 在登革出血热病例中尚有血液浓缩,出、凝血时间延长,血清谷草转氨酶升高,凝血酶原时间延长,电解质紊乱,血白蛋白降低,代谢性酸中毒等。各种凝血因子轻度降低,纤维蛋白原减少,纤维蛋白原降解物轻至中度增加。多数以上的休克病例有 DIC 表现。

三、护理诊断及医护合作性问题

1. 体温过高 与登革病毒感染导致毒血症有关。
2. 有皮肤完整性受损的危险 与皮肤黏膜皮疹、瘀点有关。
3. 组织灌注量改变 与病变导致血管壁损伤和通透性增加有关。
4. 焦虑 与病情严重,短期内变化迅速有关。
5. 疼痛 与血管壁损伤和通透性增加有关。
6. 潜在并发症:急性血管内溶血。
7. 知识缺乏 缺乏登革热疾病相关的知识。

考点:登革热的常见护理诊断

四、护 理 目 标

1. 2天内体温降至正常。
2. 皮肤无破溃。
3. 血压保持稳定,组织灌注量正常。
4. 意识清楚,疼痛、出血、呕吐减轻或消失,无潜在并发症发生。
5. 患者知道登革热的相关知识,心理健康,焦虑减轻。

五、护 理 措 施

1. 消毒与隔离 在有防蚊设备的病室中隔离至体温正常后3日。病室安静清洁,空气新鲜流通,定期紫外线消毒。

2. 休息与体位 嘱患者卧床休息,保证足够睡眠,并注意保暖。

3. 饮食与营养 给营养丰富、清淡可口、易消化的流质或半流质饮食,少量多餐,避免刺激性食物。呕吐频繁不能进食者则静脉补充营养,昏迷者给予鼻饲饮食。

4. 对症护理

(1) 高热的护理:高热时以物理降温为主,如给予冷敷头部及大动脉,32～36℃温水擦浴;体温过高,慎用止痛退热剂;若高热不退、毒血症状明显者,遵医嘱可用小剂量肾上腺皮质激素。

(2) 皮肤护理:观察和评估皮疹、瘀点的部位、大小及消长情况。加强皮肤护理,做到:①保持床铺清洁平整,皮肤清洁干燥,及时更换被污染的被服,大小便随时清理。②保护皮疹瘀点,必要时可垫以气垫或空心圈。皮疹、瘀点在吸收过程中常有痒感,应给患者剪短指甲,避免抓破皮肤。③如瘀点破溃,先以生理盐水洗净局部,继之用红外线灯以适当距离进行烘烤,局部可涂抗生素软膏,完毕后局部敷消毒纱布。患者所用尿布及内衣裤换后宜煮沸消毒后再使用。

5. 密切观察病情变化 注意血压、脉搏、皮肤温度,如发现面色苍白、四肢厥冷、发绀、皮肤呈花斑状、血压下降,或瘀点、瘀斑迅速融合成片,应立即报告医生并按休克患者进行护理。

6. 用药护理 遵医嘱使用有效药物,注意观察药物疗效及副作用。如出血情况严重,血小板减少,疑有 DIC 者,应备好肝素和鱼精蛋白,及时按医嘱进行抗凝治疗。静脉滴注肝素时应注意滴速缓慢,并且不能和其他药物混合。

7. 心理护理 向患者及家属解释疾病症状及治疗方法,给予心理支持,消除患者紧张、焦虑等不良反应,保持良好的心理状态。

8. 预防和健康教育

（1）开展有关预防登革热的宣传教育:流行季节防止被媒介蚊虫叮咬,或用蚊帐等防蚊设备。搞好环境卫生,消灭蚊虫滋生地。

考点:登革热的护理措施

（2）对患者和家属的指导:①给患者介绍有关登革热发生及病情变化、临床表现的相关知识,增强患者与疾病斗争的信心;②指导患者合理安排工作、学习和休息,保证充足睡眠,生活规律,注意劳逸结合,避免精神过度紧张和过度劳累,保持身心愉快;③指导患者及家属进行病情观察,以及早发现和防治急性血管内溶血,精神异常,心、肝、肾损害,急性脊髓炎等并发症。

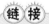

预防登革热健康提醒

①到登革热流行区旅游或生活,应穿着长袖衣服及长裤,并在外露的皮肤及衣服上涂蚊虫驱避药物;②如果房间没有空调设备,应装置蚊帐或防蚊网;③使用家用杀虫剂杀灭成蚊,并遵照包装指示使用适当的分量;④避免在"花斑蚊"出没频繁时段在树荫、草丛、凉亭等户外阴暗处逗留;⑤防止积水,清除伊蚊滋生地;⑥尽量避免用清水养植物;⑦对于花瓶等容器,每星期至少清洗、换水一次,勿让花盆底盘留有积水。把所有用过的罐子及瓶子放进有盖的垃圾桶内。

六、护 理 评 价

1. 患者体温降至正常。

2. 皮肤无破溃,无感染情况。

3. 组织灌注量恢复正常。

4. 患者已了解本病的相关知识,心理健康。

5. 患者无并发症发生。

小结

登革热是由伊蚊传播,登革病毒所致的急性传染病。患者和隐性感染者是主要传染源。临床表现为突起发热、头痛、全身肌肉、骨骼和关节痛,疲乏、皮疹、淋巴结肿大及白细胞减少等。主要采取支持及对症治疗。护理问题主要是体温过高、皮肤黏膜完整性受损、组织灌注量改变、焦虑、疼痛（头痛、眼球后痛、背痛、骨和关节痛、肌肉痛）、潜在并发症急性血管内溶血等。护理措施应以降低体温,加强皮肤护理,密切观察病情变化,及时发现是否有潜在并发症,正确指导预防及进行有效的健康教育为重点。

📎 自测题

单选题

1. 登革热的传播媒介是
    A. 中华按蚊
    B. 埃及伊蚊
    C. 三带喙库蚊
    D. 白蛉
    E. 白蚁

2. 患者,男,19 岁,2005 年 3 月初随旅行团去泰国观光。回家后因畏寒和高热、头痛、眼球后痛、背痛、骨和关节痛、肌肉痛 3 日,同时伴有极度乏力、恶心、呕吐,于 2005 年 3 月 10 日入院。对此患者的护理措施不正确的是
    A. 保持皮肤清洁干燥
    B. 高热时以药物降温为主
    C. 在有防蚊设备的病室中隔离直至体温正常后 3 日
    D. 注意观察药物疗效及副作用
    E. 保证充足睡眠,注意劳逸结合

(3～5 题共用题干)

患者,男,20 岁,因畏寒和高热、头痛、眼球后痛、背痛、骨和关节痛、肌肉痛 3 日,同时伴有极度乏力、恶心、呕吐入院。初步体格检查:体温 40℃,脉搏 120 次/分,呼吸 30 次/分,血压 90/60mmHg,颜面潮红,皮下出血,多为斑丘疹或麻疹样皮疹,结膜充血及浅表淋巴结肿大,心、肺无异常发现,腹部平软。

3. 护士首先判断该患者最可能为
    A. 传染性疾病,怀疑登革热
    B. 消化道感染,怀疑急性肠炎
    C. 过敏性紫癜
    D. 外伤,怀疑骨折
    E. 上呼吸道感染

4. 护士最恰当的处理是

A. 急诊按序就诊
B. 回家继续观察
C. 进一步询问病史
D. 确诊后将患者尽早隔离
E. 高热者给予药物降温

5. 患者体温过高的原因最可能是
    A. 与登革热病毒感染导致毒血症有关
    B. 体温调节中枢功能失常
    C. 自主神经功能紊乱
    D. 感冒病毒引起
    E. 广泛性皮炎导致散热减少

(6～8 题共用题干)

患者,男,19 岁,因畏寒和高热、头痛、眼球后痛、背痛、骨和关节痛、肌肉痛 3 日,同时伴有极度乏力、恶心、呕吐入院。现已确诊为登革热。

6. 哪项不是典型登革热的临床表现
    A. 发热伴毒血症状
    B. 皮疹
    C. 浅表淋巴结肿大
    D. 不同程度出血
    E. 周围血象白细胞数增多

7. 确诊最有价值的辅助检查是
    A. 血凝抑制试验
    B. 补体结合试验
    C. 病毒分离
    D. 凝血酶原时间延长
    E. 血清谷草转氨酶升高

8. 下列哪项不是登革热的治疗措施
    A. 急性期应卧床休息
    B. 给予流质或半流质饮食
    C. 高热以药物降温为主
    D. 补液以维持水、电解质酸碱平衡
    E. 有出血倾向可使用止血药物

(石海兰)

第 13 节　手足口病患者的护理

手足口病 (hand-foot-mouth disease,HFMD)是由多种肠道病毒引起的急性传染病。多发生于学龄前儿童。主要症状表现为手、足、口腔等部位的斑丘疹、疱疹。个别重症患儿病情进展快,易发生死亡。

手足口病是世界范围广泛流行的传染病,1957 年新西兰首次报导,1959 年提出手足口病命名。近年来,我国部分地区先后发生由肠道病毒 71 型感染引发的手足口病疫情,引起社会

的广泛关注。我国自 2008 年 5 月 2 日起将手足口病纳入丙类传染病管理。

案例3-13

患儿 3 岁，女性，入托儿。5 月 20 日患儿出现低热 37.8℃，双手掌、足底发现红色米粒大斑丘疹数个，个别丘疹顶端有水疱；口腔内痛，流涎较多，拒进饮食，强迫喂食时哭闹，不愿张口。所在幼儿园内近一周接连有手足口病发生。病前曾与患病儿童一起嬉耍、同桌吃饭、同床午睡，密切接触。查体：体温 38.0℃，口腔充血，双颊黏膜可见数个疱疹，舌边舌尖可见绿豆大小溃疡 3 个，右足跟边及左拇指掌侧见 5 颗绿豆大水疱，疱液浑浊；在臀部及肛周皮肤亦有 5 个充血性丘疱疹。余无异常。诊断：手足口病。

问题：1. 该患者可能的感染途径是什么？

2. 请提出主要护理诊断。

3. 如何制订护理措施并指导家长实施？

一、疾 病 概 述

（一）病原学

引起手足口病的肠道病毒包括柯萨奇病毒 A 组 16、4、5、7、9、10 型，B 组 2、5、13 型；埃可病毒和肠道病毒 71 型。其中以柯萨奇病毒 A16 型（Cox A16）和肠道病毒 71 型（EV 71）最为常见。肠道病毒传染性强，易引起暴发或流行。

肠道病毒适合在湿、热的环境下生存与传播，对紫外线及干燥敏感，各种氧化剂（高锰酸钾、漂白粉等）、甲醛、碘酊都能灭活病毒，病毒在 50℃ 可被迅速灭活。

（二）流行病学

1. **传染源** 人是肠道病毒唯一宿主，患者和隐性感染者均为本病的传染源。通常以发病后一周内传染性最强。

2. **传播途径** 主要通过消化道、呼吸道和密切接触等途径传播。患者粪便、疱疹液和呼吸道分泌物以及污染的手、毛巾、手绢、牙杯、玩具、食具、奶具、床上用品、内衣以及医疗器具等均可造成本病传播。

3. **人群易感性** 人对肠道病毒普遍易感，感染后可获得特异性免疫力，持续时间尚不明确。病毒的各型间无交叉免疫。多发生于学龄前儿童，尤以 3 岁以下年龄组发病率最高。

4. **流行特征** 本病分布极广泛，发病以夏秋季多见，常呈暴发流行后散在发生，流行期间，可发生幼儿园和托儿所集体感染和家庭聚集发病现象。肠道病毒传染性强、隐性感染比例大、传播途径复杂、传播速度快，在短时间内可造成较大范围的流行。

（三）临床表现

潜伏期：多为 2～10 天，平均 3～5 天。

1. **普通病例表现** 急性起病，发热，典型病例口腔黏膜出现散在疱疹，手、足和臀部出现斑丘疹、疱疹，疱疹周围可有红晕，疱内液体较少（图 3-22）。可伴有咳嗽、流涕、食欲不振等症状。多在一周内痊愈，预后良好。

2. **重症病例表现** 少数病例（尤其是小于 3 岁者）

考点：手足口病的流行病学特点

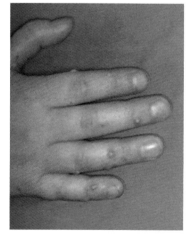

图 3-22 手足口病手部疱疹

病情进展迅速,在发病 1~5 天左右出现脑膜炎、脑炎、脑脊髓炎、肺水肿、循环障碍等,极少数病例病情危重,可致死亡,存活病例可留有后遗症。

(1)神经系统表现:精神差、嗜睡、易惊、头痛、呕吐、谵妄甚至昏迷;肢体抖动、肌阵挛、眼球震颤、共济失调、眼球运动障碍;无力或急性弛缓性麻痹;惊厥。查体可见脑膜刺激征,腱反射减弱或消失,巴宾斯基征等病理征阳性。

(2)呼吸系统表现:呼吸浅促、呼吸困难或节律改变,口唇发绀,咳嗽,咳白色、粉红色或血性泡沫样痰液;肺部可闻及湿啰音或痰鸣音。

(3)循环系统表现:面色苍灰、皮肤花纹、四肢发凉,指(趾)发绀;出冷汗;毛细血管再充**考点:**手足盈时间延长。心率增快或减慢,脉搏浅速或减弱甚至消失;血压升高或下降。口病的典型临床表现

(四)治疗要点

1. 普通病例的治疗　①一般治疗:注意隔离,避免交叉感染。适当休息,清淡饮食,做好口腔和皮肤护理。②对症治疗:发热等症状采用中西医结合治疗。

2. 重症病例的治疗

(1)神经系统受累:①控制颅内高压:限制入量,甘露醇降颅压,必要时加用呋塞米。②酌情应用糖皮质激素治疗,病情稳定后,尽早减量或停用。③酌情应用免疫球蛋白。④其他对症治疗:降温、镇静、止惊。⑤严密观察病情变化,密切监护。

(2)呼吸、循环衰竭:①保持呼吸道通畅,吸氧。②确保两条静脉通道通畅,监测呼吸、心率、血压和血氧饱和度。③呼吸功能障碍时,及时气管插管使用正压机械通气。适当给予镇静、镇痛。④在维持血压稳定的情况下,限制液体入量(有条件者根据中心静脉压、心功能、有创动脉压监测调整液量)。⑤头肩抬高 15°~30°,保持中立位;留置胃管、导尿管。⑥根据血压、循环的变化可选用米力农、多巴胺、多巴酚丁胺等药物;酌情应用利尿药物治疗。⑦保护重要脏器功能,维持内环境的稳定。⑧监测血糖变化,严重高血糖时可应用胰岛素。⑨抑制胃酸分泌:可应用胃黏膜保护剂及抑酸剂等。⑩继发感染时给予抗生素治疗。

(3)恢复期治疗:①促进各脏器功能恢复;②功能康复治疗;③中西医结合治疗。

二、护理评估

(一)流行病学资料

询问近期小儿所在托儿所、幼儿园有无手足口病流行,家人、邻居等密切接触者中有无手足口病患者。

(二)身心状况

1. 症状评估　了解有无发热,手、足、臀部有无皮疹,口腔黏膜有无出现疱疹,是否因溃疡疼痛影响患者进食;有无咳嗽、流涕、食欲不振、恶心、呕吐、头痛等症状;有无气促、发绀、烦躁、肌阵挛等并发症表现。

2. 护理体检　测量体温;注意是否手、足、臀部出现斑丘疹和疱疹;是否口腔黏膜出现散在的疱疹;有无呼吸急促、口唇发绀,以及肺部有无啰音、心率、心音情况;有无肌阵挛、意识障碍,以及神经反射是否正常等。

3. 心理社会状况　由于发热、出疹、全身不适等使小儿哭闹、拒食,家属焦虑不安。一旦出现并发症时,家属更感紧张、恐惧。评估时注意了解家属对疾病的发生、发展、预后以及预防等方面的认识情况。

（三）辅助检查资料

1. 血常规　白细胞计数正常或降低,病情危重者白细胞计数可明显升高。

2. 病原学检查　CoxA16、EV71等肠道病毒特异性核酸阳性或分离到肠道病毒。咽、气道分泌物、疱疹液、粪便阳性率较高。

3. 血清学检查　急性期与恢复期血清CoxA16、EV71等肠道病毒中和抗体有4倍以上的升高。

4. 其他检查　①血生化检查:部分病例可有轻度谷丙转氨酶(ALT)、谷草转氨酶(AST)、肌酸激酶同工酶(CK-MB)升高,病情危重者可有肌钙蛋白(cTnI)、血糖升高。C反应蛋白(CRP)一般不升高。乳酸水平升高。②血气分析:呼吸系统受累时可有动脉血氧分压降低、血氧饱和度下降、二氧化碳分压升高、酸中毒。③脑脊液检查:神经系统受累时可表现外观清亮,压力增高,白细胞计数增多,多以单核细胞为主,蛋白正常或轻度增多,糖和氯化物正常。④必要时可行胸X线检查、磁共振、脑电图、心电图等检查。

三、护理诊断及医护合作性问题

1. 体温过高　与肠道病毒感染有关。
2. 皮肤、黏膜完整性受损　与皮疹、黏膜疹有关。
3. 营养失调:低于机体需要量　与高热、出疹、不思饮食有关。
4. 潜在并发症:心肌炎、脑炎、脑膜炎等。

四、护理目标

1. 体温降至正常,一般情况良好。
2. 皮肤无继发感染发生,皮疹、黏膜疹消退。
3. 营养状况改善,体重不下降。
4. 无并发症发生。

五、护理措施

1. 消毒隔离　将患儿及时隔离,限制外出,直到发热、皮疹消退。患儿居室内应定期开窗通风,保持空气新鲜流通,温度适宜,有条件的家庭每日可用紫外线或醋熏蒸进行空气消毒。患儿用过的物品如餐具、玩具等应彻底消毒,一般可用含氯的消毒液浸泡,不宜浸泡的物品可置于日光下暴晒。呕吐物及粪便用含氯消毒液处理。

2. 饮食护理　给予高蛋白、高维生素,营养丰富易消化的流质或半流质饮食,如牛奶、鸡蛋汤、菜粥等,少食多餐,食物宜温凉、无刺激性。多饮温开水。对于因口腔溃疡疼痛而拒食、拒水而造成脱水、酸中毒者,要给予补液,及时纠正水和电解质紊乱。

3. 皮肤护理　保证患儿衣服、被褥清洁,衣着应舒适、柔软,床铺平整干燥。剪短指甲,必要时包裹患儿双手;臀部有皮疹时应随时清理患儿的大小便,保持臀部清洁干燥;应尽量穿软底鞋,少活动;物理降温时动作要轻柔,以减轻皮疹破损。皮疹已破溃者,局部皮肤可涂抹抗生素药膏,以防继发感染。

4. 口腔护理　患儿易出现因口腔溃疡疼痛而拒食、流涎、哭闹不眠等,注意保持口腔清洁,加强口腔护理,每次进食前后,嘱给患儿用温水或生理盐水漱口,不会漱口的患儿可用棉棒蘸生理盐水轻轻地清洁口腔;已有溃疡者,可将维生素B_2粉剂直接涂于口腔糜烂部位,或涂金霉素、鱼肝油、锡类散等,以消炎止痛和促进溃疡面愈合。口腔涂药后,嘱患者闭口十分钟,不可马上漱口及饮水、进食,以保证疗效。

　　5. 密切观察病情变化　定时测量生命体征,注意观察患儿有无高热、烦躁、呼吸急促、胸闷、头痛、昏睡、恶心、呕吐、脑膜刺激征等,若发现异常,及时报告医生,做好抢救准备。

　　6. 心理护理　要用温和的态度,爱护体贴患儿,消除患儿的陌生感和恐惧感,保持情绪稳定,避免哭闹,争取配合治疗。

　　7. 预防和健康教育　手足口病传播途径多,婴幼儿和儿童普遍易感。搞好儿童个人、家庭和托幼机构的卫生是预防本病感染的关键。宣传防病知识,指导家长做好婴幼儿卫生保健,做到饭前、便后洗手;对玩具、餐具要定期消毒;家庭室内保持通风换气。注意婴幼儿的营养、休息,避免日光暴晒,防止过度疲劳。流行期间家长尽量少让孩子到人群拥挤的公共场所,减少被感染机会。一旦确诊为手足口病,应嘱咐患者勿到公共场所,对未住院治疗的患者应教会做好口腔护理、皮肤护理和饮食调整,对家中易患人群可给予板蓝根冲剂、抗病毒冲剂等预防感染。

考点: 手足口病的护理措施

六、护 理 评 价

　　1. 患者体温是否恢复正常。
　　2. 皮肤、黏膜是否完好、未发生继发感染。
　　3. 患者是否营养摄入充足,体重恢复,精神状态良好。
　　4. 患者是否有并发症发生。

小结

　　手足口病是由多种肠道病毒引起的急性传染病,多发生于学龄前儿童,尤以 3 岁以下年龄组发病率最高。患者和隐性感染者均为传染源,主要通过消化道、呼吸道和密切接触等途径传播,好发于夏秋季节。主要表现为手、足、口腔等部位的斑丘疹、疱疹。护理时应采取消毒隔离措施,并进行预防和健康教育,避免感染扩散;给患儿进高蛋白、高维生素,营养丰富易消化的流质或半流质饮食,食物宜温凉、无刺激性;加强皮肤、口腔护理,以减轻不适、防止继发感染;做好心理护理,争取配合治疗;密切观察病情变化,发现异常及时就医,及时防治并发症。

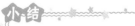

单选题

1. 手足口病的主要传播途径
　　A. 皮肤黏膜接触
　　B. 消化道和皮肤黏膜接触
　　C. 消化道和呼吸道
　　D. 呼吸道和皮肤黏膜接触
　　E. 消化道、呼吸道和皮肤黏膜接触

2. 手足口病发病率最高的年龄组
　　A. 1~2 岁　　　B. 3 岁以下　　C. 4~5 岁

　　D. 5 岁以下　　　E. 学龄前儿童

3. 关于手足口病的临床表现,错误的是
　　A. 急性起病,常有发热
　　B. 手、足、臀部斑丘疹、疱疹
　　C. 口腔黏膜出现散在疱疹
　　D. 可伴有咳嗽、流涕、食欲不振等症状
　　E. 常出现脑膜炎、脑炎、肺水肿、循环障碍等危重病情,可致死亡

（曾志励）

第4章

细菌感染性疾病的护理

第1节　鼠疫患者的护理

鼠疫是鼠疫杆菌引起的啮齿动物自然疫源性疾病,可经染菌的鼠蚤传染给人,引起人间鼠疫。临床上以高热、寒战、出血倾向和休克等为特征,分腺鼠疫、肺鼠疫和败血症型鼠疫,病死率很高。

> **案例4-1**
>
> 小李,男,32岁,牧民,青海省人,7月29日突然高热,咳嗽,胸痛,咳痰带血,于7月30日到镇卫生院就医。体检:体温39℃,肺部闻及散在湿啰音,有胸膜摩擦音。X线检查呈支气管肺炎改变。病情迅速恶化,于7月31日死亡。
>
> **问题:** 1. 根据以上病情你考虑患者感染了哪种疾病?
>
> 2. 可提出哪些护理诊断?
>
> 3. 列出主要的护理措施。

一、疾病概述

（一）病原学及发病机制

1. **病原学**　鼠疫杆菌为椭圆形小杆菌,革兰染色阴性。菌体含有内毒素,并能产生外毒素(鼠毒素)和其他毒力因子。鼠疫杆菌对外界的抵抗力较弱,日光照射4~5小时或100℃1分钟即死亡,常用化学消毒剂能将其杀灭,但在低温、潮湿及有机物内生存较久,在脓和痰中可存活10~20日,在蚤粪内可存活1个月,在尸体中可存活数周至数月。

2. **发病机制**　鼠疫杆菌经皮肤或黏膜侵入人体,局部皮肤大多无炎性反应,偶可形成脓疱。细菌由淋巴管侵入局部淋巴结,引起剧烈的出血性坏死性淋巴结炎,内含大量鼠疫杆菌,毗邻的淋巴结常互相融合,淋巴结周围组织显著水肿并出血。毒素吸收入血产生全身毒血症状,细菌侵入血循环发生败血症。鼠疫杆菌由呼吸道黏膜侵入引起出血性支气管肺炎,支气管与肺泡内充满稀薄的血性渗出物,内含大量鼠疫杆菌,肺门淋巴结也呈出血性坏死性炎症,常伴急性纤维出血性胸膜炎;肺鼠疫容易发生败血症。鼠疫败血症的基本病变为全身组织器官均有不同程度的出血性坏死性炎性改变,皮肤黏膜有瘀点或瘀斑,常发生DIC。

（二）流行病学

1. **传染源**　主要是野鼠和其他野生啮齿动物,如鼠属、旱獭属(图4-1,图4-2)、砂土鼠属和回鼠属。受染家鼠是人间鼠疫的重要传染源。肺鼠疫患者是肺鼠疫的传染源。

2. 传播途径　本病的传播媒介是蚤类(图 4-3),通过"啮齿动物→蚤→人"方式传播。蚤粪也带有鼠疫杆菌,可经皮肤伤口或瘙痒而将病菌带入皮内。肺鼠疫患者的呼吸道带有病菌,可借飞沫或痰液传播。少数可因直接接触患者的痰、脓液或病鼠的皮、肉、血等经皮肤伤口侵入。

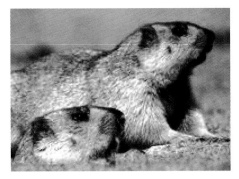

图 4-1　鼠疫传染源——旱獭

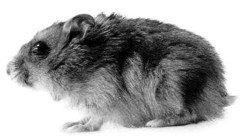

图 4-2　鼠疫传染源——鼠

3. 人群易感性　普遍易感,病后可获得持久免疫力。

4. 流行特征　本病为自然疫源性疾病,在自然疫源地的野鼠中长期持续存在,它可引起家鼠鼠疫,随后发生人间鼠疫。鼠疫流行常有一定的季节性,人间腺鼠疫多发生在夏秋季,这与鼠类的繁殖活动和鼠蚤的繁殖季节相当。鼠疫的初发病例常为狩猎者和接触被污染的兽类皮毛者。

考点: 鼠疫流行过程的三个环节

（三）临床表现

潜伏期一般为 2～5 日,原发性肺鼠疫仅 1～3 日。

1. 腺鼠疫　最多见,主要表现为严重的急性局部淋巴结炎(图 4-4)。局部淋巴结急起肿痛、变硬,1～2 日后迅速加剧,与周围组织粘连呈凸起肿块,直径 2～7cm。淋巴结肿痛一般为单侧,以腹股沟淋巴结最多见,其次为腋下和颈部淋巴结。局部皮肤红肿、明显触痛。患者肢体活动受限而呈强迫体位。毒血症状严重,有寒战、高热、头痛与全身疼痛、烦躁不安、步态蹒跚、颜面潮红、结膜充血、呼吸、脉搏加快甚至休克等表现。4～5 日后淋巴结溃破,病情缓解,少数可发展成败血症。

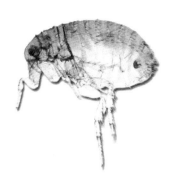

图 4-3　鼠疫传播媒介——蚤

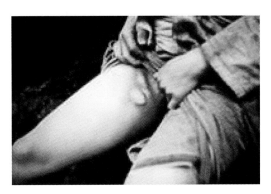

图 4-4　腺鼠疫局部淋巴结炎

2. 肺鼠疫

（1）原发性肺鼠疫：指细菌直接由呼吸道侵入者。起病急骤，寒战高热，呼吸迫促，咳嗽，胸痛。痰初为黏液性或带血性，量不多；继后痰量增多，呈血性泡沫状。肺部仅闻及少量散在湿啰音，可有胸膜摩擦音。X 线检查呈支气管肺炎改变。病情迅速恶化，常发展成败血症于 2～3 日内死亡。

（2）继发性肺鼠疫：常继发于腺鼠疫所致败血症。临床上相继有腺鼠疫、败血症及肺鼠疫表现。

考点：鼠疫的临床分型、腺鼠疫的临床表现

3. 败血症鼠疫　多继发于原发性肺鼠疫，也可继发于腺鼠疫。最初为肺鼠疫或腺鼠疫表现，继而病情加重，常有高热、寒战、谵妄或昏迷，呼吸急促，脉搏细速，常发展为感染性休克。伴有 DIC 者皮肤广泛瘀点、瘀斑及皮肤坏死，黏膜亦有出血点，并出现鼻出血、呕血、便血、血尿等严重出血现象。患者可于 24 小时内死亡。

链　接

青海出现鼠疫死亡病例

2009 年 7 月 30 日，青海省海南藏族自治州兴海县子科滩镇发现一起疑似鼠疫疫情，经实验室 48 小时细菌培养，结果呈现阳性。根据患者临床表现、流行病学调查和实验室检测结果，专家确认为肺鼠疫，确诊病例 12 例，其中首例患者（男性，牧民，32 岁）死亡，其余 11 人主要为死者亲属，患者在指定医院隔离治疗。疫情发生后，当地政府立即启动突发公共卫生事件应急预案，有关专家赶赴现场，开展流行病学调查、密切接触者的追踪管理、疫源地处理等防控和医疗救治工作。子科滩镇及周边地区被依法封控，当地物资保障充足，群众生产生活秩序正常。8 月 1 日卫生部门公告提醒，7 月 16 日以后曾到过该地区的人员，如有发热、咳嗽等症状，应速到当地疾控机构就诊。使疫情及时得到有效控制。

（四）治疗要点

1. 一般治疗　给高蛋白、高维生素、易消化食物，补充足量液体，维持水及电解质平衡。高热者物理降温或用退热药。中毒严重者用地塞米松或氢化可的松静脉滴注。心功能不全者用强心药，休克者抗休克治疗。肺鼠疫患者应吸氧，并予以止咳、祛痰等对症治疗。

2. 局部治疗　腺鼠疫患者肿大的淋巴结切忌挤压，以免扩散；可用 5%～10% 鱼石脂冷敷。如肿大的淋巴结软化不能吸收，可切开排脓和引流。

考点：鼠疫的治疗原则

3. 病原治疗　抗生素药物，可采用磺胺类药、链霉素、庆大霉素、四环素族和氯霉素。应及早治疗，多采用联合疗法。腺鼠疫常用磺胺药与链霉素；肺鼠疫常用链霉素或庆大霉素加四环素或氯霉素；败血症鼠疫亦以链霉素加四环素为首选。疗程 7～10 日。

二、护　理　评　估

（一）流行病学资料

询问是否来自疫区或居住于疫区，在 10 日内是否曾与鼠疫患者或患病动物接触，或在疫区内是否曾捕猎旱獭或剥制其皮毛。

（二）身体状况

有各型的临床表现，如急性局部淋巴结炎及中毒表现；急性支气管肺炎及痰中带血；严重毒血症状等。

（三）辅助检查资料

1. 血象　白细胞总数增高,中性粒细胞增多,甚至呈类白血病反应。红细胞和血小板可减少。可有 DIC 实验证据。

2. 病原菌检查　取痰、血、脑脊液、淋巴结穿刺液等作直接涂片染色镜检,可查见革兰阴性短粗杆菌,两端染色较浓。亦可作细菌培养。

3. 血清学试验　常用补体结合试验、凝集试验、被动血凝试验等,以检测患者血清中的特异抗体。

三、护理诊断及医护合作性问题

1. 体温过高　与毒素激活细胞释放致热源作用于体温中枢导致体温升高有关。
2. 组织灌注无效　与肾脏、外周组织与全身广泛小血管损害、血浆外渗、出血、DIC 有关。
3. 有皮肤完整性受损的危险　与内毒素作用于皮肤小血管和毛细血管引起局部出血、细胞浸润有关。
4. 疼痛　与组织充血和水肿有关。
5. 恐惧　与病情发展迅速、实施严密隔离、疾病引起死亡的威胁有关。

考点:常见护理诊断

四、护　理　目　标

1. 体温维持于正常范围。
2. 组织灌注量正常,血压稳定,尿量正常。
3. 瘀点、瘀斑消失,皮肤未发生破溃和继发感染。
4. 疼痛减轻。
5. 患者情绪稳定,积极配合治疗。

五、护　理　措　施

1. 患者应注意休息,高热患者应绝对卧床休息,以减少耗氧量。保持病室适宜的温湿度,定期通风换气,保持空气清新和流通。

2. 高热时以物理降温为主,如冷敷头部或大动脉、32～36℃温水擦浴,注意观察微循环状态,如有脉搏细速、面色苍白、四肢厥冷,禁用冷敷和酒精擦浴;按医嘱使用退热药物,注意出汗情况,避免大汗导致虚脱。

3. 床褥应保持清洁、平整,内衣裤应柔软、宽松、勤换洗,患者大小便后应及时清洗,防止浸渍,保持皮肤清洁干燥;保护瘀点、瘀斑处皮肤,尽可能避免受压和摩擦,剪短患者指甲,以免抓破;皮肤如有破溃,应及时用无菌生理盐水清洗局部后涂以抗生素软膏,以防继发感染。

4. 遵医嘱使用有效抗菌药物,观察疗效及不良反应。使用氯霉素时,应遵医嘱定期送检血常规,观察血象变化,注意有无骨髓造血抑制等不良反应;使用磺胺类药物时,应鼓励患者多饮水,每日饮水至少 2000ml,保证尿量每日在 1000ml 以上,以防磺胺结晶。

5. 注意保暖,减少暴露部位,加盖棉被,放置热水袋,喝热饮料。

6. 给予吸氧,持续监测血氧饱和度,并监测动脉血气分析,观察氧疗效果。

7. 抗休克治疗的护理,迅速建立静脉通路,以便及时用药,必要时开放两条通路。记录24 小时出入量有利于判断病情和调整补液速度。遵医嘱予以扩容、纠正酸中毒等抗休克治

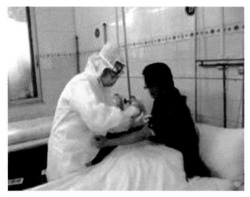

图 4-5 鼠疫患者的护理

疗。扩容时,应根据血压、尿量随时调整输液速度。在快速扩容阶段,应观察脉率、呼吸次数,注意有无呼吸困难、咳泡沫痰及肺底湿啰音,防止肺水肿及左心衰竭的发生。

8. 护士应积极、主动地帮助患者树立治病信心和增强安全感,与患者进行有效沟通,让患者充分表达自己的情感,以了解患者的顾虑、困难,予以精心护理(图4-5)。

9. 预防和健康教育 避免去鼠类滋生地。如去鼠疫流行地区,采取对啮齿类动物和跳蚤的防护措施;避免接触在路边或林中发现的有病或死去的动物。当大量啮齿类动物死于鼠疫,蚤类叮咬的危险就很高。在森林或野外有许多啮齿类动物生活地方,要仔细照看儿童和宠物;如要去鼠疫流行地区,可向医生或健康部门咨询有关情况;发现疑似或确诊患者,应立即按紧急疫情上报,同时将患者严密隔离,禁止探视及患者互相往来;对自然疫源地进行疫情监测,控制鼠间鼠疫,广泛开展灭鼠爱国卫生运动,旱獭在某些地区是重要传染源,也应大力捕杀。

考点:鼠疫的护理措施

六、护 理 评 价

1. 体温逐渐下降或恢复正常。
2. 皮肤瘀点、瘀斑减少或消失;皮肤无破损或感染。
3. 皮肤色泽、温度恢复正常,血压稳定在正常水平,尿量增加。

小结

　　鼠疫是鼠疫杆菌引起的啮齿动物自然疫源性疾病,野鼠和其他野生啮齿动物是主要传染源,受染家鼠是人间鼠疫的重要传染源,分腺鼠疫、肺鼠疫和败血症型鼠疫,病死率很高。主要采取支持、对症和抗菌治疗。护理问题主要有体温过高、组织灌注无效、恐惧、疼痛、有皮肤完整性受损等。护理措施应以降低体温,加强皮肤护理,密切观察病情变化,及时发现是否有潜在并发症,正确地指导预防及进行有效的健康教育。

自 测 题

单选题

1. 我国列为法定甲类传染病之首的疾病是
  A. 鼠疫　　 B. 天花　　　 C. 霍乱
  D. AIDS　　 E. 肺炭疽

2. 鼠疫的传播途径下述哪项是不可能的
  A. 啮齿动物—蚤—人的传播
  B. 接触传播
  C. 粪—口传播
  D. 通过抓痒经伤口传播
  E. 呼吸道飞沫传播,即人—人间传播

3. 鼠疫的传染源很多,其中主要的传染源是
  A. 猫、兔　 B. 羊、骆驼　　 C. 啮齿动物和患者
  D. 狐、狼　　 E. 家禽

4. 鼠疫最常见的临床类型是
  A. 肺鼠疫　　 B. 腺鼠疫　　　 C. 败血症鼠疫
  D. 皮肤鼠疫　 E. 肠鼠疫

5. 鼠疫最凶险的临床类型是
  A. 肺鼠疫　　 B. 皮肤鼠疫　　　 C. 腺鼠疫
  D. 肠鼠疫　　 E. 败血症鼠疫

6. 腺鼠疫是以淋巴结为主要病变,其好发部位是

A. 腋下淋巴结　　　　B. 颈部淋巴结　　　　E. 免疫治疗

C. 腹股沟淋巴结　　　D. 锁骨上淋巴结　　8. 对与鼠疫患者密切接触者紧急预防措施是

E. 腹腔淋巴结　　　　　　　　　　　　　　A. 肌内注射丙种球蛋白　　B. 菌苗注射

7. 降低鼠疫病死率的关键治疗是　　　　　　C. 严格隔离　　　　　　　D. 预防服药

　　A. 早期应用抗生素　　B. 对症治疗　　　E. 灭鼠、灭蚤

　　C. 支持治疗　　　　　D. 局部治疗

（杨　娜）

第2节　霍乱患者的护理

霍乱（cholera）是由霍乱弧菌引起的一种烈性肠道传染病。多数患者只有轻度腹泻，典型病例有剧烈腹泻呕吐，可引起脱水、电解质紊乱、酸碱平衡失调、循环衰竭等，重者可致急性肾功能衰竭。本病起病急，病情较重，传播迅速，是国际检疫的传染病之一，在我国《传染病防治法》中被列为甲类传染病。

> **案例4-2**
>
> 　　张某，男，20岁，因腹泻2天、尿少1天于8月29日入院。患者2天前出现腹泻，大便水样，每天近10次，无腹痛。1天前出现口渴，声音嘶哑，尿量减少。查体：体温35.8℃，脉搏90次/分，呼吸20次/分，血压85/60mmHg。神志清，精神较差。眼窝凹陷，皮肤干燥，弹性差。心肺无异常，腹平软，肝脾未触及。当地有霍乱流行，患者担心得了霍乱被隔离起来，心情很焦虑。
>
> **问题**：1. 为明确诊断患者需做哪些实验室检查？
> 　　　　2. 你能提出哪些护理诊断？
> 　　　　3. 请给出主要的护理措施。

一、疾病概述

（一）病原学及发病机制

1. **病原学**　霍乱弧菌菌体短小，弯曲如逗点状，新鲜粪便标本直接涂片染色，排列呈鱼群状。革兰染色阴性，无芽胞和荚膜。菌体末端有一根鞭毛，运动活泼，暗视野悬液镜检可见流星样穿梭运动。霍乱弧菌能产生肠毒素、神经氨酸酶、血凝素和内毒素，其中霍乱肠毒素是致病的主要因素。

霍乱弧菌在外界环境中存活力弱，对热、干燥、紫外线、酸及一般消毒剂均敏感。经干燥2小时或加热55℃10分钟即可死亡，煮沸立即死亡，在0.1%漂白粉中10分钟即死亡。但在低温、潮湿、碱性、低盐等环境中可长期存活。

2. **发病机制**　霍乱弧菌经口入胃，当胃酸缺乏、胃液稀释或感染弧菌数量较多时，弧菌即进入小肠，通过黏附素等黏附于小肠上皮细胞表面，在小肠的碱性环境中大量繁殖，并产生大量的肠毒素。霍乱肠毒素激活腺苷环化酶（AC），使环磷酸腺苷（cAMP）浓度急剧升高，刺激隐窝细胞分泌氯化物和水，并抑制肠黏膜细胞对钠的正常吸收，导致大量肠液聚积在肠腔，引起剧烈的水样腹泻和呕吐。

剧烈泻吐导致水和电解质大量丢失是本病的主要病理生理改变，表现为重度脱水、低血容量休克、低钾和代谢性酸中毒，甚至出现急性肾功能衰竭。本病除脱水外无明显的病理改变。

考点：霍乱弧菌的主要致病因素

（二）流行病学

1. **传染源**　患者和带菌者是本病的传染源。轻型患者和带菌者不易发现且人数较多，

作为传染源的意义更大。

2. 传播途径　霍乱弧菌经污染的水、食物、苍蝇以及日常生活接触而传播。其中经水传播最为重要,易造成暴发或流行。

3. 人群易感性　人群普遍易感,病后产生一定免疫力,但持续时间不长,有可能再次感染。

4. 流行特征　霍乱具有很强的流行性、地方性和外来性,印度素有"人类霍乱的故乡"之称,本病主要分布于沿海、沿江地区,可借交通工具迅速扩散。霍乱在热带地区全年均可发病,我国仍以夏秋季多见。

考点:霍乱流行病学要点

霍乱流行史

霍乱的滋生地是印度。19世纪初由于通商、航海、朝圣和战争,霍乱开始由印度向外传播,1个世纪以来共发生6次世界性的大流行,皆为古典生物型霍乱弧菌引起。1905年埃及西奈半岛的埃尔托检疫站首次分离到溶血性的霍乱弧菌,命名为埃尔托生物型霍乱弧菌,该菌引起的霍乱先在印度尼西亚多次流行,自1961年起向亚洲及世界各国扩散,1991年在南美洲等地发生第7次世界性大流行,至今仍未熄灭,仅1991年全世界累计发病50余万人。1992年10月,印度暴发O_{139}型霍乱,并很快向邻国及欧美传播,有形成第8次世界性大流行之势。我国在历次霍乱大流行中常被波及,深受其害。

(三)临床表现

潜伏期一般为1~3天,短者数小时,长者7天。霍乱可分为轻、中、重三型,古典生物型与O_{139}型弧菌引起的霍乱,症状较重,埃尔托生物型弧菌引起的,症状较轻。

1. 典型霍乱　病程分为3期。

(1)泻吐期:大多数患者以突起剧烈腹泻起病,继之呕吐,无腹痛和里急后重。大便量多,每日数次至十数次,甚至数十次,初为泥浆样或水样,尚有粪质,后呈米泔水样,无粪臭。呕吐多在腹泻后出现,常为喷射性,呕吐物先为胃内容物,以后为米泔水样。本期一般无发热,持续数小时至1~2天。

(2)脱水期:由于剧烈泻呕,大量水和电解质丢失,患者迅速出现脱水、循环衰竭、电解质紊乱和代谢性酸中毒等。表现为神志淡漠,表情呆滞或烦躁不安,口渴,声音嘶哑,眼球下陷,面颊深凹,口唇干燥,皮肤发凉且弹性差,手指皱瘪,腹呈舟状。继之出现血压下降,少尿或无尿,呼吸加快等。低钠可引起肌肉痉挛,多见于腓肠肌和腹直肌,俗称"吊脚痧"、"绞肠痧"。低钾可致全身肌张力减低、心律失常等。此期一般为数小时至2~3天。

(3)恢复期:脱水得到及时纠正后,多数患者症状消失,皮肤湿润,尿量增加。由于循环改善后大量肠内的毒素被吸收入血,约1/3患者出现反应性发热,多数在39℃以下,极少数患者,尤其是儿童可有高热。

2. 轻型霍乱　患者微感不适,每日腹泻数次,大便稀薄,一般无呕吐及脱水表现,血压、脉搏均正常,尿量无明显减少。

考点:典型霍乱的临床表现

3. 重型霍乱　泻吐频繁,大便可呈洗肉水样,脱水严重,血压低,甚至不能测出,脉搏细速常不能触及,尿极少或无尿。

(四)治疗要点

本病的治疗原则是严格隔离,补液治疗为主,抗菌治疗为辅。

1. 一般治疗　按甲类传染病进行严格的消化道隔离。患者泻吐物及食具须彻底消毒。可给予流质饮食,但剧烈呕吐者禁食,恢复期逐渐增加饮食,重症者应注意保暖、给氧、监测生命体征。

2. 补液疗法　及时补充液体和电解质是治疗本病的关键。

(1)静脉补液:原则是早期、快速、足量;先盐后糖,先快后慢,纠酸补钙,见尿补钾。常用 5∶4∶1 溶液,即每升液体含氯化钠 5g,碳酸氢钠 4g 和氯化钾 1g,另加 50% 葡萄糖溶液 20ml;或用 3∶2∶1 溶液,即 5% 葡萄糖溶液 3 份,生理盐水 2 份,1.4% 碳酸氢钠溶液 1 份或 11.2% 乳酸钠溶液 1 份。输液量与速度应根据患者脱水程度、血压、脉搏而定,24 小时总入量按轻、中、重型分别给 3000~4000ml、4000~8000ml、8000~12000ml,最初 1~2 小时宜快速,严重者开始每分钟可达 50~100ml。快速输液过程中应防止心功能不全和肺水肿。

(2)口服补液:霍乱患者肠道对氯化钠的吸收较差,但对钾、碳酸氢盐及葡萄糖的吸收影响不大,而且葡萄糖的吸收能促进水和钠的吸收,因此对轻、中型脱水的患者可予口服补液。常用配方有:葡萄糖 22g,氯化钠 3.5g,碳酸氢钠 2.5g 和氯化钾 1.5g;或葡萄糖 24g,氯化钠 4g,碳酸氢钠 3.5g,柠檬酸钾 2.5g 加水至 1000ml。成人轻、中型患者最初 4~6 小时每小时服 750ml,体重不足 25kg 的儿童每小时 250ml,以后每 6 小时口服量为前 6 小时泻吐量的 1.5 倍。

3. 病原治疗　是补液治疗的重要辅助治疗,有助于减少腹泻量、缩短泻吐期和排菌期。常选用多西环素、诺氟沙星、环丙沙星。不能口服者可应用氨苄西林肌内或静脉注射。

4. 对症治疗　重症患者经补液后血压仍较低者,可用血管活性药物如多巴胺静脉滴注。如出现心力衰竭、肺水肿,则应暂停输液或减慢输液速度,给予毛花苷 C(西地兰)或毒毛旋花子苷 K 静脉注射,必要时给予利尿剂、镇静剂治疗。　**考点:霍乱的治疗原则**

二、护 理 评 估

(一)流行病学资料

询问是否到过霍乱疫区,当地是否有类似患者,有无不洁饮食史,是否有与霍乱患者或疑似患者的接触史。同时注意患者的发病季节。

(二)身心状况

1. 症状评估　注意询问患者的泻吐情况和水、电解质、酸碱紊乱情况,如起病急缓,腹泻、呕吐的次数、量、性状、持续时间,有无口渴、声音嘶哑、无力、心慌、尿少等。

2. 护理体检　重点观察生命体征、精神状态、皮肤弹性、尿量、末梢循环情况等。注意检查有无眼窝及小儿囟门凹陷,口唇及皮肤是否干燥,指纹是否皱缩,有无腹胀,腓肠肌和腹直肌有无痉挛,肛周皮肤有无破损等。

3. 心理社会状况　本病起病急,传播快,病情重,患病后需住院治疗,强制隔离,患者会有孤独、焦虑、恐惧等心理问题;同时患者及家属对本病的认识往往不足,注意了解患者的心理状况和对本病的认识。

(三)辅助检查资料

1. 血液检查　红细胞和血红蛋白增高,白细胞数可高达(10~30)×10⁹/L,中性粒细胞及大单核细胞增多。血清钾、钠可降低,血 pH 下降,尿素氮增加。

2. 尿液检查　少数患者尿中可有蛋白、红细胞、白细胞及管型。

3. 粪便检查　患者新鲜粪便悬滴暗视野直接镜检,可见呈穿梭状快速运动的细菌,可被霍乱免疫血清制动;涂片染色镜检可见呈鱼群状排列的革兰阴性弧菌;荧光素标记抗体检查可于 1~2 小时出结果,准确率达 90%;将粪便接种于碱性蛋白胨增菌培养可确诊。

4. 血清学检查　血清凝集试验于病后 2 周抗体滴度 1:80 以上或双份血清抗体效价增长 4 倍以上有诊断意义。

三、护理诊断及医护合作性问题

1. 腹泻　与霍乱肠毒素导致肠黏膜细胞功能紊乱有关。
2. 体液不足　与剧烈腹泻、呕吐导致大量水分丢失有关。
3. 恐惧　与严格隔离、病情较重有关。

考点:霍乱的主要护理诊断

4. 组织灌注量不足　与严重脱水、血容量不足有关。
5. 有传播感染的危险　与排菌有关。
6. 潜在并发症:电解质紊乱、急性肾功能衰竭。

四、护 理 目 标

1. 排便次数和粪便性状恢复正常。
2. 皮肤弹性恢复,尿量增加,血压正常。
3. 焦虑、恐惧心理减轻或消除。
4. 未引起霍乱弧菌的传播。
5. 无并发症或并发症得到及时发现治疗。

五、护 理 措 施

1. 消毒与隔离　按甲类传染病执行严格的消化道隔离,隔离至症状消失,隔日大便培养 1 次,连续 3 次阴性或症状消失后 2 周止。严格消毒措施,对患者的吐泻物用 20% 漂白粉乳剂消毒,便具、餐具、衣被、地面等用次氯酸钠溶液消毒。向患者和家属耐心讲解隔离消毒的重要性及具体方法,以便取得合作,严格执行探视和陪护制度。

2. 休息与体位　患者需卧床休息,腹泻频繁者应绝对卧床休息,避免精神紧张,必要时遵医嘱应用镇静剂,有利于减轻腹泻症状。呕吐时协助患者取头侧位,避免造成窒息。注意保暖并保持床铺清洁干燥。

3. 饮食　剧烈泻吐时暂时禁食,不严重的给予少渣、低脂、高蛋白、高热量、容易消化的流质或半流质饮食,忌生冷、刺激性和易产气的食物,要少量多餐,待腹泻好转后逐渐增加进食量。

4. 病情观察　①生命体征:每隔 1~2 小时测 1 次生命体征,以便及时发现休克。②严密观察腹泻和呕吐情况,如腹泻、呕吐的次数、量、颜色、性状等。③准确记录 24 小时出入液量。④观察脱水和电解质紊乱表现,如皮肤弹性是否下降、口腔黏膜是否干燥、神志状况,有无四肢无力、腹胀、肌张力降低、心律不齐等低血钾表现,有无腹直肌和腓肠肌痉挛现象,发现异常及时报告医生。⑤肛周皮肤有无破损。

5. 液体治疗的护理　根据每日泻吐情况,遵医嘱及时、准确地进行补液治疗。①轻度及中度脱水可以口服补液,少量多次喂服;重度脱水需静脉补液,应迅速建立 2 条静脉通道,大量、快速输入液体,尽快纠正水电解质紊乱。②严格按照医嘱确定的输液种类、量、速度和先后顺序,制定输液计划,及时准确地输入液体。③大量、快速输入的液体应适当加温至 37~38℃,以免发生输液反应。④观察补液效果,如血压回升情况、尿量改变、脱水纠正程度。⑤观察有无肺水肿发生,如胸闷、烦躁、心悸、气促、发绀、咳粉红色泡沫样痰、脉搏突然加快等。一旦出现上述症状,应减慢输液速度或暂停输液、吸氧,并立即通知医生,配合医生采取急救措施。⑥大量输液后,患者循环有好转但主诉四肢无力,脉搏不整者,应考虑低钾,报告医生,并做补钾准备。⑦出现肌肉痉挛,立即通知医生,执行相关医嘱,并给予局部热敷或按摩等。

6. 心理护理　关心体贴患者,让其说出自己的感受,及时沟通,向患者讲解疾病的有关知识,使其和医护人员主动配合,解除焦虑紧张情绪。

7. 标本采集　及时留取化验标本作常规检查和培养,标本应新鲜,及时送检。还应向患者说明留取标本的目的、方法和注意事项。

8. 预防和健康教育

(1) 对患者和家属的指导:解释腹泻可以引起脱水,并指导患者如何观察脱水情况,指导患者家属在家配制简易口服补液溶液。向患者和家属说明本病发生的原因及预防措施。

(2) 宣传霍乱的预防知识:①隔离患者、检疫接触者、消毒排泄物。②养成良好的个人卫生习惯,饭前便后洗手,防止病从口入。③注意饮食和饮水卫生,避免水源传播;保持良好的居家清洁,防蝇灭蝇。④疾病流行期间,减少外出,避免远程交通工具传播。流行期间可预防性应用诺氟沙星。⑤接受预防接种,提高机体免疫力。

考点: 霍乱的主要护理措施

六、护理评价

1. 腹泻及呕吐是否逐渐减轻、消失。

2. 皮肤弹性是否恢复,尿量及血压是否正常。

3. 焦虑、恐惧心理是否减轻或消除。

4. 是否造成霍乱弧菌的传播感染。

5. 并发症是否被及时发现和处理。

小结

　　霍乱是由霍乱弧菌引起的烈性肠道传染病,是国际检疫的传染病,也是我国法定的甲类传染病。患者和带菌者是本病的传染源,经污染的水和食物传播。临床上以剧烈腹泻呕吐引起脱水、电解质紊乱、酸碱平衡失调、循环衰竭等为特征表现。主要采取严格隔离、补液为主的治疗方法。护理评估重点询问接触史、腹泻呕吐情况,重点观察脱水、循环衰竭程度。护理问题主要有腹泻、体液不足、恐惧、组织灌注量改变、有传播感染的危险及潜在并发症——电解质紊乱等。护理措施以严格进行消毒隔离,合理指导休息饮食,加强心理护理,密切观察病情,及时准确地补充液体,减少及时处理并发症,指导预防及进行有效的健康教育等为重点。

自 测 题

单选题

1. 我国《传染病防治法》规定的甲类传染病是
   A. 鼠疫、霍乱
   B. 鼠疫、艾滋病
   C. 霍乱、艾滋病
   D. 鼠疫、炭疽病
   E. 霍乱、炭疽病

2. 霍乱接触者应严密检疫
   A. 3 天
   B. 5 天
   C. 8 天
   D. 10 天
   E. 12 天

3. 霍乱发病的第一个症状为
   A. 呕吐
   B. 腹泻
   C. 腹痛
   D. 发热
   E. 肌肉痉挛

4. 关于霍乱患者大便性状的描述,下列不正确

的是

A. 米泔水样　　　　　B. 黏液脓血便

C. 黄色水样　　　　　D. 水样

E. 洗肉水样

5. 霍乱患者应执行严格的

A. 消化道隔离　　　　B. 接触隔离

C. 呼吸道隔离　　　　D. 血液/体液隔离

E. 脓汁/分泌物隔离

6. 关于霍乱患者液体疗法的护理,下列哪项是错误的

A. 建立2条静脉通路

B. 先输晶体溶液,后输胶体溶液

C. 轻度脱水可口服补液

D. 补液速度应先快后慢

E. "见尿补钾"的意思是患者排尿当时就补钾,没排尿时就不补钾

(7～9题共用题干)

患者,女,36岁。突起腹泻6小时,大便20多次,为水样便,无黏液脓血,无发热、呕吐、腹痛等。

体检:血压78/56mmHg,脉搏110次/分,呼吸24次/分,神志模糊,烦躁不安。皮肤干皱,眼窝凹陷。心肺(一),腹呈舟状,无压痛、反跳痛,肝脾未及。血常规:血红蛋白150g/L,白细胞12×10⁹/L,中性粒细胞0.75,淋巴细胞0.25。

7. 护士考虑本病例最可能的诊断是

A. 急性细菌性痢疾　　B. 霍乱

C. 细菌性食物中毒　　D. 肠阿米巴病

E. 急性胃肠炎

8. 下列哪项检查对本病例的诊断最有帮助

A. 大便常规　　　　　B. 大便涂片染色

C. 大便培养　　　　　D. 血培养

E. 血清学检查

9. 本患者的处理最重要的措施是

A. 抗菌治疗

B. 使用抑制肠黏膜分泌药物

C. 使用肾上腺皮质激素

D. 补充液体和电解质

E. 使用血管活性药物

(张花荣)

第3节　细菌性痢疾患者的护理

细菌性痢疾(bacillary dysentery)简称菌痢。是由志贺菌属(也称痢疾杆菌)引起的肠道传染病。其主要临床表现为发热、腹痛、腹泻、黏液脓血便和里急后重。一年四季均可发病,但以夏秋季节最为多见。

案例4-3

张芳,女,18岁,2008年8月下旬,在家吃了隔夜的玉米,两小时后出现腹痛,腹泻、大便次数增多,开始为稀便,很快为黏液脓血便,量较少并伴有里急后重。随后去医院就诊。体检体温39℃,呼吸和脉率增快,血压正常,心肺无异常,左下腹有压痛。实验室检查血象白细胞增多,粪便白细胞(＋＋)、红细胞(＋＋)、多量脓细胞和巨噬细胞。

问题:1. 根据以上病情你考虑患者感染了哪种疾病?

2. 可提出哪些护理诊断?

3. 列出主要的护理措施。

一、疾病概述

(一)病原学及发病机制

1. 病原学　病原菌为志贺菌属,革兰染色阴性杆菌,其菌毛与细菌的致病性有关。按其抗原结构和生化反应的不同,志贺菌分为四群(即A群痢疾志贺菌、B群福氏志贺菌、C群鲍氏志贺菌、D群宋内志贺菌),我国以B群福氏志贺菌引起的菌痢为主。志贺菌主要起致病作用的是其内毒素,痢疾志贺菌还可以产生外毒素。

痢疾杆菌对外界环境具有一定的抵抗力,在蔬菜、瓜果及被污染物品上可存活1~2周,在阴暗、潮湿的粪便中可存活11天,但对理化因素的抵抗力较弱,日光照射30分钟、加热至60℃10分钟或100℃1分钟即可杀灭。对酸及一般消毒剂均很敏感。

2. 发病机制 痢疾杆菌进入机体后是否发病,取决于细菌的数量、致病力和人体的抵抗力。当细菌的致病力强或人体胃肠局部抵抗力弱时,少量细菌即可引起发病。当细菌通过消化道进入肠道后,痢疾杆菌借助于菌毛黏附于结肠黏膜上皮细胞,在细胞内增殖、裂解、释放内毒素及产生外毒素,引起局部炎症反应和全身毒血症。内毒素刺激肠壁神经使肠蠕动增加,临床上表现为腹痛、腹泻、里急后重、黏液脓血便等。中毒型菌痢是机体对毒素产生的异常强烈反应,表现为急性微循环障碍和细胞代谢功能紊乱。

（二）流行病学

1. 传染源 为患者与带菌者,其中非典型病例和慢性病例在流行病学上意义尤大。

2. 传播途径 主要经消化道传播,病原菌污染了食物、水源、手或由苍蝇、蟑螂等间接方式经口感染。

3. 人群易感性 普遍易感。患病后仅产生短暂、不稳定的群和型免疫力,易重复感染或复发。

4. 流行特征 细菌性痢疾一年四季均有发病,但多流行于夏秋季节,见于世界各地。

考点:菌痢的流行病学特点

（三）临床表现

潜伏期一般为1~3天。

1. 急性细菌性痢疾 又分普通型(典型)、轻型(非典型)及中毒型三种。

(1)典型急性细菌性痢疾:主要特征是起病急,畏寒、高热,体温可达39℃,同时伴有全身中毒症状和腹痛、腹泻。开始大便为糊状或稀水样,量多,继而呈黏液或黏液脓血便,量不多,每日排便十次至数十次不等,伴里急后重。左下腹压痛明显,可触及痉挛的肠索。病程约1周。

(2)非典型急性细菌性痢疾:以婴儿多见。多无全身中毒症状,不发热或低热。腹痛较轻,腹泻每天3~5次。粪便呈水样或稀糊状,含少量黏液,但无脓血。左下腹可有压痛。食欲减退,并有恶心、呕吐。

(3)急性中毒性细菌性痢疾:多见于2~7岁儿童,起病急、发展快,病情危重,病死率高。体温可达40℃以上,全身中毒症状重,肠道症状不明显。依其临床表现分为三种临床类型。

1)休克型:此型较为常见,以感染性休克为主要表现。

2)脑型(呼吸衰竭型):以严重的脑部症状为主。表现为剧烈头痛,频繁呕吐,典型呈喷射状呕吐,伴嗜睡或烦躁等不同程度的意识障碍,晚期可有昏迷、抽搐、瞳孔大小不等、对光反应迟钝或消失。此型较严重,病死率高。

3)混合型:具有以上两型的表现,是最为凶险的类型,病死率高。

2. 慢性细菌性痢疾 可为急性细菌性痢疾治疗不彻底,或迁延未愈,或开始症状较轻而逐渐发展起来,且病情迁延达两个月以上者。

细菌性痢疾的带菌者有三种类型,即恢复期带菌者、慢性带菌者和健康带菌者,后者是菌痢的主要传染源,特别是炊事员和保育员中的带菌者,危险性更大。

考点:典型和中毒型菌痢的临床表现

（四）治疗要点

1. 一般治疗 按肠道传染病隔离,急性期症状明显者需卧床休息,以流质为主或半流质少渣易消化的饮食。

2. 病原治疗(抗菌治疗) 目前首选喹诺酮类,也可应用复方新诺明等药物,多数菌痢患者有较好的疗效。慢性菌痢则需做病原菌分离及细菌药物敏感试验,以选择适当的抗生素类药物;中毒型菌痢需静脉联合应用强效抗生素类药。

3. 对症治疗　高热者可选用药物或物理降温。腹痛者可适当选用解痉药。

4. 中毒性菌痢的抢救治疗　①抗生素治疗:药物选择与急性菌痢相同,但应采用静脉给

考点:菌痢的治疗原则　药;②抗休克治疗:早期快速输液,扩充血容量;解除血管痉挛,改善末梢循环;③迅速降温,控制惊厥;④降低颅内压,防治呼吸衰竭。降颅压要及早使用20%甘露醇和地塞米松。

二、护 理 评 估

(一)流行病学资料

询问近期有无不洁饮食史,有无既往患菌痢史,同时注意患者的发病季节和发病年龄。

(二)身心状况

1. 症状评估　注意有无发热、腹痛、腹泻,大便的次数,是否有黏液脓血便等。

2. 护理体检　注意有无左下腹压痛。

3. 心理社会状况　本病起病急,发展快,特别是小儿病情以高热惊厥为主,常使患者或者家长感到紧张、焦虑。评估时注意了解患者及家属对本病的认识情况。

(三)辅助检查资料

1. 血常规　WBC增多,可达$(10\sim20)\times10^9/L$,中性粒细胞比例增高。

2. 大便常规　外观呈黏液脓血便。镜检可见白细胞、脓细胞、红细胞,如有巨噬细胞有助于诊断。

3. 病原学检查　粪便细菌培养志贺菌阳性可以确诊。

三、护理诊断及医护合作性问题

1. 体温过高　与志贺菌属感染毒素吸收有关。

2. 有传播感染的可能　与病原体排出有关。

3. 营养失调:低于机体需要量　与长时间腹泻、肠道吸收减少,摄入减少,消耗过多有关。

4. 腹泻　与志贺菌属感染有关。

5. 舒适的改变　与腹痛有关。

考点:菌痢的护理诊断　6. 潜在并发症:休克　与内毒素导致的微循环障碍有关。

7. 焦虑　与病情加重或病情迁延不愈有关。

四、护 理 目 标

1. 体温降到正常。

2. 腹痛、腹泻、里急后重减轻或消失。

3. 无体液不足发生或被及时纠正。

4. 患者及家属知道细菌性痢疾的有关知识,心理健康,焦虑减轻或消失。

五、护 理 措 施

1. 隔离与消毒　按消化道隔离至症状消失后1周或连续3次大便培养阴性为止。患者的食具、用具要单独使用,要有专用便盆。

2. 休息　急性期嘱患者卧床休息,大便频繁的,应使用便盆,以保存体力。避免劳累,腹部要注意保暖,防止着凉感冒。慢性期要进行力所能及的各种体育锻炼以增强体质,如散步、

体操、气功、打太极拳等。

3. 饮食　急性期以流食为主,如藕粉、米汤、果汁、菜汁,禁饮牛奶、豆浆等易产气的饮食,以保证肠道的充分休息,要补充水分和电解质。病情好转,可逐渐增加稀饭、面条等,切忌过早给予刺激性、有渣、多纤维的食物。禁食生冷食品。病情较重者饮食应少油、少渣、高蛋白、高维生素食物,如豆浆、蛋汤、瘦肉末、菜泥等,设法改善全身营养状况。

4. 便后护理　由于大便次数增多,尤其是老年人和儿童肛门受多次排便的刺激,皮肤容易溃破,因此每次便后,用软卫生纸轻轻按擦后用温水清洗,涂上凡士林软膏或抗生素类软膏。

5. 注意个人卫生　饭前便后及手触摸可疑污染物品后,一定要用肥皂或洗手液与流动的水将手洗干净。

6. 密切观察病情变化　注意体温、脉搏、呼吸、血压和意识状态,如发现血压下降,神志不清,应立即报告医生并按休克患者进行护理。

7. 用药护理　保证抗生素及时足量应用。根据细菌培养结果选择抗生素,保证药物剂量准确,疗程足够,防止产生耐药性。

8. 心理护理　中毒型病情重,患者往往伴有焦虑、恐惧、紧张等心理问题,做好患者的思想工作,给予心理支持,使患者情绪稳定。

9. 预防和健康教育　①开展有关细菌性痢疾的宣传教育,流行季节注意饮食卫生,养成饭前便后洗手的卫生习惯;②给患者介绍细菌性痢疾的相关知识,增强患者与疾病斗争的信心;③教会患者一些简单的护理方法,特别是肛门护理;④帮助患者寻找诱因,注意劳逸结合,恢复期后加强体育锻炼,保持生活规律,复发时应及时治疗。　　考点:菌痢的护理措施

六、护理评价

1. 患者体温是否降到正常。

2. 神志是否清楚。

3. 腹泻是否停止。

4. 患者或家属是否已清楚隔离消毒的重要性,以及注意饮食卫生和养成良好的个人卫生习惯的必要性。

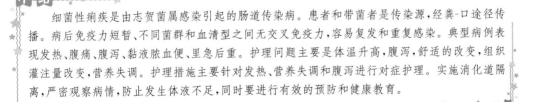

小结　　细菌性痢疾是由志贺菌属感染引起的肠道传染病。患者和带菌者是传染源,经粪-口途径传播。病后免疫力短暂、不同菌群和血清型之间无交叉免疫力,容易复发和重复感染。典型病例表现发热、腹痛、腹泻、黏液脓血便、里急后重。护理问题主要是体温升高,腹泻,舒适的改变,组织灌注量改变,营养失调。护理措施主要针对发热、营养失调和腹泻进行对症护理。实施消化道隔离,严密观察病情,防止发生体液不足,同时要进行有效的预防和健康教育。

自测题

单选题

1. 小儿中毒性细菌性痢疾全身症状重,肠道反应轻,诊断困难,确诊该病最直接的证据为

A. 接触史

B. 黏液脓血便

C. 血常规检查白细胞升高

D. 大便镜检可见大量脓细胞

E. 大便培养痢疾杆菌阳性

2. 菌痢主要的传播途径为

A. 经食物和水　　　　B. 接触患者

C. 蚊虫叮咬　　　　　D. 接触疫水

E. 经体液

3. 中毒型菌痢患者行腰穿后,应嘱去枕平卧

A. 1~2 小时　　　　　B. 2~4 小时

C. 4~6 小时　　　　　D. 6~10 小时

E. 10~12 小时

4. 下列哪项是菌痢患者的典型大便

A. 米泔样大便　　　　B. 洗肉水样大便

C. 柏油样大便　　　　D. 脓血便

E. 果酱样大便

5. 关于菌痢患者的护理,下列哪项是错的

A. 腹痛时腹部放置热水袋

B. 实行消化道隔离

C. 休克时使患者采取休克体位

D. 大便频繁时,肛周涂凡士林

E. 脱肛时,等患者痊愈开始复纳肛管

(6~8 题共用题干)

　　患儿,男,5 岁。某年夏天因突然高热、惊厥 1 次后入院。体温 39.5℃,面色苍白,四肢厥冷,意识模糊。

6. 为明确诊断,医生让护士为患儿留取大便,护士正确的做法是

A. 患儿无大便时,口服致泻剂留取大便

B. 标本多次采集,集中送检

C. 如标本难以采集,可取其隔日大便送检

D. 可用开塞露灌肠取便

E. 选取大便黏液脓血部分送检

7. 如粪检结果脓细胞 8~10/HP,护士考虑患儿是

A. 中毒型菌痢　　　　B. 脑型疟疾

C. 乙脑　　　　　　　D. 流脑

E. 高热惊厥

8. 今日患儿临床症状好转出院,解除隔离返回幼儿园时间为

A. 今日即可

B. 临床症状消失

C. 1 次大便培养阴性

D. 连续 2 次大便培养阴性

E. 连续 3 次大便培养阴性

(刘利平)

第 4 节　伤寒患者的护理

　　伤寒(typhoid fever)是伤寒杆菌引起的急性消化道传染病。其临床表现为持续发热、相对缓脉、表情淡漠和腹部不适、玫瑰疹、肝脾肿大与白细胞减少等。肠出血、肠穿孔为主要的严重并发症。本病终年可见,以夏秋季多发。

案例4-4

　　男性患者,37 岁,因发热、乏力、纳差 10 天,于 2003 年 8 月 11 日入院。10 天前患者出现发热,体温 37.8℃,伴疲乏、食欲不振,被当地医院诊断为"上感",口服"退热药"后体温稍降,1 周后体温逐渐升高达 40℃,伴出汗,用青霉素等治疗 1 周余无效。发病以来,食欲明显下降,间有恶心,曾呕吐一次,为胃内容物,伴轻微腹胀,3~4 天排便一次,大便秘结,无便血。查体:体温 39.1℃,脉搏92 次/分,血压 106/72mmHg。表情淡漠,胸腹部可见数个散在红色充血性皮疹,直径 2~3mm,压之褪色。腹平软,肝大、肋下 3cm,中等硬度,边缘稍钝,表面光滑,局部轻压痛及叩击痛,脾侧卧位可触及边缘,无明显触痛。实验室检查:白细胞 4.3×10⁹/L,中性粒细胞 0.43,淋巴细胞 0.45,单核细胞 0.07,未发现嗜酸性粒细胞,粪、尿常规正常,肝功能检查 ALT 675U/L , AST 465U/L。

问题: 1. 你考虑患者感染了哪种疾病? 还需做哪些辅助检查?

　　2. 可提出哪些护理诊断?

　　3. 列出主要的护理措施。

一、疾病概述

(一)病原学及发病机制

1. **病原学**　伤寒杆菌为沙门菌属,革兰阴性,无芽胞,无荚膜,有周身鞭毛能运动。能产

生毒力较强的内毒素。其抗原构造包括菌体抗原(O)、鞭毛抗原(H)和表面抗原(Vi)三种。伤寒杆菌抵抗力较强,在水中可存活 2～3 周,在粪便中维持 1～2 个月,在冻土地可生存半年;加热 60℃15 分钟或煮沸后立即死亡,5% 苯酚 5 分钟可杀死细菌,消毒饮水余氯达0.2～0.4mg/L 可迅速致死。

2. 发病机制　伤寒杆菌随污染的水或食物进入消化道后,如入侵菌量多或胃酸缺乏时细菌可进入小肠内,肠液为碱性,其中含有胆汁和消化酶作用过的营养物质为其提供了有利条件。部分伤寒杆菌进入小肠黏膜上皮细胞和黏膜下的吞噬细胞中繁殖。部分再经淋巴道进入回肠集合淋巴结、孤立淋巴滤泡及肠系膜淋巴结中生长繁殖,并由胸导管进入血流引起短暂的菌血症,为第一次菌血症期。此时相当于临床的潜伏期,患者无任何症状。

伤寒杆菌随血流进入全身脏器如肝、脾、胆囊、肾和骨髓及回肠末端淋巴结中,继续大量繁殖,再次进入血流,引起第二次严重菌血症,并释放内毒素,产生显著的毒血症,此时相当于病程的第 1～2 周,患者表现出发热、全身不适的临床症状及肝脾肿大、皮肤玫瑰疹。

病程第 2～3 周伤寒杆菌继续随血播散至全身各脏器与皮肤等处,部分经胆管进入肠道随粪便排出,部分经肾脏随尿液排出。部分进入肠黏膜的伤寒杆菌再度侵入肠壁淋巴组织,在原已致敏的肠壁淋巴组织中产生严重的炎性反应和单核细胞浸润、增生,导致其组织坏死、脱落而形成溃疡。当累及病变部位血管可引起出血,侵及肌层与浆膜层则可引起肠穿孔。伤寒杆菌还可感染其他组织发生化脓性炎症如骨髓炎、脑膜炎、胆囊炎、肾脓肿、心包炎等。

病程第 4 周起,随着机体迟发型变态反应的形成和逐渐增强,通过细胞免疫及体液免疫作用使细胞内的细菌不断被杀灭,伤寒杆菌逐渐消失和肠壁溃疡逐渐愈合,患者亦随之恢复健康。少数病例可由于免疫功能不足等原因,潜伏在体内的病原菌可再度繁殖并侵入血流,形成复发。或在病愈后胆囊长期存留病菌而成为慢性带菌者。

(二)流行病学

1. 传染源　为患者和带菌者。患者自潜伏期开始即可从粪便中排菌,病程第 1 周末开始从尿液中排菌,整个病程均有传染性,尤以病程的第 2～4 周最强。慢性带菌者是本病不断传播或流行的主要传染源。

2. 传播途径　可通过被污染的水或食物、日常生活接触及苍蝇或蟑螂等传播,其中水起着重要的传播作用。水源污染还可造成暴发流行。

3. 人群易感性　人对伤寒普遍易感,病后可获得持久的免疫力,再次得病者极为少见。

4. 流行特征　本病全年都可发生,但以夏秋季节为多。青壮年发病率较高。常在卫生条件较差的地区引起流行。

考点: 伤寒的流行病学特点

(三)临床表现

潜伏期 7～23 天,一般为 7～14 天。

1. 典型伤寒

(1)初期(第 1 周):多数患者起病缓慢,有全身不适、食欲减退、发热等,病情逐渐加重,体温呈梯形上升,1 周内可达 39～40℃左右。可伴有畏寒、头痛、腹泻或便秘等症状。

(2)极期(第 2～3 周):①持续高热,典型者呈稽留热,近年弛张热及不规则热多见,发热多与中毒症状呈正比;②神经系统症状,患者表情淡漠、听力减退、反应迟钝,重者可出现谵妄乃至昏迷;③循环系统表现,有相对缓脉,重者可出现中毒性心肌炎;④消化系统症状,表现有便秘或腹泻,右下腹轻压痛;⑤皮疹,于病程第 2 周,胸、腹部皮肤分批出现玫瑰疹,数目约 10 个以下,直径 2～4mm,色淡红,压之褪色,2～3 天后逐渐消失(图 4-6);⑥大多数患者有脾肿大,少数肝脏亦可肿大,质软,无明显触痛。

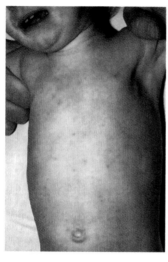

图 4-6　伤寒玫瑰疹

考点:典型伤寒的临床表现

（3）缓解期（第 3～4 周）:体温逐渐下降,症状缓解,食欲好转,但肠道病变尚未完全恢复,应警惕发生肠出血或肠穿孔。

（4）恢复期（第 4～5 周后）:体温恢复正常,阳性体征逐渐消失,完全康复约需 1 个月。

2. 其他临床类型　可有轻型、迁延型、暴发型、逍遥型、小儿伤寒及老年伤寒。

3. 再燃与复发　部分患者进入恢复期前,体温尚未完全正常时又重新上升,称为再燃。部分患者体温恢复正常 1～3 周后临床症状再现,体温重新升高,称为复发。其原因与病灶内致病菌未完全消灭,抗生素疗程过短有关。

（四）治疗要点

1. 抗生素治疗　病原治疗为关键。成人治疗以氟喹诺酮类为首选,如氧氟沙星、环丙沙星或左氧氟沙星,疗程 7～10 天。儿童、孕妇、哺乳期妇女首选第三代头孢菌素,如头孢噻肟、头孢哌酮或头孢他啶,疗程 10～14 天。

2. 并发症处理　肠出血者应禁食,应用止血药物,大量出血者应输新鲜血液,并发肠穿孔时宜及早手术治疗。

3. 伤寒带菌者治疗　选择氧氟沙星或氨苄西林,疗程 10～14 天,必要时重复一疗程。治疗后应大便培养随访至少 1 年,以彻底消灭传染源。对少数合并慢性胆道感染及胆结石患者,如内科抗生素治疗难于清除病原菌者,可行外科胆囊切除以彻底治愈患者。

二、护理评估

（一）流行病学资料

询问是否到过伤寒流行区,或居住地是否有相同患者,居住地苍蝇、蟑螂的密度;患者的饮食、饮水及个人卫生习惯;是否接种过伤寒菌苗,既往是否患过伤寒。

（二）身心状况

1. 症状评估　询问起病急缓,是否畏寒发热、发热程度、持续时间及规律;是否感觉全身不适、疲乏无力、食欲不振、腹胀;有无便秘或腹泻;有无听力改变;有无出现便血、剧烈腹痛。

2. 护理体检　重点观察生命体征及神志变化,注意发热的程度及热型;注意有无腹肌紧张、腹部压痛、反跳痛,肝脾的大小、质地及压痛,肠鸣音有无减弱或消失;观察患者的表情、反应,有无听力减退;注意胸腹部及背部有无皮疹及其性状、颜色、大小、数目。

3. 心理社会状况　患病给患者带来痛苦和不适,对工作、生活、学习、家庭等造成影响;患病后需住院隔离,中断社交往来,导致患者感觉孤独、焦虑;对伤寒缺乏认识和了解,担忧预后。这些消极情绪不利于疾病的恢复,甚至加重病情,影响预后。

（三）辅助检查资料

1. 血象　白细胞计数一般在（3～5）×10⁹/L,中性粒细胞减少,嗜酸粒细胞减少或消失。

2. 细菌学检查　在使用抗生素之前做细菌培养。①血培养:发病第 1～2 周采血阳性率可达 80% 以上;②骨髓培养:全病程均可获较高的阳性率,第 1 周可高达 90%,且较少受抗菌药物的影响;③粪便培养:在第 3~4 周时阳性率较高,但在判断结果时,要注意排除慢性胆道带菌者。

3. 伤寒血清凝集试验　又称肥达(Widal)反应。一般阳性率从病程第 2 周开始逐渐增加,至第 3~4 周可达 70%,病愈后仍可持续数月之久。分析肥达反应结果时应注意以下几点:①"O"抗体效价在 1:80 及以上,"H"抗体效价在 1:160 及以上,才有诊断价值;②每周 1 次,多次重复检查,如凝集效价逐次递增,或恢复期效价增高 4 倍以上则其诊断意义更大;③接受伤寒、副伤寒菌苗预防接种后,在患其他发热性疾病时,可出现回忆反应,仅有"H"抗体效价增高,而"O"抗体效价不高。

4. 其他免疫学实验　如采用 ELISA 法可检测伤寒杆菌抗原和血中 IgM 或 IgG 特异性抗体,作为伤寒早期的诊断。

三、护理诊断及医护合作性问题

1. 体温过高　与伤寒杆菌所致毒血症有关。
2. 营养失调:低于机体需要量　与高热、食欲不振、腹胀、饮食控制有关。
3. 便秘、腹胀　与中毒性肠麻痹、低钾、消化功能低下、长期卧床、无渣饮食有关。
4. 有传播感染的可能　与患者排菌有关。
5. 孤独、焦虑　与隔离治疗、对疾病知识缺乏有关。
6. 潜在并发症:肠出血或肠穿孔　与溃疡累及病灶血管,侵及肌层和浆膜有关。
7. 知识缺乏　缺乏伤寒相关的知识。

四、护 理 目 标

1. 体温逐渐下降至正常。
2. 能说出营养不足发生的原因,明确饮食管理对本病的重要性,切实执行各项饮食措施。
3. 便秘及腹胀减轻或消失。
4. 患者不传播感染。
5. 焦虑减轻或消除。
6. 不发生并发症或并发症能及时发现和纠正。

五、护 理 措 施

1. 消毒与隔离　①发现疫情立即就地隔离并上报疾控中心,防止疫情蔓延。②按消化道隔离至体温恢复正常后 15 天或粪便培养每周 1 次,连续 2 次阴性。③向患者和家属讲解隔离消毒的重要性及具体方法,以便取得合作,严格执行探视和陪护制度。

2. 休息与体位　急性期绝对卧床休息,减少不必要的翻动,至热退后 1 周方可逐渐增加活动量;恢复期无并发症可逐渐下床活动。休息可以减少患者的能量消耗,减少肠蠕动,减少肠道并发症的发生。

3. 饮食与营养　①发热期间患者宜摄入营养丰富、高维生素、清淡、易消化的流质饮食,如米汤、菜汤、豆浆、肉汤、新鲜果汁等,避免进食辛辣刺激性食物。②鼓励并协助患者少量、多次饮水,应保持成人液体入量每日 2000~3000ml,水分尽量从口给入,护士应了解患者的习惯,给淡茶水、淡盐水或果汁等,口服量不足可静脉补充液体,以维持水、电解质平衡。不能进食的患者可静脉补充营养。③热退后可进食高热量、无渣或少渣、少纤维素、不易产气的半流质饮食,如软面条、米粥、豆腐、菜末、瘦肉末等,鼓励少量多餐,并注意观察患者进食反应,禁食牛奶、糖类及高脂肪食物。④恢复期患者食欲好转后,可改为软食,逐渐恢复正常饮食,但切忌暴饮暴食,每日应摄入充足的蛋白质、糖类和维生素,以保证足够的热量。对食欲差的患者注意变换口味及食物品种,增加患者的食欲,维持良好的营养状态。

4.病情观察 ①密切观察生命体征,监测体温,每4小时测量1次。②观察神志、面色变化。③观察大便颜色、性状、隐血试验是否阳性、有无便中带血或血便,有无面色苍白、脉搏减弱、血压下降等肠出血、血容量不足的征象。④观察有无肠穿孔的发生:突然发生右下腹剧烈疼痛、腹肌紧张、压痛、反跳痛等腹膜刺激征。⑤观察皮疹性质、数量、部位。

5.对症护理

(1)高热的护理:①保持室内通风换气,空气新鲜。②体温39℃以上高热不退者给予降温。③物理降温措施:温水或酒精擦浴,皮疹患者禁用酒精擦浴,避免刺激皮肤;头部予以冰袋或冷敷;低温盐水灌肠。④物理降温效果不明显时,可遵医嘱采用药物降温,护士应了解退热药的成分,避免发生过敏等反应。⑤高热惊厥者遵医嘱应用人工冬眠疗法。⑥定时监测体温并记录,直至体温恢复正常。

(2)腹胀的护理:①暂停进食牛奶和糖类食物,并注意遵医嘱补充钾盐。②可用松节油热敷腹部及肛管排气。③禁用新斯的明,以免引起剧烈肠蠕动,诱发肠出血或肠穿孔。

(3)便秘的护理:①每日供给足量的液体,调整食谱,恢复期适当下床活动,促使排便通畅。②可用开塞露或温生理盐水低压灌肠协助排便,忌用泻药。

(4)皮肤、口腔护理:①患者出汗后,应用温水擦拭,更换内衣,保持皮肤干燥清洁,预防感染。②协助长期卧床患者翻身,防止发生压疮。③注意口腔清洁,进餐前温水漱口清洁口腔;同时每日常规用生理盐水或复方硼砂溶液清洁口腔3～4次,预防口腔炎症发生。④口腔有溃疡者应用3%过氧化氢溶液洗净后涂冰硼散等,病情危重者给予口腔护理,避免口腔感染。

6.肠出血、肠穿孔的预防和处理 ①指导患者控制饮食和正确排便是预防的关键。恢复期要严格监督饮食量,饮食量应逐渐增加,避免食用生冷、粗糙、质硬、多渣、不容易消化的食物。②养成规律排便习惯,伤寒患者应保证至少隔日排便一次,排便时不宜过分用力,防止因剧烈肠蠕动或腹压过大发生肠穿孔。③入院时常规为患者检查血型,做好抢救用品的准备。④严密观察血压、脉搏、神志变化和便血情况;密切观察有无右下腹剧痛、腹肌紧张、压痛、反跳痛等腹膜刺激征;有无烦躁不安、面色苍白、血压下降等休克症状。如有发生,立即报告医生并马上协助抢救。

7.用药护理 遵医嘱用药并观察药物不良反应。氟喹诺酮类可影响软骨发育,儿童、孕妇、哺乳期妇女应慎用;头孢菌素类应注意有无过敏反应;氯霉素对骨髓有抑制作用,应严格监测血象变化。

8.心理护理 ①提供安全、舒适的环境,多与患者交谈并进行有效地沟通,尊重关心患者,鼓励并耐心倾听患者叙述,对提出的问题给予耐心解释,并尽量协助解决。②了解患者有无焦虑情绪,帮助分析产生的原因,予以针对性的指导和教育,介绍住院环境、生活制度、消毒隔离的目的、方法、要求,解除隔离的标准和时间等。简要说明疾病的发展过程、预后、治疗过程中的注意事项、复发因素等,对患者应表示出理解和同情,使其消除顾虑,解除孤独感,树立战胜疾病的信心。③抢救患者时,护士应积极配合医生及时果断地采取措施,动作迅速、有条不紊、技术熟练,这些会使患者产生信赖和安全感,消除紧张焦虑。护理患者要细致,及时解除患者身体的不适,取得患者的信任与合作。

9.预防和健康教育

(1)对患者及家属的指导:①讲述疾病过程、治疗药物、药物副作用和预后,强调并发症的观察知识和合理饮食的重要性。②嘱咐患者有症状时应立即就诊,以便及时处理。③督促恢复期患者按要求定期复查,以减少复发率及慢性带菌者。

（2）宣传伤寒的预防知识：①隔离患者,消毒患者的排泄物,其食具、便具均应单独使用。②养成良好的个人卫生习惯与饮食卫生习惯,饭前便后洗手,不吃不洁食物,不饮用生水、生奶等。保持良好的居家清洁,消灭苍蝇、蟑螂,防止病从口入,降低伤寒发病率。③预防接种：流行地区对易感者可采用一年 1 次注射,保护率为 70% 左右。④对饮食业从业人员定期检查,及时发现带菌者,并应调离饮食服务业工作,予以及时治疗、监督和管理。

考点: 伤寒的护理措施

六、护理评价

1. 体温是否恢复正常。
2. 患者及家属是否知晓伤寒的相关知识,能否配合治疗。
3. 住院期间并发症能否被及时发现和处理。
4. 有无感染传播。
5. 焦虑、恐惧心理是否减轻或消除。

小结

　　伤寒是伤寒杆菌引起的急性消化道传染病。其临床表现为持续发热、相对缓脉、神经系统和消化道症状、玫瑰疹、肝脾肿大与白细胞减少等,肠出血、肠穿孔为主要的严重并发症。主要采取抗生素及对症治疗。护理问题为体温过高、营养失调、便秘、腹胀、有传播感染的可能、孤独、焦虑、潜在并发症——肠出血或肠穿孔。护理措施为加强消毒与隔离,注意饮食护理,降低体温,密切观察病情变化,及时发现并发症与处理,正确指导预防及进行有效的健康教育。

自测题

单选题

1. 伤寒病理改变最显著的部位是
   A. 肠系膜淋巴结
   B. 肝脏和脾脏
   C. 乙状结肠
   D. 回肠末端的集合淋巴结和孤立淋巴滤泡
   E. 网状内皮系统
2. 伤寒玫瑰疹常出现在病程的
   A. 第 1～6 天　　　B. 第 7～13 天
   C. 第 14～20 天　　D. 第 21～28 天
   E. 第 28 天以后
3. 确诊伤寒最可靠的依据是
   A. 发热及中毒症状,外周血白细胞降低
   B. 粪便培养阳性
   C. 血培养阳性
   D. 胆汁培养有伤寒杆菌生长
   E. 肥达反应"O"抗体＞1：80,"H"抗体＞1：160
4. 对伤寒高热患者的护理,不正确的是

A. 严密监测生命体征
B. 做好皮肤、口腔护理
C. 用大剂量退热剂降温
D. 补充足够营养及水分
E. 记录 24 小时出入量

5. 对伤寒腹胀患者的护理,不正确的是
   A. 用松节油热敷腹部
   B. 肛管排气
   C. 协助轻轻翻身
   D. 可进食糖类饮食
   E. 可轻轻按摩腹部
6. 伤寒的典型临床表现是
   A. 持续发热、脾脏肿大、玫瑰疹、相对缓脉、白细胞减少
   B. 持续发热、脾脏肿大、瘀点、重脉、白细胞减少
   C. 不规则发热、脾脏肿大、玫瑰疹、相对缓脉、白细胞减少

D. 弛张热、脾脏肿大、玫瑰疹、相对缓脉、白细胞减少

E. 以上都不是

7. 伤寒致病的重要因素是

  A. 外毒素   B. 内毒素

  C. 肠毒素   D. 细胞毒素

  E. 神经毒素

8. 对伤寒的诊断与估计病情发展有参考意义的是

  A. 白细胞总数   B. 中性粒细胞数

  C. 嗜碱粒细胞数   D. 单核细胞数

  E. 嗜酸粒细胞数

9. 伤寒最严重的并发症是

  A. 肠结核   B. 肠穿孔

  C. 伤寒性肝炎   D. 伤寒性心肌炎

  E. 便秘

10. 伤寒患者肥达试验阳性反应常开始于病程的

  A. 第1周   B. 第2周

  C. 第3周   D. 第4周

  E. 第5周

11. 伤寒患者的饮食护理中,以下哪项错误

A. 给予易消化、少纤维、营养丰富饮食

B. 发热期间富含维生素的清淡流质饮食

C. 热退1周后可食低渣、半流质或软饭

D. 发热期间尽量少吃易在肠腔内产气的食物

E. 疾病恢复期患者常有饥饿感,不限制饮食量

12. 对于伤寒杆菌下列哪项是错误的

A. 革兰染色阴性

B. 有鞭毛

C. 属沙门菌属

D. 菌体裂解释放外毒素

E. "O"、"H"、"Vi"抗原都能产生相应的抗体

13. 伤寒的传播途径是

  A. 粪—口   B. 呼吸道

  C. 虫媒叮咬   D. 血液

  E. 皮肤黏膜

14. 治疗成人伤寒首选下列哪类抗生素

  A. 大环内酯类   B. β-内酰胺类

  C. 四环素类   D. 氨基糖苷类

  E. 氟喹诺酮类

(李忠明)

第5节　流行性脑脊髓膜炎患者的护理

流行性脑脊髓膜炎(epidemic cerebrospinal meningitis)简称流脑,是由脑膜炎球菌引起的化脓性脑膜炎,临床表现为突起高热、头痛、呕吐、皮肤黏膜瘀点、瘀斑及脑膜刺激征,脑脊液呈化脓性改变。本病经空气飞沫传播,冬春季多见,儿童发病率高于成人。

案例4-5

9岁男孩,因发热、头痛2日,伴频繁呕吐1日,于2005年3月10日入院。体检:体温39℃,脉搏120次/分,呼吸30次/分,血压90/60mmHg,神志清,精神差,右下肢及臀部有散在瘀点、瘀斑,颈有抵抗感,心、肺无异常发现,腹部平软,凯尔尼格征阳性,布鲁津斯基征阳性。实验室检查:血白细胞25×10⁹/L;脑脊液外观浑浊,白细胞0.89×10⁹/L,多核细胞0.94,单核细胞0.06,蛋白质0.72g/L,糖1.4mmol/L,氯化物92mmol/L。

问题: 1. 根据以上病情你考虑患儿感染了哪种疾病?

      2. 可提出哪些护理诊断及医护合作性问题?

      3. 列出主要的护理措施。

一、疾病概述

(一)病原学及发病机制

1. **病原学**　脑膜炎球菌属奈瑟菌属,革兰染色阴性,肾形,多成对排列。存在于带菌者的鼻咽部及患者的血液、脑脊液、皮肤黏膜的瘀点、瘀斑中。根据细菌表面特异性多糖抗原的

不同,该菌可分为 13 个血清群,以 A、B、C 三群最多见,国内流行以 A 群为主,近年也出现过 C 群的流行。脑膜炎球菌在人体内裂解释放的内毒素是主要致病因素。本菌在体外生存能力极弱,对寒冷、热、干燥及常用消毒剂均敏感,且可产生自溶酶,在体外易溶解死亡,故标本采集后须注意保暖并及时送检。

2. 发病机制　脑膜炎球菌自鼻咽部入侵,人体免疫力较弱,细菌就在鼻咽部繁殖,少数引起上呼吸道感染症状,大多成为无症状带菌者;人体免疫力明显低下或细菌毒力过强,细菌从鼻咽部侵入血液,形成菌血症或败血症,再突破血-脑屏障侵犯脑脊髓膜,形成化脓性脑膜炎。

败血症时,细菌在血液中繁殖并释放内毒素,引起局部小血管的出血、坏死、细胞浸润及栓塞,而出现皮肤黏膜瘀点、瘀斑。若细菌在血液中大量繁殖产生大量内毒素引起急性微循环障碍、感染性休克和弥散性血管内凝血,导致皮肤与内脏血管的广泛损害,临床上表现为休克和皮肤大片瘀斑,称为暴发型流脑休克型。

化脓性脑膜炎的病变部位主要在软脑膜及蛛网膜,脑膜血管受损,纤维蛋白、白细胞和血浆外渗,致脑脊液浑浊,并引起颅内压升高和脑膜刺激症状。若细菌释出的大量内毒素引起脑微循环障碍和脑实质充血、水肿及化脓性炎症,导致颅内压显著升高,水肿的脑组织可向枕骨大孔或天幕裂孔移位,形成脑疝、呼吸衰竭甚至死亡,称为暴发型流脑脑膜脑炎型。如图 4-7 所示。

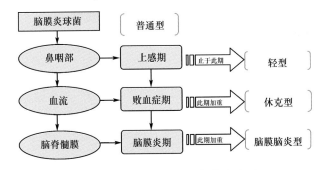

图 4-7　流脑的发病机制与临床分型

（二）流行病学

1. 传染源　带菌者和患者为本病的传染源。流行期间带菌者较多,是最重要的传染源。患者从潜伏期末至发病后 10 日均有传染性。

2. 传播途径　本病主要经空气飞沫传播,婴幼儿可通过密切接触如同睡、怀抱、喂乳等传播。

3. 人群易感性　人群普遍易感,病后可获得持久免疫力,本病隐性感染率高,人群大多通过隐性感染而获得免疫力。

4. 流行特征　全年均可发病,但冬春季多见,3～4 月份为发病高峰。发病年龄以 15 岁以下儿童居多,婴幼儿从 2～3 个月开始,6 个月至 2 岁小儿发病率最高,以后随年龄增长逐渐下降。

考点:流脑流行过程的三个环节

（三）临床表现

潜伏期 1～7 日,一般为 2～3 日。临床类型有普通型、暴发型和轻型。

1. 普通型流脑　最多见,按其发展过程,通常分为四期。

（1）上呼吸道感染期:多数患者无此期表现,少数有咽痛、鼻咽部充血及分泌物增多等上呼吸道感染症状,一般持续1～2日。

(2)败血症期:突起畏寒、高热、乏力、头痛,伴恶心呕吐、精神萎靡等毒血症状。幼儿常有惊厥、哭闹。皮肤黏膜有瘀点或瘀斑(图4-8),病情严重者瘀点、瘀斑迅速扩大或融合成片(图4-9),中央因血栓形成而出现紫黑色坏死或大疱。病后2日左右,约10%的患者口鼻周围出现单纯疱疹。一般1～2日后发展为脑膜炎期,也有终止于此期者。

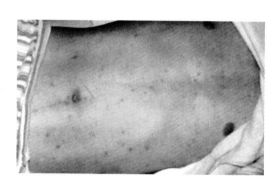

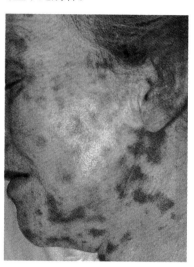

图4-8 流脑患者皮肤瘀点　　　　图4-9 流脑患者皮肤瘀斑

(3)脑膜炎期:此期除有败血症期的表现外,突出表现为剧烈头痛,频繁呕吐,脉搏减缓,烦躁不安,甚至谵妄、昏迷等颅内压升高症状和颈项强直、凯尔尼格征及布鲁津斯基征阳性等脑膜刺激征。如经及时治疗,患者通常在2～5日内进入恢复期。婴幼儿因中枢神经系统发育尚不成熟,临床表现不典型,脑膜刺激征不明显,多表现为哭闹,皮肤感觉过敏及惊厥等。可有咳嗽等呼吸道症状和拒乳、呕吐、腹泻等消化道症状。前囟未闭者大多饱满隆起,但有时因频繁呕吐失水,囟门可无明显改变。

考点:普通型流脑的临床表现

(4)恢复期:体温逐渐正常,意识转清,脑膜刺激征消失,瘀点、瘀斑吸收或结痂,一般在1～3周内痊愈。

2. 暴发型流脑　起病急,病情凶险,若不及时抢救,病死率高。一般分3型。

(1)休克型:多见于儿童。突起寒战高热,呕吐,精神极度委靡。全身出现广泛瘀点、瘀斑,且迅速融合成大片。面色苍灰,唇周及指端发绀,四肢厥冷,皮肤呈花纹状,脉搏细速,血压下降,甚至测不出。可无脑膜刺激征,脑脊液大多清亮,血培养脑膜炎球菌常为阳性。

(2)脑膜脑炎型:亦多见于儿童。除具有严重的中毒症状外,主要表现为脑实质损害引起的颅内压升高症状,剧烈头痛,烦躁不安,喷射状呕吐,反复惊厥,迅速陷入昏迷,锥体束征常阳性。严重者出现脑疝、呼吸衰竭。

考点:流脑的临床类型

(3)混合型:兼有上述2型的临床表现,病情极严重,病死率可高达80%。

3. 轻型　多见于流行后期,好发于年长儿及青少年,临床表现轻微,患者可有低热、咽痛等上呼吸道感染症状和皮肤黏膜少量细小出血点,多数可不治自愈。

(四)治疗要点

1. 一般治疗　呼吸道隔离,卧床休息。流质饮食,注意补充液体和电解质,保持每日尿量在 1000ml 以上。做好皮肤及黏膜的护理。

2. 病原治疗　首选青霉素,脑膜炎球菌对青霉素极敏感,大剂量注射可使脑脊液达到有效杀菌浓度,每日 20 万～40 万 U/kg,分次静脉滴注,5～7 日为一疗程。对青霉素过敏者可选用氯霉素、头孢菌素等抗生素药物。

3. 对症治疗

(1) 高热:物理降温为主,必要时使用药物降温。

(2) 休克:休克型流脑要迅速纠正休克,包括扩充血容量、纠正酸中毒、改善微循环、减轻毒血症状、抗 DIC 等治疗措施。

(3) 颅内压升高:脱水剂甘露醇和利尿剂呋塞米交替使用迅速降低颅内压,防止脑疝。

(4) 呼吸衰竭:密切观察病情,发生呼吸衰竭及时抢救,给氧,吸痰,使用山梗菜碱、二甲弗林(回苏灵)或尼可刹米等呼吸中枢兴奋剂,必要时做气管插管或气管切开给予人工辅助呼吸。

考点: *流脑的治疗要点*

二、护 理 评 估

(一)流行病学资料

了解当地流脑疫情,询问有无与流脑患者密切接触史,近期是否接种过流脑疫苗,既往是否患过流脑。同时注意患者的发病季节和发病年龄。

(二)身心状况

1. 症状评估　注意询问早期是否有发热、咽痛等上呼吸道感染情况,重点评估随后出现的突发高热、头痛、呕吐、皮肤黏膜瘀点、瘀斑,及剧烈头痛、喷射性呕吐、意识障碍等症状。

2. 护理体检　注意有无皮肤黏膜瘀点、瘀斑及脑膜刺激征、锥体束征、休克体征等。检查婴幼儿时注意前囟是否隆起。注意观察生命体征、神志及瞳孔变化。

3. 心理社会状况　本病起病急,病情重,短期内变化迅速,常使患者或家属感到恐惧、焦虑;败血症和休克使患者迅速出现精神委靡。评估时注意了解患者及家属对疾病的发生、发展、流行及预防等方面的认识情况。

(三)辅助检查资料

1. 血常规　白细胞总数明显增加,一般在$(15～30)×10^9$/L,中性粒细胞占80%～90%。

2. 脑脊液检查　压力增高,外观混浊或脓样,细胞数在$1000×10^6$/L以上,以中性粒细胞为主,蛋白含量显著增高,而糖和氯化物含量明显降低。

3. 细菌学检查　皮肤瘀点处穿刺液或脑脊液沉渣涂片染色直接镜检,可查到脑膜炎球菌;或在使用抗菌药物前取血液或脑脊液培养脑膜炎球菌。细菌学检查阳性可确诊。

4. 血清学检测　血清或脑脊液中的脑膜炎球菌特异性抗原及血清中的特异性抗体可呈阳性。

三、护理诊断及医护合作性问题

1. 体温过高　与脑膜炎球菌感染有关。

2. 有皮肤黏膜完整性受损的危险　与皮肤黏膜瘀点、瘀斑有关。

3. 组织灌注量改变　与内毒素导致微循环障碍有关。

4. 潜在并发症:颅内高压、脑疝。

考点: *流脑的主要护理诊断*

四、护　理　目　标

1. 体温维持于正常范围。
2. 皮肤无破溃,瘀点、瘀斑消失。
3. 血压稳定,组织灌注量正常。
4. 意识清楚,头痛、呕吐减轻或消失,无并发症发生。
5. 患者及家属了解流脑的相关知识,心理健康。

五、护　理　措　施

1. 消毒与隔离　按呼吸道隔离至体温正常、症状消失后3日或不少于发病后7日。病室安静清洁,空气新鲜流通,定期紫外线消毒。

2. 休息与体位　患者应卧床休息,采取舒适体位,并注意保暖。向患者及家属解释疾病症状及治疗方法,消除患者紧张、焦虑等不良心理反应。

3. 饮食　给予营养丰富、清淡可口、易消化的流质或半流质饮食,鼓励患者多饮水,并协助进餐。频繁呕吐不能进食者应静脉补充营养。昏迷者给予鼻饲。

4. 对症护理

(1) 高热的护理:高热时给予物理降温,如冷敷头部及大动脉,32～36℃温水擦浴;体温过高,头痛重者遵医嘱给予解热镇痛剂;高热反复惊厥者遵医嘱给予亚冬眠疗法。

(2) 瘀点、瘀斑的护理:观察和评估瘀点、瘀斑的部位、大小及消长情况;加强皮肤护理,如保持床铺清洁平整和皮肤清洁干燥;保护瘀点、瘀斑部位避免受压、摩擦、搔抓等,必要时可垫以气垫或空心圈;瘀斑破溃后,以生理盐水洗净局部,并涂抗生素软膏,防止继发感染。

5. 病情观察　①注意密切观察生命体征及皮肤瘀点、瘀斑情况,如发现面色苍白、四肢厥冷、发绀、皮肤呈花斑状、血压下降,或瘀点、瘀斑迅速融合成片,应立即报告医生并按休克患者进行护理。如出血情况严重,血小板减少,疑有DIC者,应备好肝素和鱼精蛋白,及时按医嘱进行抗凝治疗。肝素静脉滴注时应注意滴速缓慢,并且不能和其他药物混合。必要时按医嘱输注鲜血、血浆和凝血酶原复合物以补充消耗的凝血因子。②注意观察意识状况,发现意识障碍加重,瞳孔对光反射迟钝,双目凝视,两侧瞳孔不等大等颅内高压、脑疝征象或者呼吸快慢深浅不均,呈双吸气、叹息样等中枢性呼吸衰竭表现,应立即报告医生,遵医嘱使用脱水剂和呼吸兴奋剂。若患者呼吸停止,应配合医生气管切开、气管插管,施行人工呼吸。

6. 用药护理　遵医嘱使用有效抗菌药物,注意观察疗效及副作用。如使用青霉素治疗,应询问过敏史并进行皮试,注意用药剂量、给药次数、间隔时间等。如使用氯霉素治疗,应密切注意有无骨髓抑制等不良反应。

7. 腰椎穿刺术后护理　脑脊液标本要注意保暖、防止污染并及时送检。患者术后应去枕平卧4～6小时,预防因低颅内压引起的头痛。

8. 预防和健康教育　①开展有关预防流脑的宣传教育,如保持室内通风,流行季节尽量避免到人群密集的公共场所,6个月至15岁的易感人群应接种流脑疫苗。②流行期间应重点宣讲流脑的主要临床表现、预后等,提醒社区居民在冬春季节发现小儿有感冒症状,尤其是高热、头痛、呕吐、颈项强直、皮肤瘀点等,应及时就诊。③患者应住院治疗,密切接触者可服用磺胺嘧啶(SD)进行预防。④少数留有神经系统后遗症的患者,应指导其家属帮助患者进行功能锻炼和按摩等,以促进患者尽早康复。

护考链接

流脑的护理措施

患儿,男,5岁。因发热、头痛2天入院。入院后精神委靡,出现喷射性呕吐2次。查体:体温39.5℃,前囟膨隆。脑脊液检查:外观浑浊、压力高。血象:白细胞高,以中性粒细胞为主。

问题:

1. 该患儿可能患

A. 化脓性脑膜炎　B. 高热惊厥　C. 病毒性脑膜炎　D. 病毒性脑炎　E. 结核性脑膜炎

2. 针对该患儿采取的护理措施,错误的是

A. 保持病室温度在18～22℃,湿度50%～60%　B. 体温超过38.5℃时给予物理降温

C. 不能进食者给予鼻饲　D. 及时更换潮湿的衣服,脱衣时先脱患侧,再脱健侧

E. 严密观察患儿生命体征、神志、瞳孔的变化

解析:1. 答案为A。患儿脑脊液外观浑浊,血常规白细胞高,中性粒细胞为主提示化脓性脑膜炎。

2. 答案为D。为保护患侧,在给患儿更换衣服时,脱衣应先脱健侧再脱患侧,穿衣应先穿患侧再穿健侧。

六、护 理 评 价

1. 患者体温是否正常。

2. 皮肤瘀点、瘀斑是否消退,有无破溃或感染。

3. 组织灌注量有无改变或是否恢复。

4. 有无并发症发生。

5. 患者是否已了解本病的相关认识,是否心理健康。

小结

流行性脑脊髓膜炎简称流脑,是由脑膜炎球菌引起的一种化脓性脑膜炎,主要经空气飞沫传播,冬春季小儿多发。临床上以普通型多见,主要表现为高热、头痛、皮肤黏膜瘀点、瘀斑及脑膜刺激征。婴幼儿偶可出现暴发型。临床治疗以抗菌和对症处理为主。临床护理问题主要是体温过高、皮肤黏膜完整性受损、组织灌注量改变及颅内高压、脑疝等潜在并发症。护理措施应以加强皮肤护理,密切观察病情,及时发现并发症和正确指导预防及进行有效的健康教育为重点。

自测题

单选题

1. 流脑的传染源以哪项为主

A. 无症状带菌者　　　　　B. 患者

C. 潜伏性感染者　　　　　D. 隐性感染者

E. 慢性患者

2. 流脑主要传播途径是

A. 消化道传播　　　　　　B. 呼吸道传播

C. 虫媒传播　　　　　　　D. 血液体液传播

E. 接触传播

3. 流脑败血症期的特征性表现是

A. 皮肤瘀点或瘀斑　　　　B. 皮肤荨麻疹

C. 带状疱疹　　　　　　　D. 皮肤瘙痒

E. 斑丘疹

4. 患儿,女,1岁,诊断为化脓性脑膜炎,因频繁抽

搐急诊入院。入院时,全身肌肉痉挛,双手握拳,两眼上翻,牙关紧闭,口吐白沫,有痰鸣,头向后仰,首要的护理措施是

A. 针刺人中穴

B. 密切观察体温变化

C. 立即输注抗生素控制感染

D. 静脉输注 20%甘露醇防止脑水肿

E. 清除口鼻腔分泌物,保持呼吸道通畅

5. 患儿,1岁,因化脓性脑膜炎入院,遵医嘱静脉注射 20%甘露醇降低颅内压。错误的操作是

A. 每次用药前检查药液有无结晶

B. 若有结晶需加热使其消失后再用

C. 注射时勿使药液漏到血管外

D. 不与其他药物混合推注

E. 先缓慢推注后静脉滴注

6. 流脑患者体温过高的护理措施中,下列哪项不正确

A. 密切观察病情

B. 给予冰敷降温

C. 给予乙醇擦浴降温

D. 必要时给予解热镇痛剂

E. 必要时给予亚冬眠疗法

7. 10岁女孩,突起高热、寒战,伴精神委靡、面色苍白、口唇发绀、四肢冰冷、血压 30/0mmHg,脉搏细弱,全身皮肤散在性瘀斑。医生诊断为"流脑",你认为是哪种临床类型

A. 轻型   B. 普通型

C. 休克型   D. 脑膜脑炎型

E. 混合型

（张花荣）

第 6 节　猩红热患者的护理

　　猩红热(scarlet fever)是由 A 组 β 型溶血性链球菌引起的急性呼吸道传染病。临床表现为发热、咽峡炎、全身弥漫性猩红色点状皮疹及疹后脱屑。少数患者可引起风湿病、肾小球肾炎和关节炎等变态反应性病变。本病冬春季多见。

案例4-6

　　女性患儿,5岁。昨日突然发热 39.5℃,咽痛明显,今发现躯干、四肢有密集细小的红色丘疹,有痒感,面部潮红无疹。心、肺正常,腹软,肝肋下未触及,神经系统检查正常。临床初步诊断为猩红热。

问题:1. 根据患儿病情列出主要护理诊断。

　　　2. 对该患儿应采取哪些护理措施?

　　　3. 为患儿家长进行预防猩红热的健康指导。

一、疾病概述

（一）病原学及发病机制

　　1. 病原学　A 族 β 型溶血性链球菌,革兰染色阳性,呈球形或卵圆形链状排列。目前已知 A 族溶血性链球菌有 60 多个型,引起猩红热的以 27、11、28、1、26、12、3 和 2 型等较为多见。构成菌体成分的 M 蛋白和细菌荚膜是链球菌致病的重要因素,可抵抗机体白细胞的吞噬作用,M 蛋白还对中性粒细胞和血小板具有免疫毒性作用。A 组链球菌大多数可产生毒素和酶类,其中红疹毒素可产生猩红热皮疹和发热症状,还可抑制吞噬系统功能;溶血素"O"和"S"能破坏红细胞、白细胞、血小板并能引起组织坏死;透明质酸酶可溶解组织间质的透明质酸,使细菌利于在组织内扩散;链激酶可阻止血液凝固或溶解已凝固的血块。

A 族 β 型溶血性链球菌对外界抵抗力较弱,不耐热,加热 56℃ 30 分钟即被杀死,在 0.2%～0.5% 升汞或 0.5% 苯酚溶液中 15 分钟即死亡。但在痰及脓液中可生存数周。

2. 发病机制　A 组链球菌侵入人体后,在咽部黏膜及局部淋巴组织不断增殖产生毒素和细胞外酶,使机体发生 3 种病变。

(1) 化脓性病变:病原体通过 M 抗原黏附作用引起咽峡炎、化脓性扁桃体炎,少数重症患者细菌侵入血流,出现败血症及迁徙性化脓病灶。

(2) 中毒性病变:红疹毒素自局部进入血循环后,引起发热、头痛等全身中毒症状和典型的猩红热样皮疹。肝、脾、淋巴结、心、肾等可有不同程度的炎症,严重者有坏死。

(3) 变态反应性病变:个别病例可在发病第 2～3 周时出现心、肾、滑膜组织等处非化脓性炎症。

(二) 流行病学

1. 传染源　患者和带菌者。正常人鼻咽部、皮肤可带菌。猩红热患者自发病前 24 小时至疾病高峰时期的传染性最强,脱皮时期的皮屑无传染性。

2. 传播途径　主要是空气、飞沫传播。偶可通过污染的牛奶或其他食物传播。个别情况下,病菌可由皮肤伤口或产妇产道侵入,而引起"外科猩红热"或"产科猩红热"。

3. 人群易感性　人群普遍易感,感染后可产生两种免疫力。①抗菌免疫力:感染后产生抗 M 蛋白的抗体,能消除 M 蛋白抗原对机体吞噬功能的抵抗作用;②抗毒免疫力:感染后产生抗红疹毒素的抗体,但不同抗原性的红疹毒素间无交叉免疫。

4. 流行特征　全年均可发病,但以冬春季多见。5～15 岁为好发年龄。

考点: 猩红热的流行病学特点

(三) 临床表现

潜伏期 1～12 天,一般为 2～5 天,此期细菌在鼻咽部繁殖。

1. 普通型　起病急骤,以发热、咽痛、头痛、全身不适、呕吐为早期症状。猩红热三大特征性表现为发热、咽峡炎、典型皮疹。

(1) 发热:多为持续性,体温达 38～40℃,年龄小的婴幼儿起病时可发生惊厥或谵妄。

(2) 咽峡炎:咽部初感干燥,后出现咽痛,吞咽时加剧。扁桃体充血肿大,局部可有灰白色点片状渗出物,易于拭去,可伴有颈部淋巴结肿大、压痛。

(3) 皮疹:大多在发病第 2 天出现皮疹,始于耳后、颈及上胸部,24 小时内蔓延及躯干和四肢。典型皮疹是在皮肤弥漫性充血的基础上,出现均匀分布、针尖大小、暗红色的丘疹,压之褪色(图 4-10)。亦有与毛囊一致的皮疹,称为"鸡皮疹"。少数患者可见带有小水疱或黄白色脓头且不易溃破,称为"粟粒疹"(图 4-11)。严重者可出现出血性皮疹。在皮肤皱褶处,如肘窝、腋窝、腘窝、腹股沟等处,因皮肤摩擦受压引起暗红色线状出血疹,称为"帕氏线"(Pastia 线)。颜面部仅见充血但无皮疹,口周鼻部周围充血不明显,也无皮疹,显得苍白,故称"口周苍白圈"(图 4-12),98% 的患者有此体征。皮疹多在 48 小时达到高峰,后按出疹顺序开始消退,2～3 天退尽,重者可持续 1 周。发病的第 1 周末开始出现皮肤脱屑。脱屑部位的先后顺序与出疹顺序一致,先颈、胸而

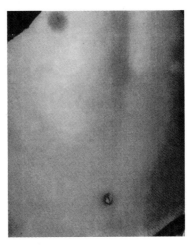

图 4-10　猩红热皮疹

后四肢。皮疹越多越密集则脱屑越明显(90％的患者有脱屑)。面颈部多为细屑,躯干四肢常为小鳞片状,手掌足掌多为大片状脱皮。经2~4周脱完,无色素沉着。如能早期正确治疗,出疹轻者可无明显脱屑。

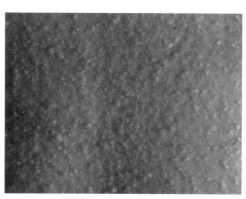

图 4-11　猩红热粟粒疹　　　　图 4-12　猩红热口周苍白圈与草莓舌

与出疹同时出现舌乳头肿胀,初期舌覆白苔,红肿的舌乳头突出在白苔之外,称为"草莓舌",2~3天后,舌苔脱落露出光滑肉红色的舌面和红肿的舌乳头,称为"杨梅舌",一般 7 天左右消退,约半数以上患者可以见到这一征象(图 4-12)。

2. 轻型　近年多见,全部病程中缺乏特征性症状。表现为轻、中度发热,咽峡炎轻微,皮疹稀少,疹退后脱屑不明显,病程短,但仍可能继发变态反应并发症。

3. 中毒型　近年本型少见,临床表现为明显毒血症症状,起病急,高热、惊厥、呕吐、神志不清,可出现感染性休克、中毒性心肌炎、中毒性肝炎等。皮疹较重,可见明显出血点。

4. 脓毒血症型　本型罕见,除临床症状较重外,伴有化脓性播散病灶。

5. 外科型及产科型　其传播途径不是通过呼吸道,而是以外科伤口或产道侵入,皮疹始于伤口或产道周围,伤口培养可获得致病菌。无咽峡炎,一般中毒症状较轻。

6. 并发症　初期由链球菌直接侵犯附近组织引起化脓性炎症,常见有化脓性中耳炎、乳突炎、鼻窦炎、淋巴结炎、颈部软组织炎及败血症等。中毒性并发症多见于重型患者,表现为中毒性关节炎、中毒性肝炎、中毒性胃肠炎或心肌炎等,此类并发症持续时间较短。变态反应性并发症以急性肾小球肾炎较常见,多发生在病期第 3 周时,与猩红热本身轻重程度无关,还可引起风湿热、风湿性关节炎及风湿性心脏病。

考点: 猩红热典型临床表现

(四)治疗要点

强调早期彻底治疗,防止并发症。

1. 抗生素治疗　抗生素药物首选青霉素。对青霉素过敏者,可选用红霉素、罗红霉素、阿奇霉素、克林霉素等。

2. 并发症治疗　针对风湿病、肾小球肾炎和关节炎应采取相应治疗。

二、护 理 评 估

(一)流行病学资料

询问有无与猩红热患者接触史,注意患者的居住环境是否潮湿、空气不流通等。

（二）身心状况

1. 症状评估　询问有无发热、咽痛、头痛及皮疹病史。

2. 护理体检　重点检测体温,有无发热;咽部有无充血及是否覆盖脓性分泌物,腭部有无充血及出血黏膜疹,舌质及舌苔变化;注意是否在充血的皮肤上有猩红色皮疹,皮疹的出现时间、部位、性质等,有无疹退脱屑现象。

3. 心理社会状况　在疾病恢复期由于患病皮肤大片脱屑,患者担心外表形象可引起恐惧、焦虑;社会人群对本病认知度较低,注意患者有无被躲避而产生孤独和无助感。

（三）辅助检查资料

1. 细菌培养　咽拭子培养出 A 组 β 型溶血性链球菌,阳性率较高,可明确诊断。

2. 血象　发病早期白细胞总数增高,为 $(10\sim 20)\times 10^9$,分类中性粒细胞可达 80% 以上。

3. 其他辅助检查　多价红疹毒素试验又称 Dick 试验,对疑诊患者皮内注射 0.1ml 红疹毒素,24 小时后检测结果,如注射部位红肿超过 1cm 为阳性。发病早期呈阳性,而恢复期转为阴性,阳性提示无抗毒免疫力,对猩红热易感,而阴性表示有抗毒免疫力。

三、护理诊断及医护合作性问题

1. 体温过高　与 β 型溶血性链球菌感染有关。

2. 皮肤完整性受损　与细菌产生红疹毒素引起皮肤损害有关。

3. 潜在并发症:急性肾小球肾炎　与变态反应有关。

4. 疼痛:咽痛　与咽及扁桃体炎症有关。

5. 有传播感染的危险　与病原体传播有关。

四、护理目标

1. 体温恢复至正常。

2. 维持皮肤完整性。

3. 不发生并发症,或发生并发症时能及早发现并及时处理。

五、护理措施

1. 消毒与隔离　呼吸道隔离至患者临床症状消失后 1 周,咽拭子培养连续 3 次阴性。对猩红热密切接触者应医学观察 7 天。本病流行期间,儿童机构内对有咽峡炎、扁桃体炎的患儿也应按猩红热隔离治疗。

2. 休息与体位　病房保持通风良好,室温一般维持在 18～20℃ ,湿度一般维持在 60% 左右,发热期间卧床休息。

3. 饮食与营养　发热期间给予高热量、高蛋白、高维生素以及易消化的流质或半流质饮食,并保证有足够的液体摄入量。

4. 病情观察　应注意观察体温变化、咽痛症状、咽部分泌物变化及皮疹变化。警惕并发症的发生,观察有无其他部位化脓性病灶,注意定时检查尿常规,及时发现肾脏损害。

5. 对症护理

（1）发热:高热患者可采用物理降温,禁用酒精擦浴,以避免对皮肤的刺激。对持续高热物理降温效果不明显者可遵医嘱予以药物降温。

（2）皮疹:保持皮肤清洁,可用温水清洗皮肤(忌用肥皂水)。出疹期间如有皮肤瘙痒,可局部涂炉甘石洗剂,忌穿着化纤类织物内衣,应选择纯棉、透气良好的织物,以免加重痒感。退疹期皮肤脱屑时,应让其自然脱落,嘱患者忌用手剥脱,局部可涂凡士林或石蜡油。

（3）咽痛:注意口腔卫生,常规口腔护理,咽痛明显者可用氯己定或复方硼砂溶液漱口,口含西地碘或其他喉含片。

6. 用药护理　应用青霉素及其他抗生素治疗时,注意观察疗效及有无变态反应或胃肠道副作用。

7. 心理护理　了解患者有无焦虑情绪,帮助分析产生的原因,有针对性地进行教育和指导,介绍疾病的发展过程、预后以及治疗过程中的注意事项,使其消除顾虑,解除孤独感,树立战胜疾病的信心。

8. 预防和健康教育　①进行预防本病的健康教育,采取综合性预防措施;②轻型患者可在家中隔离治疗及护理,应向患者及家属讲解猩红热的临床表现、治疗药物及疗程,对发热和皮疹的护理方法、选择营养丰富的流质或半流质饮食等给予具体指导;③在病程第2～3周易出现并发症,其中以急性肾小球肾炎多见,指导患者每周查1次尿常规,以便及时发现,早期治疗。

考点:猩红热的护理措施

六、护　理　评　价

1. 体温是否降至正常。

2. 皮肤是否恢复完整,无感染发生。

3. 有无并发症出现。

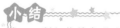 小结

　　猩红热是由 A 组 β 型溶血性链球菌引起的急性呼吸道传染病,主要经空气、飞沫传播。临床特征为发热、咽峡炎、全身弥漫性猩红色点状皮疹及疹退后明显脱屑。少数患者可引起肾小球肾炎、风湿病、关节炎等变态反应性疾病。治疗以抗菌治疗为主,主要护理问题是体温过高、皮肤完整性受损、潜在并发症——急性肾小球肾炎。护理措施包括消毒隔离,降温,抗生素应用,皮肤护理及防治并发症。

自测题

单选题

1. 猩红热的病原体为

　A. 乙型溶血性链球菌　　B. 百日咳杆菌

　C. 腮腺炎病毒　　D. 水痘-带状疱疹病毒

　E. 麻疹病毒

2. 对猩红热密切接触者应医学观察

　A. 1周　　　　　　　B. 2周

　C. 3周　　　　　　　D. 4周

　E. 5周

3. 猩红热帕氏线（Pastia线）多见于

　A. 腋下、肘窝　　　　B. 耳后、颈部

　C. 胸、背部　　　　　D. 腹部

　E. 四肢

4. 猩红热患者高热时,可采取下述护理措施,但除外

　A. 头部冷敷　　　　　B. 温水擦浴

　C. 冷盐水灌肠　　　　D. 酒精擦浴

　E. 口服退热剂

5. 猩红热皮疹的特点是

　A. 鸡皮样斑丘疹

　B. 鸡皮样丘疹,压之褪色

　C. 疱疹

D. 斑疹

E. 成簇状丘疹

6. 猩红热并发急性肾小球肾炎多见于发病的

　A. 4～5 周　　　　　B. 2 周

　C. 3 周　　　　　　D. 6～8 周

　E. 2～3 周

7. 猩红热的临床表现中,应除外

　A. 急性肾小球肾炎　B. 发热

　C. 化脓性咽峡炎　　D. 退疹后脱皮

　E. 全身弥漫性猩红热皮疹

8. 治疗猩红热时抗生素首选

　A. 头孢曲松　　　　B. 青霉素

　C. 阿米卡星　　　　D. 万古霉素

　E. 庆大霉素

9. 男性患儿,5 岁,猩红热病后 20 天,出现眼睑水肿,尿呈茶色,血压 130/100mmHg,护士考虑该患儿可能发生了

　A. 喉炎　　　　　　B. 肾小球肾炎

　C. 心肌炎　　　　　D. 风湿热

　E. 支气管炎

10. 女性患儿,6 岁,因发热 2 天,体温 39℃,咽痛,咽部有脓性分泌物,全身可见针尖大小的皮疹,全身皮肤鲜红,被诊断为猩红热,护士健康指导正确的是

　A. 高热时酒精擦浴

　B. 病原菌为带状疱疹病毒

　C. 脱皮时可涂凡士林或石蜡油

　D. 大片脱皮时可让患儿用手撕掉

　E. 隔离至一次咽拭子培养阴性

（李忠明）

第 7 节　布氏菌病患者的护理

布氏菌病(brucellosis)又称波状热,是由布氏杆菌引起的人畜共患传染病,临床上以长期发热、多汗、关节痛、肝脾肿大为特征。本病易转为慢性,复发率高,属于我国当前的重大动物疫病,在法定传染病中列为乙类传染病。

案例4-7

患者,男,52 岁。因间断发热 7 个月于 2006 年 10 月 11 日入院。患者 2006 年 3 月开始出现间断发热,以夜间为主,伴大汗,乏力,无其他不适,当地医院按"感冒"治疗,效果不佳。体温高达 40℃,中药治疗降至 37℃左右,停药后又复高热。既往有养羊史,入院诊断:发热待查。查体:体温 39.6℃,余无阳性体征。实验室检查:血常规,白细胞 $4.8×10^9$/L,中性粒细胞 0.75,红细胞 $5.22×10^{12}$/L,血小板 $144×10^9$/L;血生化全套、凝血功能、免疫球蛋白均正常;外斐反应、肥达反应、血培养、HIV、PPD 实验阴性;布氏杆菌凝集实验阳性,滴度＞1：400。

问题: 1. 患者感染了哪种疾病?

　　　2. 可提出哪些护理诊断?

　　　3. 列出主要的护理措施。

一、疾　病　概　述

（一）病原学及发病机制

1. **病原学**　布氏杆菌为革兰阴性的短小球杆状菌,菌体无鞭毛,不形成芽胞。布氏杆菌属分为羊、牛、猪、绵羊附睾、沙林鼠和犬等 6 个种,其致病力以羊种菌最强,细菌裂解释放的内毒素是主要的致病因素。布氏杆菌在自然环境中存活力强,在病畜皮毛、乳汁、内脏中能存活 4 个月左右,耐低温,但对热、紫外线及消毒剂敏感。加热 60℃,日光照射 10～20 分钟或 3‰漂白粉澄清液数分钟均可灭活。

考点：布氏杆菌的主要致病因素

2. 发病机制　布氏杆菌经皮肤或黏膜侵入人体后被吞噬细胞吞噬，随淋巴液进入局部淋巴结，若人体免疫功能强，细菌被消灭，不出现临床症状而成为隐性感染；若免疫力低下，细菌在局部繁殖后侵入血流，释放内毒素引起毒血症状。细菌随血流播散至全身，主要在肝、脾、骨髓、淋巴结等处繁殖，形成多发性病灶，部分细菌被释放入血，多次进入血流引起毒血症状加重，导致复发，使发热呈波浪型，并可累及神经、运动、泌尿生殖等系统而出现相应症状。

（二）流行病学

1. 传染源　患病的羊、牛、猪等家畜类是本病的主要传染源，病原菌存在于病畜的脏器、尿、乳、产道分泌物及羊水中。

2. 传播途径　人主要经皮肤黏膜接触病畜的排泄物、分泌物、脏器、皮毛等感染，也可通过消化道如进食病畜的未煮熟的奶、肉等感染，或者经呼吸道吸入含病原菌的气溶胶而感染。

3. 人群易感性　人群普遍易感，感染后可获较强免疫力。不同种布氏杆菌有交叉免疫，再次感染发病者较少。

考点：布氏菌病的流行病学要点

4. 流行特征　本病主要发生在牧区，一年四季均可发病，以春末夏初家畜繁殖季节较多，发病年龄以青壮年为主，职业特征明显，兽医、牧民及屠宰业、皮毛加工业从业人员是本病的高发人群。

（三）临床表现

本病临床表现多样，可分为急性期和慢性期两个阶段。潜伏期一般1～3周。

1. 急性期

（1）发热：患者多出现不规则的发热。典型病例呈波浪热型。部分患者可出现高热，高热时可无明显不适，体温下降后，自觉症状反而加重。

（2）多汗：患者多在夜间或凌晨退热时出现大汗淋漓，出汗后常感到全身软弱无力，甚至发生虚脱。

（3）关节疼痛：常发生于膝、腰、肩、髋等大关节，急性期可呈游走性，随病情发展，疼痛可固定发生在某个或几个关节。

（4）神经系统症状：患者常出现神经痛，以坐骨神经和腰骶神经疼痛多见。少数患者还可发生脑膜脑炎、脊髓炎等。

（5）泌尿生殖系统症状：男性患者可出现睾丸炎、附睾炎、前列腺炎等症状。女性患者可发生卵巢炎、输卵管炎及子宫内膜炎等，偶可导致流产。还可发生特异性乳腺炎，表现为乳腺肿胀但无压痛。少数患者还可发生肾炎、膀胱炎等。

（6）肝、脾及淋巴结肿大：多数患者可见。淋巴结肿大常见于腋下或腹股沟处，肿大的淋巴结一般无明显疼痛，可自行消散。

考点：布氏菌病的主要临床表现

2. 慢性期　病程超过1年的患者，则进入了慢性期。症状多不明显，患者主要表现为长期低热或无热、乏力、多汗、固定或反复发作的关节疼痛、肌肉疼痛，常伴有精神抑郁、失眠、注意力不集中等精神症状。

（四）治疗要点

1. 急性期的治疗

（1）一般治疗：患者应卧床休息，补充足够水分、维生素和热量。

（2）对症治疗：高热给予物理降温；剧烈关节疼痛者应用镇痛剂。中毒症状明显和睾丸炎严重者，可适当应用肾上腺皮质激素。

（3）病原治疗：多使用利福平、四环素类、氨基糖苷类等。为减少复发和耐药，常采用多疗程联合用药。世界卫生组织推荐利福平和多西环素联用，疗程6周。或再加用链霉素，疗效更佳。对于临床痊愈的患者，随访两年，每3～6个月复查，防止复发。

2. 慢性期的治疗　除按急性期的病原治疗外，可用脱敏疗法减轻患者变态反应引起的损伤，临床上一般使用布氏杆菌菌苗、水解素、溶菌素等，经皮下或肌内注射。菌苗、水解素及溶菌素疗法可出现全身反应，主要为寒战、发热、出汗、头痛、全身不适，个别重者还出现休克、呼吸困难。

二、护理评估

（一）流行病学资料

询问患者有无牛、羊等动物接触史，有无进食生奶、生肉等不洁饮食史，是否居住在农牧区或者去过农牧区，以前是否患过布氏杆菌病或接种过布氏菌苗，了解当地有无该病的流行。

（二）身心状况

1. 症状评估　注意询问发热前有无寒战、发热时间多长、是否呈波浪起伏以及热退时是否伴有大汗。询问有无关节、骨骼及肌肉疼痛，尤其是膝、腰、髋关节等大关节，胫骨、肱骨等长骨及臀部肌肉，观察患者有无疼痛引起的呻吟。了解有无泌尿生殖系统症状，如男性患者的睾丸炎或附睾炎，女性的卵巢炎，孕妇可导致流产。了解有无神经系统症状，如坐骨神经痛、腰骶神经痛、脑膜脑炎、脊髓炎等。

2. 护理体检　测量体温、脉搏等生命体征，注意检查有无肝脏、脾脏及淋巴结肿大。

3. 心理社会状况　评估患者有无因疼痛不适、病情反复引起焦虑等不良情绪，特别注意了解慢性患者有无抑郁、烦躁、失眠等精神症状。同时注意了解患者及家属对本病的认识情况。

（三）辅助检查资料

1. 血常规　白细胞计数正常或轻度减少，淋巴细胞比例可升高。

2. 细菌学检查　抽取患者血液或骨髓做细菌培养查找布氏杆菌。

3. 免疫学检查　包括血清凝集试验、补体结合试验和抗人球蛋白试验等。

三、护理诊断及医护合作性问题

1. 体温过高　与布氏杆菌引起的毒血症有关。

2. 疼痛：骨关节、肌肉、神经痛　与病变引起骨关节、肌肉、神经损伤有关。

3. 躯体移动障碍　与骨关节、肌肉受损有关。

4. 焦虑　与知识缺乏、病情反复有关。

考点：布氏菌病的常见护理诊断

四、护理目标

1. 体温维持在正常范围。

2. 骨关节、肌肉、神经疼痛减轻或缓解。

3. 患者能应对生活自理能力降低的状态，配合治疗和护理，功能逐步恢复。

4. 情绪稳定，治疗的信心增强，焦虑程度减轻或消失。

五、护理措施

1. 消毒与隔离　急性期患者需住院治疗，可按消化道隔离，对其排泄物、污染物做好消毒。

2. 休息与活动　急性期患者应卧床休息,症状缓解时可在室内活动。出院后1年内避免过度劳累,减少复发和并发症的发生。

3. 饮食与营养　给予高热量、易消化饮食,注意补充维生素 B、维生素 C,多喝水,必要时静脉补充水分和电解质。

4. 对症护理

(1) 发热:给予物理降温,如温水擦浴、冷敷等,高热不退者可按医嘱采用药物降温,注意用量不宜过大。

(2) 多汗:给予温水擦浴,更换内衣、寝具,保持皮肤清洁干燥。

(3) 关节痛:遵医嘱给予镇痛剂,也可用 10%硫酸镁局部湿热敷,每日 2～3 次,或用理疗,并采用支架保护损伤关节,防止受压。协助患者翻身、按摩、肢体被动运动,防止关节强直与肌肉挛缩。

(4) 睾丸炎:可用十字吊带将肿大的睾丸托起,减轻疼痛。

5. 病情观察　定时测量体温,注意体温变化及伴随症状;注意观察关节有无红肿、疼痛表现;男性患者注意有无睾丸肿大及疼痛;观察淋巴结及肝脏、脾脏肿大情况等,为诊断提供依据。

6. 用药护理　遵医嘱使用利福平、多西环素、链霉素等抗生素药物进行病原治疗,向患者解释其使用方法、作用、疗程及常见不良反应,如利福平、多西环素可引起肝损害,应定期复查肝功能;多西环素可有恶心、呕吐、腹部不适等不良反应,应在饭后服药;链霉素可引起听神经损害,注意观察有无耳鸣、听力减退、平衡失调等,一旦出现立即通知医生停药。

7. 心理护理　多与患者沟通,鼓励患者说出所关心的问题并耐心解答,进行心理疏导,及时解除患者痛苦,转移注意力,消除其紧张、焦虑等不良情绪,保持良好心理状态。

链接

实验室感染布氏菌病

2010 年 12 月间,东北某大学从一养殖场分 3 批购入 4 只山羊作为实验用品,此后共有 4 名教师、2 名实验员、110 名学生用这些山羊做了 5 次实验。2011 年 3 月至 5 月间,该校的 27 名学生和 1 名教师相继被确诊感染了布氏菌病。经查,28 名师生均是因为在实验中使用了未经检疫的山羊,而且在实验过程中未进行有效防护。事故发生后,学校立即对已发生疫情的两个实验室进行查封、停止使用、全面消毒。患病师生均得到有效治疗。

考点:布氏菌病的主要护理措施

8. 预防和健康教育

(1) 开展有关预防布氏菌病的宣教工作:①对牧场、屠宰场的牲畜应定期卫生检查,检出病畜,应及时隔离治疗,必要时应宰杀并深埋;②加强对畜产品的卫生监督,禁食病畜肉及乳品;③对接触羊、牛、猪等牲畜的从业人员如饲养员、挤奶员、兽医、屠宰工人和皮毛、乳、肉等畜产品加工工人,注意个人防护;④对流行区内的易感人群和健康家畜应进行预防接种。

(2) 对患者的指导:合理休息、增加营养,病后 1 年内避免过度劳累,注意定时复查,防止复发。家属应关心、照顾患者,帮助患者坚持治疗。

六、护理评价

1. 患者体温是否降至正常范围。

2. 疼痛是否有效缓解,舒适感增强。

3. 躯体移动功能是否好转或恢复。

4. 治疗配合度是否良好,是否已情绪稳定、焦虑程度减轻或消失。

小结

　　布氏菌病又称波状热,是由布氏杆菌引起的人畜共患传染病。传染源主要为病畜,主要通过皮肤黏膜接触传播,也可经消化道、呼吸道传播。临床特点为长期发热、多汗、关节痛、肝脾肿大等。本病易转为慢性,复发率高。常见护理诊断有体温过高、疼痛(骨关节、肌肉、神经痛)、躯体移动障碍、焦虑等。护理措施应以注意休息、加强营养、消除症状减轻病痛、合理用药防止复发和进行有效的健康教育为重点。

自测题

单选题

1. 布氏杆菌的主要致病因素是
   A. 外毒素　　　　B. 内毒素
   C. 芽胞　　　　　D. 鞭毛
   E. 菌毛

2. 布氏菌病的主要传播途径是
   A. 接触传播　　　B. 粪-口传播
   C. 呼吸道传播　　D. 血液-体液传播
   E. 虫媒传播

3. 布氏菌病典型病例发热的热型为
   A. 稽留热　　　　B. 回归热
   C. 波状热　　　　D. 间歇热
   E. 不规则热

4. 布氏菌病主要传染源为
   A. 潜伏期患者　　B. 隐匿带菌者
   C. 病畜　　　　　D. 症状期患者

   E. 以上都不是

5. 布氏菌病急性期治疗效果最佳的抗生素为
   A. 青霉素　　　　B. 利福平
   C. 链霉素　　　　D. 卡那霉素
   E. 复达新

6. 对于布氏菌病患者下列哪项护理措施不妥
   A. 观察体温变化
   B. 睾丸肿大者用十字吊带托起
   C. 多饮水
   D. 给营养丰富,易消化食物
   E. 为防止肌肉萎缩及关节强直,嘱患者多下床活动

7. 利福平治疗布氏菌病患者的不良反应是
   A. 过敏反应　　　B. 胃肠道反应
   C. 出血倾向　　　D. 耳鸣、耳聋
   E. 肝损害及分泌物、排泄物变橘黄色

(张花荣)

第5章

寄生虫感染性疾病的护理

第1节　阿米巴痢疾患者的护理

阿米巴痢疾（amebic dysentery），又称肠阿米巴病（intestinal amebiasis），是由溶组织内阿米巴原虫引起的肠道传染病。病变主要在盲肠与升结肠。临床特征为腹痛、腹泻、排暗红色带有腥臭味的粪便。易复发或转为慢性，可发生阿米巴肝脓肿等并发症。

案例5-1

王某，男，30岁，农民，腹痛、腹泻半个月，大便4～8次/天，量多，暗红色，且有腥臭，肉眼可见血液及黏液，无发热，右下腹隐痛。大便镜检：WBC＋/HP，RBC＋＋＋/HP。

问题：1. 根据以上病情你考虑患者感染了哪种疾病？
　　　2. 可提出哪些护理诊断？
　　　3. 列出主要的护理措施。

一、疾病概述

（一）病原学及发病机制

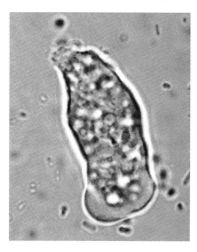

图 5-1　阿米巴原虫

1. 病原学　溶组织内阿米巴按其形态分为大滋养体、小滋养体和包囊三种（图5-1）。①大滋养体，又称组织型滋养体，是致病型。大小为20～60μm，伸出伪足匍匐前进。在新鲜粪便中有明显活动力，但在室温下数小时内即死亡。由于大滋养体在体外极易死亡，且易被胃酸杀灭，故无传播作用。②小滋养体，又称肠腔型滋养体。常见于无症状带虫者或轻型患者的肠腔（共生型）。虫体大小为10～20μm，伪足少见，可变为包囊；在条件合适时也可侵入肠壁，转变为大滋养体。③包囊，多见于慢性型患者及感染后无症状者的肠腔内与粪便中。包囊呈圆形，外周包围一层透明囊壁，内含1～4个核。四核包囊是起传播作用的唯一形态。包囊在外界环境中有较强抵抗力，能耐受常用化学消毒剂，不耐热，可污染外环境、传播疾病。

2. 发病机制　成熟的四核包囊经口侵入人体后，包囊的囊壁对胃酸有抵抗力，所以包囊可经胃到达回肠末端，在碱性消化液的作用下虫体脱囊而出。初脱囊的虫体含有4个核，很

 124

快分裂为 4 个单核的小滋养体。小滋养体以肠黏液、细菌等肠内容物为营养,并以二分裂方式增殖。如肠道生理功能正常,小滋养体在结肠内形成包囊,随粪便排出;如人体因营养不良、感染、肠功能紊乱、黏膜损伤等因素,使全身或局部抵抗力减低时,小滋养体就侵入肠壁,转变为大滋养体。大滋养体借其伪足的运动及其所含的酶的活性,使肠壁组织溶解破坏,并不断向纵深发展,形成许多局限性小脓肿。脓肿溃破后排出黏液、脓血及阿米巴原虫等内容物,形成口小底大的烧瓶样溃疡,临床上产生痢疾样大便(图 5-2)。

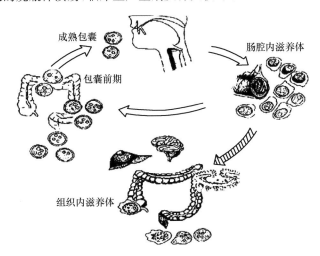

成熟包囊　　包囊前期　　肠腔内滋养体　　组织内滋养体

图 5-2　发病机制示意图

病变主要位于盲肠、升结肠,其次是直肠与乙状结肠,严重时可累及整段大肠或末端回肠。溃疡累及血管可引起出血,累及深层组织可引起穿孔。慢性病例由于组织破坏与修复同时存在,使肠壁增厚,可造成肠腔狭窄。阿米巴滋养体自肠道经血流或淋巴侵犯其他器官(如肝、肺、脑)引起肠外阿米巴病,以阿米巴肝脓肿为多见。

（二）流行病学

1. 传染源　传染源主要是无症状排包囊者,其次为慢性型患者和恢复期患者。急性期患者不排包囊,不能成为传染源。

2. 传播途径　通过包囊污染的食物、水源、手等经口感染。苍蝇、蟑螂是重要的传播媒介。

3. 人群易感性　普遍易感。病后免疫力微弱,易再次感染。

4. 流行特征　本病见于世界各国。我国一年四季均有发病,但以夏秋两季多见。常为散发;卫生条件差、防疫措施不力的地区,偶可因水源被污染而引起暴发或流行。一般青壮年感染率高,男性多于女性,农村高于城市。

考点:阿米巴痢疾的流行病学特点

（三）临床表现

潜伏期 4 日至数月或数年不等,一般为 1～2 周。

1. 无症状型　最常见,感染后无任何症状,粪便多数能找到包囊。在适宜条件下,可能会产生病变出现临床症状。

2. 普通型　大多起病缓慢,以腹痛、腹泻开始,大便次数逐渐增多,一日可达 10 次左右。大便量中等,血多脓少,呈暗红色果酱样,有腐败腥臭味,内含较多大滋养体。全身症状轻,常不发热或仅有低热,里急后重可有可无。右下腹有轻度压痛。症状持续数日至数周,可自行缓解,但易复发或转变为慢性。小儿有时以反复血便为主要表现。

3. 暴发型　罕见。多因机体抵抗力低,并发痢疾杆菌或其他细菌感染,或感染毒力强的虫株所引起。起病急骤,畏寒高热,腹泻频繁,每日可达数十次,大便呈水样或血水样,奇臭,内含大量大滋养体,腹痛、里急后重明显,常伴呕吐、谵妄、脱水、酸中毒、血压下降、脉搏细速等中毒症状。易发生肠出血和肠穿孔。如不及时处理,往往在短时期内因毒血症状、心力衰竭或其他并发症而死亡。

4. 慢性型　大多由急性感染演变而来。病程超过2个月,腹泻常反复发作,可持续数月或数年不愈。每因饮食不当、受凉、疲劳、情绪变化等因素诱发或使病情加重。腹泻每日3～5次,为黄色糊状或软便,带少量黏液,具腥臭味,含滋养体或包囊,常伴脐周或下腹部轻度钝痛。发作间歇期可无特殊症状,但久病后多有不同程度贫血和营养不良。

5. 并发症

(1) 肠出血:肠壁溃疡累及血管,可造成肠出血。出血量多少不定,大出血时患者出现面色苍白、脉搏细数、血压下降等出血性休克表现。

(2) 肠穿孔:多见于暴发型。穿孔部位以盲肠、阑尾、升结肠为多见。急性穿孔可引起弥漫性腹膜炎,病情严重。慢性穿孔造成周围组织粘连,形成局部脓肿。

(3) 阿米巴肝脓肿:起病大多缓慢,主要表现发热(呈间歇型或弛张型)、肝区疼痛及叩击痛、肝脏肿大伴局限性压痛。B超、CT、磁共振等影像学检查对阿米巴肝脓肿有较大诊断价值,可以提供脓肿大小、部位及数目。肝脓肿穿刺可抽出棕褐色如巧克力糊状、黏稠带腥味的典型脓液。

考点:普通型阿米巴痢疾的临床表现

(四)治疗要点

1. 一般治疗　急性期应卧床休息,隔离患者。加强营养,必要时输液或输血。

2. 病原治疗　抗阿米巴药按其作用分三类:①组织内抗阿米巴药对阿米巴滋养体有杀灭作用,如依米丁(吐根碱)、氯喹;②肠内抗阿米巴药主要对包囊有杀灭作用,如双碘喹啉、喹碘方、氯散糖酸酯(氯胺苯酯)等;③对肠内和组织内阿米巴滋养体均有杀灭作用,如甲硝唑(灭滴灵)、替硝唑(甲硝磺酰咪唑)等。急性肠阿米巴病首选甲硝唑,同时加用肠内抗阿米巴药。慢性阿米巴病及无症状带虫者选用肠内抗阿米巴药。

3. 并发症治疗　①阿米巴肝脓肿病原治疗首选甲硝唑,在用药的同时也可穿刺排脓,脓腔较大者可在抽脓后注入土根碱30～60mg;②若有细菌混合感染应加用敏感抗生素;③肠出血时给予止血,酌情输血;④肠穿孔时及时进行手术治疗。

二、护理评估

(一)流行病学资料

了解当地阿米巴病流行情况,询问有无类似患者的接触史,有无不洁饮食、饮水史。

(二)身心状况

1. 症状评估　注意起病缓急,有无发热等毒血症状;腹痛、腹泻情况,大便次数及性状,尤其注意有无暗红色糊状、呈果酱样、有恶臭味大便;有无疲劳、受凉等诱发因素;有无贫血、消瘦等表现。

2. 护理体检　注意一般情况及有无腹部压痛、部位及程度。

3. 心理社会状况　可因排出果酱样的黏液脓血便,发生肠出血、肠穿孔或肝阿米巴病而出现紧张、焦虑的心理反应。

（三）辅助检查资料

1. 血象检查　普通型患者周围血白细胞总数和中性粒细胞均正常；当伴有细菌感染或为重型时，白细胞总数和中性粒细胞均增高。

2. 粪便检查　肉眼观察呈暗红色果酱样，腥臭，含血及黏液。新鲜粪便做生理盐水涂片镜检，可见到较多聚团状红细胞、少量白细胞和脓细胞，如查到有活动能力伸展伪足吞噬红细胞的滋养体可以确诊。慢性患者粪便中检出包囊有诊断意义。

3. 血清学检查　酶联免疫吸附试验（ELISA）、间接血凝试验（IHA）、间接荧光素标记抗体试验（IFAT）等，检测肠阿米巴病阳性率 80％～90％，可作为诊断依据；单克隆抗体和 DNA 探针杂交技术、聚合酶链反应可用于检测粪便、脓液和血清中的病原物质与虫种，是特异和灵敏的诊断方法。

4. 纤维肠镜检查　结肠可见大小不等的散在溃疡，表面覆有黄色脓液，溃疡间的黏膜正常。溃疡边缘部分涂片及活检可检出滋养体。

三、护理诊断及医护合作性问题

1. 腹泻　与溶组织内阿米巴滋养体分泌的具有肠毒素样活性成分有关。
2. 疼痛：腹痛　与阿米巴感染致肠道溃疡有关。
3. 体温过高　与严重阿米巴感染或继发细菌感染致全身毒血症状有关。
4. 营养失调：低于机体需要量　与进食减少、肠道吸收功能下降、腹泻、消耗增多有关。
5. 潜在并发症：肠出血、肠穿孔、肝脓肿等。

四、护理目标

1. 排便次数正常，粪便成型，色泽正常、脓血消失。
2. 腹痛消失，情绪稳定。
3. 体温正常。
4. 每日摄入量能满足机体需要，体重正常。

五、护理措施

1. 一般护理　①执行消化道隔离措施，须在症状消失后连续做 3 次粪便检查滋养体和包囊阴性方可解除隔离；②急性期应卧床休息，以减少机体消耗；③腹泻症状明显时给予流质饮食，腹泻严重时应适当补液和纠正水、电解质紊乱，症状改善后给予高营养、高维生素、易消化的少渣食物，注意避免刺激性食物；④向患者介绍阿米巴病的有关知识，给予精神支持，鼓励其积极配合治疗，消除紧张、焦虑心理。

2. 对症护理　频繁腹泻伴明显腹痛时，应遵医嘱给以阿托品等抗胆碱药，予以腹部热敷等方法以缓解不适；并发阿米巴肝脓肿肝区疼痛时，采取适当的体位避免肝区受压可缓解不适，必要时遵医嘱给以镇静剂和止痛剂。发热时，给予相应的降温护理措施。

3. 病情观察　①观察生命体征的变化，观察营养状况，定时测量体重，注意血红蛋白的变化；②注意每日大便次数、量、性状，重型患者由于频繁腹泻，可导致水和电解质大量丢失，观察有无并发脱水和休克的征兆；③严密监测有无黑便等肠出血表现，有无突发腹痛、腹肌紧张、腹部压痛等肠穿孔表现，有无阵发性腹部绞痛、呕吐、腹胀、肠鸣音亢进等肠梗阻表现；④观察有无发热、肝区疼痛、肝肿大及压痛、叩击痛，是否伴有其他部位的疼痛及其性质，时间、放射及进展情况;有无脓肿向周围组织穿破的征兆,如咳嗽、气急、局部软组织水肿、腹膜刺激征等。

4. 用药护理　应用甲硝唑时,应注意观察有无恶心、腹痛、腹泻、口中金属味等胃肠道反应,以及有无皮疹、运动失调等副作用;使用喹碘方类药物时,应注意碘过敏反应及腹泻、恶心、呕吐和腹部不适等胃肠道反应。

5. 粪便标本采集　为提高粪便检查阳性率,应采集新鲜脓血便送检,留取标本的容器应清洁,不能混有尿液及消毒液,气温低时,送标本的容器应设法保持一定的温度并立即送检,以免影响检查结果。对服用油类、钡剂、铋剂者,应在停服以上药物3日之后,方可留取粪便标本送检。

6. 肝穿刺引流的护理　术前向患者解释肝穿刺抽脓的目的、方法及术中注意事项,使患者能主动配合穿刺。术中严格无菌操作,密切观察患者的生命体征及反应,记录脓液的性质、颜色、气味和量,并及时将抽出的脓液送检。术后嘱患者卧床休息,密切观察血压、脉搏及面色,发现异常及时报告医生。

7. 预防和健康教育

(1) 预防阿米巴病知识教育:养成良好的卫生习惯,改善公共卫生条件,保护水源,加强粪便管理,消灭苍蝇和蟑螂,避免食入污染的食物和饮水,不吃未洗净或未煮熟的蔬菜,饭前便后要洗手。对从事餐饮业工作的人员应定期体检,发现慢性患者和排包囊者应予治疗,确认痊愈后方能恢复餐饮业工作。

(2) 对患者的疾病知识教育:向患者解释有关阿米巴病的医疗保健知识,嘱患者遵医嘱坚持用药,严格执行消化道隔离措施。告知患者治疗期间应加强营养、防止暴饮暴食、禁饮酒、避免受凉、劳累,以防止复发或诱发并发症。出院后3个月内应定期门诊复查,每月检查大便1次,以追踪有无复发。

六、护 理 评 价

1. 排便次数是否减少,粪便成型,色泽正常,脓血消失。
2. 腹痛是否消失,情绪稳定。
3. 体温是否恢复正常。
4. 食欲改善情况,每日摄入量能否满足机体需要,体重恢复正常。

小结

　　阿米巴痢疾是由溶组织阿米巴原虫引起的肠道传染病,病变主要在盲肠与升结肠。无症状排包囊者、慢性型患者和恢复期患者是主要传染源。主要通过包囊污染的食物、水源、手等经口感染。苍蝇、蟑螂是重要的传播媒介。临床上以腹痛、腹泻、排暗红色果酱样大便为特征。本病易变为慢性,并可引起肝脓肿等并发症。主要采取支持、对症和病原治疗。护理问题主要是腹泻、疼痛、体温过高、营养失调及潜在并发症等。护理措施应以降低体温,对症护理,密切观察病情变化,及时发现并发症并给予适当处理,正确指导预防及进行有效的健康教育为重点。

自测题

单选题

1. 肠阿米巴病最常见的病变部位是
    A. 盲肠、升结肠　　　B. 直肠、乙状结肠

C. 空肠、回肠　　　　D. 盲肠、回肠
E. 乙状结肠、空肠

2. 确诊阿米巴痢疾依赖于

A. 腹泻、腹痛、全身症状轻,抗菌药物治疗无效

B. 暗红色果酱样大便

C. 大便镜检有红细胞、白细胞及夏-雷结晶

D. 大便中发现阿米巴滋养体

E. 甲硝唑治疗后腹泻好转

3. 溶组织内阿米巴原虫侵入肝脏最主要的途径是

A. 穿透结肠壁直接入肝

B. 经胆道逆行入肝

C. 经门静脉入肝

D. 经肝静脉入肝

E. 经局部淋巴管入肝

4. 患者,男,35 岁,发热 36 天,体温 37～38℃,伴右上腹疼痛,盗汗,消瘦明显。体查:右下肺呼吸音减弱,局部皮肤水肿,肝肋下 3cm,有压痛及叩痛。血象:血小板 100g/L,白细胞 12×10^9/L,N 0.80,L 0.20。两年前有慢性腹泻史。最可能的诊断是

A. 阿米巴肝脓肿　　　B. 细菌性肝脓肿

C. 肺脓肿　　　　　　D. 肝癌

E. 肺结核

5. 适合于肠内外各型阿米巴病治疗的首选药物是

A. 依米丁　　　　　　B. 甲硝唑

C. 氯喹　　　　　　　D. 喹碘方

E. 卡巴胂

6. 阿米巴肝脓肿的脓液中可发现下列各种成分,除外

A. 溶解和坏死的肝细胞、红细胞

B. 白细胞和脓细胞

C. 滋养体

D. 包囊

E. 继发感染时可发现细菌

7. 患者,男,50 岁,农民,腹泻 20 天,大便 5～8 次/天,呈暗红色糊状,量多,有腥臭味,无明显发热及里急后重,当地给予诺氟沙星(氟哌酸)治疗 7 天,无明显好转。大便常规:暗红色,含血及黏液,白细胞＋/HP,红细胞＋＋＋/HP,发现夏-雷结晶。下列哪项处理较为妥当

A. 甲硝唑　　　　　　B. 甲硝唑＋喹碘方

C. 依米丁　　　　　　D. 依米丁＋喹碘方

E. 喹碘方

（杨　娜）

第 2 节　血吸虫病患者的护理

血吸虫病(schistosomiasis)是血吸虫寄生在门静脉系统所引起的疾病。主要表现急性期有发热、肝肿大与压痛、腹泻、便血,血嗜酸性粒细胞显著增多;慢性期以肝脾肿大为主;晚期出现巨脾、腹水等。

血吸虫病是一种严重危害人类健康的人畜共患的寄生虫病,我国是全球血吸虫病危害最严重的 4 个国家(埃及、苏丹、中国、巴西)之一。血吸虫种类繁多,其中能寄生于人的有日本血吸虫、埃及血吸虫、湄公血吸虫、间插血吸虫和曼氏血吸虫 5 种。在我国流行的只有日本血吸虫病。

案例5-2

患者,女,20 岁,学生,最近 3 天每晚发热,伴畏寒,体温 38.5℃左右,次晨可退热。有腹痛、腹泻,大便稀烂带有黏液和血液,每天 2～3 次。1 个月前患者利用暑假与 4 位同学结伴到湖南某地旅游,期间曾一同在湖边洗脚,当晚双脚皮肤有瘙痒,第 2 天自行消退。经询问目前 3 位同伴均无类似发病。

问题:1. 你考虑患者感染了哪种疾病? 依据是什么?

2. 还需要做哪些检查?

3. 对患者及她的 3 位同伴如何进行健康指导?

一、疾 病 概 述

（一）病原学及发病机制

1. 病原学　日本血吸虫的发育和繁殖包括成虫、虫卵、毛蚴、尾蚴和童虫五个阶段。血吸虫成虫寄生于人或哺乳动物的肠系膜静脉中，雌虫在肠系膜静脉的血管里产卵。大部分虫卵滞留于宿主的肝脏及肠壁内，部分虫卵从肠壁穿破血管而进入肠腔内，随粪便排出体外。从粪便排出的虫卵入水后，在适宜温度（25～30℃）下孵出毛蚴。虫卵内毛蚴破壳而出，在水中快速游动，遇到中间宿主钉螺后钻入螺体内不断繁殖，形成大量尾蚴。尾蚴从螺体逸出后，在水面浮游，人、畜接触了含有血吸虫尾蚴的水，尾蚴就会很快钻进人、畜皮肤后脱去尾部形成童虫。童虫随血流经肺、心而终达肝，再移行至肠系膜静脉寄生，发育为成虫（图5-3）。

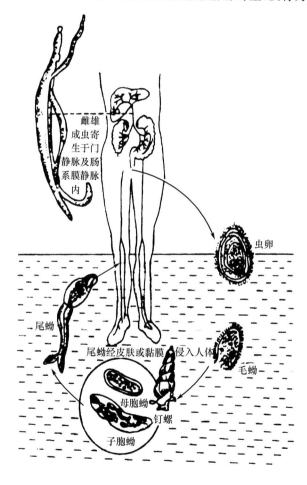

图 5-3　日本血吸虫生活史

日本血吸虫的生活史中，钉螺是必需的唯一中间宿主。钉螺主要分布在洲滩、沟渠水线上下 1m 的范围内。稻田中钉螺主要分布在进水口和田埂附近。

2. 发病机制　尾蚴侵入皮肤、童虫移行发育为成虫、成虫成熟后交配产卵、虫卵沉积于肠道和肝脏等组织内，这四个阶段对宿主均可造成损害，但病变主要由虫卵引起。含有毛蚴的虫卵,释放可溶性虫卵抗原,使 T 淋巴细胞致敏,释放各种淋巴因子,吸引大量大单核细胞、嗜酸粒细胞等,形成虫卵肉芽肿,进而可引起肠壁纤维化、肝纤维化与肝硬化。

(二)流行病学

1. 传染源　本病为人畜共患的寄生虫病,传染源除患者外,还有牛、羊、猪、狗、猫、鼠等 40 多种家畜和野生动物。患者和病牛是重要传染源。

2. 传播途径

(1)造成传播必须具备的三个条件:①带虫卵的粪便入水;②钉螺的存在、滋生;③人畜接触疫水。

(2)人体感染血吸虫的方式:①生产性感染,如在田间从事农活、育秧、栽秧、收割、放水灌田、防洪排涝、捕鱼、捉虾、割水草等;②生活性感染,如在河、沟、湖疫水中淘米、洗菜、洗手脚、洗衣服、喝生水、游泳等。

3. 人群易感性　人对血吸虫普遍易感,以农民、渔民为多,男多于女,青壮年感染率最高。夏秋季感染者最多,以 7~9 月为高峰。病后免疫力不持久,可重复感染。儿童及非流行区人群一旦遭大量尾蚴感染,易发生急性血吸虫病。洪水灾害可造成血吸虫病感染机会增加。

考点: *血吸虫病的流行病学特点*

(三)临床表现

由于感染程度、病程、虫卵沉积部位及人体免疫应答的不同,临床表现各异,将血吸虫病分为四型。

1. 急性血吸虫病　常发生于对血吸虫感染无免疫力的初次感染者,常有明确的疫水接触史。潜伏期 2 周至 3 个月,平均为 40 天,期间约有半数患者出现尾蚴性皮炎(疫水接触处皮肤发痒,红色小丘疹,无痛),在接触疫水后数小时出现,数小时至 2~3 天内消失,常因症状轻微而被忽视。

(1)发热:患者均有发热。体温多在 38~40℃,热型以间歇热与弛张热多见,典型者午后体温骤升,伴畏寒,午夜汗出热退,体温相差可高达 5℃,热退后自我感觉良好。重症者体温持续在 40℃ 上下,波动幅度较小,可伴有神志模糊、昏睡、谵妄、相对缓脉等毒血症症状。发热期限从数周至数月不等。热度高低及期限与感染程度成正比。

(2)过敏反应:出现荨麻疹、血管神经性水肿、全身淋巴结肿大等。血中嗜酸粒细胞显著增多。

(3)胃肠道症状:多伴有食欲减退、腹痛、腹泻,大便一般每天 3~5 次,严重者可达 10 余次,粪便稀薄,常带黏液和血液,部分患者可有便秘。重症患者可出现腹水、腹膜刺激征,腹部饱满,有柔韧感和压痛。

(4)肝脾肿大:90% 以上患者有肝脏肿大伴压痛,左叶较右叶显著。半数患者有轻度脾肿大。

(5)呼吸系统症状:50% 左右病例,表现轻度咳嗽、痰少,偶可痰中带血,听诊肺部偶可闻及少许干性啰音。

(6)其他征象:可有面色苍白、消瘦、乏力、头昏、肌肉关节酸痛等。

2. 慢性血吸虫病　流行区居民,由于常与疫水接触,经少量、多次感染后获得一定免疫力,对血吸虫各期抗原产生耐受性,表现为慢性血吸虫病。非疫区人群进入疫区,偶尔接触疫水,轻度感染,未表现急性临床症状,或仅有轻度临床症状,未引起注意,可误诊他病。急性血吸虫病未经治疗或经治疗未愈,病程经过半年以上,演变为慢性血吸虫病。

(1)无症状型(隐匿型):患者的健康与劳动力未受影响,无明显症状,少数有轻度的肝脏或脾脏肿大,肝功能正常。粪便检查可发现虫卵。可因重复感染、饮酒、营养失调、感染肝炎病毒等而出现明显症状与体征。

(2)有症状型:最常见症状为慢性腹泻、黏液脓血便,症状呈间歇性出现,时轻时重,重者可有腹痛、里急后重、痢疾样粪便等。肝肿大较为常见,表面平滑,质稍硬,无压痛。脾脏逐渐肿大,一般在肋下 2～3cm,无脾功能亢进和门脉高压征象。随着病变进展,可出现乏力、消瘦、体力下降等。

3. 晚期血吸虫病 患者长期反复感染未经有效病原治疗,虫卵损害肝脏较重,发展成肝硬化,有门静脉高压、脾显著肿大和临床并发症。病程多在 5～15 年以上。儿童常有生长发育障碍。

(1)巨脾型:最常见,约占 70%。脾脏进行性肿大,可超过脐平线或腹中线,表面光滑,质坚硬,可有压痛,常伴脾功能亢进。

(2)腹水型:约占 25%。腹胀、腹部膨隆,常有脐疝,腹壁静脉曲张。

(3)结肠肉芽肿型:肠道症状较为突出,患者有经常性腹痛、腹泻、便秘或腹泻与便秘交替,大便变细或不成形。可有不完全性肠梗阻。左下腹可触及肿块,有压痛。结肠镜检见黏膜增厚、粗糙、息肉形成或肠腔狭窄。本型有并发结肠癌可能。

(4)侏儒型:极少见。自幼感染本病引起发育障碍,表现身材矮小、面容苍老、第二性征缺如,但智力正常。

4. 异位血吸虫病

(1)肺型血吸虫病:多见于急性患者,为虫卵沉积引起的肺间质性病变。呼吸道症状大多轻微,常为全身症状所掩盖,表现轻度咳嗽、胸部隐痛、痰少,咯血罕见。肺部体征也不明显,有时可闻及干、湿啰音。但重型患者肺部有广泛病变时,胸部 X 线检查可见肺部有弥漫云雾状、点片状、粟粒样浸润阴影,边缘模糊,以位于中下肺野为多。

考点:<u>血吸虫病的临床分型及表现特点</u>

(2)脑型血吸虫病:临床上分为急性和慢性两型。急性型表现为脑膜脑炎,脑脊液检查正常或蛋白质与白细胞轻度增多。慢性型主要症状为局限性癫痫发作,可伴头痛、偏瘫。颅脑 CT 扫描显示单侧多发性高密度结节阴影,数厘米大小,其周围有脑水肿。

(四)治疗要点

1. 病原治疗 首选吡喹酮。

2. 对症治疗 急性血吸虫病应立即住院治疗,高热、中毒症状严重者给予补充水、电解质或能量物质,并采用肾上腺皮质激素以增进退热效果和改善病情。慢性和晚期血吸虫病除一般治疗外,应积极治疗并发症,加强营养,改善体质,巨脾、门脉高压、上消化道出血、腹水患者可选择适当时机行手术治疗。

考点:<u>血吸虫病的治疗要点</u>

二、护 理 评 估

(一)流行病学资料

评估时注意询问当地是否有类似患者,询问有无在流行地区、好发季节与尾蚴污染的疫水接触史。注意询问患者的职业。

(二)身心状况

1. 症状评估 询问有无发热、皮疹、食欲不振、腹泻、腹痛等急性期症状,注意热型、大便性质;有无疫水接触部位一过性皮疹、发痒情况;有无腹痛、腹泻伴消瘦、乏力、腹胀,甚至便血、呕血等慢性期表现。

2. 护理体检 观察是否有体温升高、荨麻疹;有无消瘦、营养不良;是否有肝肿大及压痛、脾大及肿大程度、腹水、腹壁静脉曲张、下肢水肿等。

3. 心理社会状况 评估时了解患者对该病有关知识的掌握情况,估计慢性及晚期血吸虫病患者因劳动力减退及对预后缺乏了解而感到焦虑的程度,注意患者因并发上消化道出血、肝性脑病而产生的恐惧。

(三)辅助检查资料

1. 血象 急性期外周血象以嗜酸性粒细胞显著增多为主要特点,白细胞总数一般在$(10\sim30)\times10^9/L$,嗜酸粒细胞一般占$20\%\sim40\%$,高者可达90%。慢性期嗜酸粒细胞仍有轻度增多在20%以内。晚期患者白细胞和血小板减少,并有不同程度贫血。

2. 粪便检查 检出虫卵和孵出毛蚴是确诊血吸虫病的直接依据。一般急性期检出率较高。

3. 免疫学检查 可见血清IgM、IgG与IgE升高,淋巴细胞转化率降低,循环免疫复合物多呈阳性。血清循环抗原检测阳性率达$90\%\sim100\%$,环卵反应、血清间接血凝试验和酶联免疫吸附试验检测抗体阳性率均在90%以上。

4. 肝功能检查 急性患者丙种球蛋白中度升高,血清ALT、AST轻度升高。慢性患者肝功能大多正常。晚期患者血清白蛋白减少,球蛋白增高,常有白/球蛋白比例倒置。

5. 直肠黏膜活组织检查 虫卵阳性率高。

6. 肝脏影像学检查 B超、CT检查可判断肝纤维化的程度。

三、护理诊断及合作性问题

1. 体温过高 与血吸虫急性感染后虫卵和毒素的作用有关。

2. 腹泻 与血吸虫虫卵沉积于结肠,导致结肠黏膜充血、水肿、溃疡有关。

3. 营养失调:低于机体需要量 与发热、腹泻、食欲下降及肝功能损害导致营养代谢障碍有关。

4. 潜在并发症:上消化道出血 与食管下段、胃底静脉曲张破裂有关。

5. 潜在并发症:肝性脑病 与出血、感染、手术及利尿剂使用不当等有关。

四、护理目标

1. 能配合降温措施,体温下降至正常。

2. 排便恢复正常,未发生电解质紊乱。

3. 胃肠功能恢复,营养状况改善。

4. 未发生并发症或发生时能及时发现并正确处理。

5. 了解血吸虫病的相关知识,情绪稳定,配合治疗。

五、护理措施

1. 急性期患者,应嘱卧床休息,观察体温的变化,发热在39℃以上者给物理降温或按医嘱使用肾上腺糖皮质激素。对高热多汗者,时常用温水擦洗,勤换衣被,保持皮肤清洁、床铺干燥平整。给高热量、高蛋白、高维生素、易消化的饮食,供给充足的水分。皮肤因过敏性皮疹出现瘙痒时,遵医嘱给予抗组胺药,局部涂止痒剂,防止抓破皮肤引起感染。

2. 对腹泻患者,观察大便次数、性质、颜色,肛周皮肤是否清洁等,做好记录;注意有无腹痛,避免腹部受凉;给予低脂、少渣饮食。

3. 晚期血吸虫病患者,应密切观察病情变化,定时测量体重及腹围,对腹水的患者,应注意限制钠盐的摄入,准确记录24小时尿量。遵医嘱给予利尿剂,按时送检血标本,观察电解质变化。顽固性腹水者,如适宜作腹水回输术,应配合医生做好术前准备、术中和术后护理。同时还要密切注意有无上消化道出血、肝性脑病的先兆表现,发现异常立即报告医生,及时处理。

4. 根据患者的病情进行心理护理,给予精神安慰和支持,使其保持愉快的心情,积极配合治疗和护理。

5. 应用吡喹酮抗病原治疗时,指导患者按时、按量坚持用药,注意药物不良反应。如出现轻微的头晕、头痛、乏力、恶心、腹痛,大多能自行缓解,一般不需处理;如出现心律失常,应立即停药,报告医生及时处理。

6. 预防及健康教育　指导患者坚持彻底治疗,治疗后2～3个月内不发生临床症状或体征,粪便检查无虫卵即为治愈。广泛宣传预防血吸虫病的知识:①普查普治患者和病牛。建立登记,以便随访。②查螺灭螺。消灭钉螺是切断传播途径的关键。采取围垦、火烧、土埋、改旱地等物理方法或用五氯酚钠、氯硝柳胺、N-三苯甲基吗啉等化学药物灭螺。③加强粪便管理,保护水源。粪池、粪缸、厕所应远离水源,做到搭棚加盖,防止雨水冲刷和外溢。不准在河、湖、沟渠中洗刷粪具和马桶,加强船户的粪便收集工作,家畜应圈养。人畜粪便集中进行无害化处理。流行区内提倡用井水,建造自来水厂。对可疑用水应先贮存3天再用,有条件时用漂白粉消毒。④搞好个人防护。尽量避免接触疫水,生产、生活必须接触时应采取安全措施,如用1%氯硝柳胺碱性溶液浸湿衣裤,可防御尾蚴的感染;用15%邻苯二甲酸二丁酯乳剂、20%松香、酒精等涂抹皮肤,或穿上防尾蚴的长裤。

考点: 血吸虫病的护理措施

六、护 理 评 价

1. 体温是否正常。

2. 大便是否正常,腹痛、腹胀等症状是否改善。

3. 食欲是否好转,营养状况是否改善。

4. 有无潜在并发症发生。

小结

　　血吸虫病是血吸虫寄生于人体门静脉系统引起的疾病,人畜共患,我国流行的主要是日本血吸虫病。患者和病牛是重要传染源,造成传播必须具备带虫卵的粪便污染水源、钉螺的存在及滋生和人畜接触疫水三个条件,通过生产或生活方式接触而感染。主要表现急性期有发热、肝肿大与压痛、腹泻、便血,血嗜酸粒细胞显著增多;慢性期以肝脾肿大为主;晚期出现巨脾、腹水。病原治疗首选吡喹酮。主要护理措施包括适当休息和营养,维持水电解质平衡;做好腹水、高热、腹泻的对症护理;密切观察潜在并发症上消化道出血、肝性脑病等,发现异常及时告知医生并做好抢救准备;宣传预防知识。

自测题

单选题

1. 护理评估急性血吸虫病患者应注意的身体状况有
   A. 发热、过敏反应及消化道症状
   B. 巨脾伴脾功能亢进
   C. 腹水、腹壁静脉怒张、下肢水肿
   D. 消瘦、营养不良
   E. 呕血、便血

2. 某男,20 岁,持续发热半个月,体温 38～40℃,晚上较重,早晨正常,稍畏寒,无寒战,间有腹痛,大便稀,2～3 次/日,无脓血,精神、食欲可。有血吸虫疫水接触史。该患者的护理诊断主要为
   A. 体温过高
   B. 营养失调
   C. 潜在并发症:上消化道出血
   D. 潜在并发症:肝性脑病
   E. 腹痛

3. 血吸虫的中间宿主为
   A. 患者　　　B. 病牛
   C. 猪、羊　　D. 家禽

E. 钉螺

4. 血吸虫侵入人体的途径是
   A. 呼吸道　　　B. 消化道
   C. 血液　　　　D. 皮肤或黏膜
   E. 其他特殊途径

5. 护理大量腹水的血吸虫病患者,下列哪一项错误
   A. 尽量取半卧位以改善呼吸困难
   B. 严格控制钠的摄入
   C. 定时测量腹围、体重,记录 24 小时出入液量
   D. 遵医嘱正确使用利尿剂
   E. 常规放腹水以减少腹内压力

6. 下列预防血吸虫病的措施,哪一项叙述不正确
   A. 普查普治患者和病牛
   B. 大力消灭钉螺
   C. 严禁粪便污染水源
   D. 避免接触疫水,以防毛蚴侵入人体
   E. 必须接触疫水者采取防护措施

(曾志励)

第 3 节　疟疾患者的护理

疟疾(malaria)是由疟原虫引起的寄生虫病,临床表现为周期性高热、寒战、大汗,可有脾肿大和贫血。

案例5-3

赵某,男,17 岁,2010 年 8 月 6～10 日随旅行团去云南,回家 11 天后出现畏寒、发热、出汗后热退,于 2010 年 8 月 22 日入院。体检:体温37℃,脉搏80 次/分,呼吸18 次/分,血压110/60mmHg,颜面苍白,精神不振,无皮疹,结膜无充血,浅表淋巴结不肿大,胸、腹部无异常发现。实验室检查:血细胞无增多和减少,血液涂片染色查疟原虫(一)。

问题:1. 根据以上病情你考虑患者感染了哪种疾病? 如何明确诊断?
　　　2. 可提出哪些护理诊断?
　　　3. 列出主要的护理措施。

一、疾 病 概 述

(一)病原学及发病机制

1. 病原学　疟疾的病原为寄生于红细胞的疟原虫。感染人类的疟原虫共有 4 种,即间日疟原虫、卵形疟原虫、三日疟原虫和恶性疟原虫。

　　疟原虫的生活史从蚊虫叮人吸血时开始。感染性子孢子随蚊虫唾液腺分泌物进入人体血液循环,然后迅速进入肝脏,在肝细胞内发育成熟为裂殖体,释放出大量裂殖子进入血循环,侵犯红细胞开始红细胞内的无性繁殖周期。侵入红细胞的裂殖子发育为环状体,经滋养体成熟为裂殖体,当充分发育后红细胞被胀大破裂,释放出裂殖子及代谢产物,引起临床典型的疟疾发作。释放的裂殖子再侵犯未感染的红细胞,重新开始新一轮的无性繁殖,形成临床的周期性发作。间日疟及卵形疟红细胞内发育周期为 48 小时,三日疟为 72 小时。恶性疟发育周期为 36～48 小时,且发育先后不一,故临床发作亦不规则。间日疟及卵形疟部分子孢子在肝内发育为迟发型裂殖体,经 6～11 个月方能成熟并感染红细胞,成为复发的根源。三日疟及恶性疟无迟发型子孢子,故无复发。部分疟原虫裂殖子在红细胞内经 3～6 代增殖后发育为雌性及雄性配子体,在按蚊吸血时被吸入蚊体内,通过有性繁殖发育成熟,含具感染性的子孢子(图 5-4)。

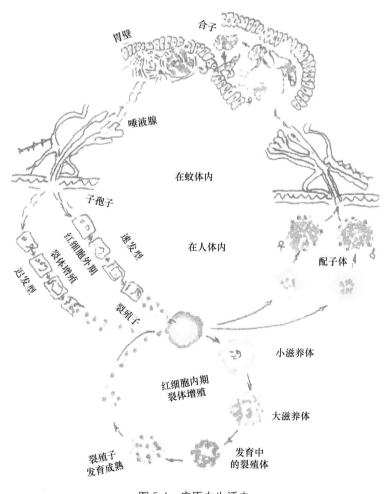

图 5-4　疟原虫生活史

　　2. 发病机制　感染疟疾之初,疟原虫在红细胞内发育阶段一般无症状。随着成批细胞破裂、释放出裂殖子同时,亦伴随诱生多种细胞因子及代谢产物入血,引起临床寒战、高热,继之大汗的典型症状。释放的裂殖子部分为单核-吞噬细胞系统吞噬消灭,部分侵入新的红细胞导致间歇性的新的发作。经反复发作或重复感染后可获得一定的免疫力,此时虽有小量疟原虫增殖,可无疟疾发作的临床症状,成为带疟原虫者。

（二）流行病学

1. 传染源 疟疾患者和带疟原虫者。

2. 传播途径 疟疾的传播媒介为按蚊。经蚊虫叮咬为主要传播途径。极少数病例可因输入带疟原虫的血液后而发病。

3. 人群易感性 人群普遍易感。感染后虽有一定免疫力,但不持久,各型疟疾之间亦无交叉免疫性。经反复多次感染后,再感染时症状可较轻,甚至无症状,而一般非流行区来的外来人员常较易感染,且症状较重。

4. 流行特征 疟疾主要流行于热带和亚热带,其次为温带地区,我国以云贵、广东、广西及海南为高发区。这主要与生态环境及媒介因素关系密切。

（三）临床表现

潜伏期:间日疟及卵形疟 13～15 天,三日疟 24～30 天,恶性疟 7～12 天。

典型症状为突发的寒战、高热。先有寒战,持续 10 分钟至 2 小时。同时伴体温迅速上升,通常可达 40℃ 以上,全身酸痛乏力,但神志清楚,无明显中毒症状,发热持续 2～6 小时。然后开始大汗,体温骤降,自觉明显缓解,但仍感明显乏力,持续 1～2 小时后进入间歇期。间日疟和卵形疟间歇期为 48 小时,三日疟为 72 小时。恶性疟发热无规律,一般无明显的间歇。应注意在疟疾初发时,发热可不规则;一般发作数次以后才呈周期性发作。

反复发作造成大量红细胞破坏可出现不同程度的贫血,脾脏轻度肿大。

脑型疟疾为恶性疟严重的临床类型,亦偶见于间日疟,主要的临床表现为头痛、发热,常出现不同程度的意识障碍。病情险恶,病死率高。恶性疟可引起肾功能衰竭、肺部病变和腹痛症状,极易引起误诊。其发生除与受染的红细胞堵塞微血管有关外,低血糖及细胞因子亦有一定作用。

输血后疟疾常发生于输入含疟原虫的血液后 7～10 天,临床表现与蚊传疟疾相同,但无肝内繁殖阶段,不产生迟发型裂殖体,故潜伏期短,无远期复发。

（四）治疗要点

1. 抗疟原虫治疗 ①典型疟疾发作治疗:首选氯喹(控制发作)＋伯氨喹(控制复发和防止传播);耐氯喹者,可选用甲氟喹、磷酸咯萘啶、青蒿素衍生物如双氢青蒿素、蒿甲醚、青蒿琥酯等。②凶险型疟疾发作的治疗:氯喹,静脉滴注给药;耐氯喹株感染可用奎宁;其他药物还有磷酸咯萘啶、青蒿琥酯等。

> **链接**
>
> **黑 尿 热**
>
> 黑尿热为疟疾患者突然发生的急性血管内溶血,表现为寒战、高热、腰痛、尿量减少并出现酱油色尿、贫血、黄疸,严重者发生急性肾功能衰竭。其发生可能的原因:①红细胞中葡萄糖-6-磷酸脱氢酶或其他红细胞酶缺乏;②抗疟药;③疟原虫释放出的毒素;④人体过敏反应。

2. 对症治疗 脑型疟疾常出现脑水肿与昏迷,应及时积极给予脱水治疗。监测血糖以及时发现和纠正低血糖。应用低分子右旋糖酐,可能对改善微血管堵塞有一定帮助。应用肾上腺皮质激素疗效不确切,甚至有报道可延长昏迷时间而列为用药的反指征。

考点:疟疾的治疗原则

二、护理评估

（一）流行病学资料

评估时注意询问是否到过或生活在疟疾流行区、当地蚊虫密度、近年有无疟疾发作史以及有无近期输血史。注意疟疾发病以夏秋季较多，热带及亚热带地区常年都可发病。

（二）身心状况

1. 症状评估　评估时注意找出疟疾发作的周期性和间歇性的特征，即发热前有无持续时间长短不一的畏寒或寒战，发热是否定时出现或有一定规律性，是否大汗后体温骤降至正常，症状消失。通常疟疾经若干次发作后，临床症状渐次减轻，有自愈趋势。

2. 护理体检　注意测量体温，观察溶血性贫血的表现（一般贫血的程度与发作次数成正比），观察是否有脾大、肝大等体征。

3. 心理社会状况　评估时注意处在疟疾不同阶段有不同的心理状况，疟疾初次发作时，因起病急骤，患者常感紧张；寒战、高热时，患者精神委靡；凶险发作时，患者恐惧；反复发作时常有焦虑的表现等。

（三）辅助检查资料

血常规检查红细胞、血红蛋白下降，白细胞总数正常或减少，单核细胞相对增多。血及骨髓穿刺涂片染色查到疟原虫。B超可查及肝脾肿大。

三、护理诊断及医护合作性问题

1. 体温过高　与疟原虫感染、大量致热源释放入血有关。

考点： 常见护理诊断

2. 活动无耐力　与发热、出汗、贫血有关。

3. 潜在并发症：脑水肿、脑疝、黑尿热。

四、护理目标

1. 体温下降至正常。

2. 活动无耐力等症状减轻。

3. 无并发症发生或并发症症状减轻。

五、护理措施

1. 病室内要有灭蚊、防蚊措施，加强日常生活护理。发作期卧床休息，间歇时也应注意休息，减少机体能量消耗；给予高热量、高蛋白、高维生素和富含铁质的食物，补充消耗，纠正贫血，发作期间进流质、半流质饮食，间歇期可进普通饮食，鼓励患者多饮水，必要时静脉补充液体。

2. 密切观察体温变化，发冷时注意保暖，高热时以物理降温为主，必要时按医嘱给予退热剂，出汗后温水擦浴，避免受凉。

3. 遵医嘱正确使用抗疟药物，注意观察药物不良反应，如出现异常立即停药，并报告医生处理。

4. 密切观察病情变化，如有惊厥、昏迷时，应注意保持呼吸道通畅，按惊厥、昏迷常规护理；发生脑水肿、脑疝，遵医嘱应用脱水剂；发生黑尿热时，立即停用奎宁、伯氨喹、阿司匹林等可能诱发溶血反应的药物，保证每日液体量3000～4000ml，每日尿量不少于1000ml，遵医嘱应用糖皮质激素、5％碳酸氢钠等药物，以减轻溶血和肾功能损害。贫血严重者，可少量多次输血；准确记录出入液量，发生少尿或无尿时，按急性肾功能衰竭处理。

5. 疟疾是急性传染病,因起病急、症状重、需住院治疗与隔离,可能使患者忧虑与恐惧。护理人员应细心观察与沟通交流,评估患者存在的心理问题,予以生理、心理和医疗护理技能等全方位指导。

6. 预防和健康教育 积极宣传预防疟疾的有关知识,及时发现并彻底治疗患者及带虫者,以控制传染源;消灭蚊虫是预防疟疾的重要途径;采用防蚊措施,流行地区预防用药来保护易感人群。嘱咐患者治疗后定时随访,有反复发作时,应速到医院复查;对 1～2 年内有疟疾发作史及血中查到疟原虫者,在流行季节前 1 个月,进行抗复发治疗。以后每 3 个月随访 1 次,直至 2 年内无复发为止。

考点: 疟疾的护理措施

六、护 理 评 价

1. 体温是否正常。

2. 症状是否减轻或消失。

3. 有无并发症发生。

4. 患者是否心理健康。

小 结

疟疾是由疟原虫经按蚊叮咬传播的寄生虫病。临床特点为间歇性发作的寒战、高热,继以大汗而缓解。护理疟疾患者时,首先要正确评估,常见的护理问题有体温过高,活动无耐力等,同时要密切观察并发症,一旦发生脑水肿、脑疝、黑尿热,应及时报告医生处理。根据患者病情制定正确的护理措施,以缓解症状,尽可能减少并发症发生。指导患者坚持用药,以求彻底治愈。同时还要做好社区健康教育。

自 测 题

单选题

1. 疟疾的凶险发作主要是由下列哪种疟原虫引起

　　A. 三日疟原虫　　　B. 恶性疟原虫

　　C. 间日疟原虫　　　D. 卵形疟原虫

　　E. 特殊疟原虫

2. 不属于疟疾引起黑尿热原因的是

　　A. 患者红细胞中缺乏 G-6-PD

　　B. 疟原虫释出的毒素

　　C. 伯氨喹的应用

　　D. 人体的过敏反应

　　E. 弥散性血管内凝血

（李朝中）

第 4 节　蛔虫病患者的护理

蛔虫病(ascariasis)是蛔虫的幼虫在人体内移行和成虫寄生于人体小肠所引起的一种最常见的肠道寄生虫病。

案例5-4

男孩,4 岁,因脐周绞痛伴呕吐 3 次入院。查:体温 37.7℃,心肺(－),腹胀,可触及条索状包块,肠鸣音亢进,闻及气过水声。

问题: 1. 你认为患儿出现了什么情况?

　　　2. 应采取哪些护理措施?

一、疾病概述

（一）病原学

蛔虫的生活史包括受精卵在外界土壤中发育和虫体在人体内发育两个阶段。蛔虫卵随粪便排出人体外，在适宜的条件下，卵内细胞发育为幼虫，经第 1 次蜕皮成为感染性虫卵。当感染性虫卵被人吞食后进入小肠，幼虫破壳孵出，钻进小肠黏膜和黏膜下层，进入肠壁小静脉或淋巴管，通过门静脉系统经肝脏、右心到达肺部，穿过肺毛细血管进入肺泡，在此完成第 2、第 3 次蜕变，然后幼虫沿支气管、气管逆行至咽部，随吞咽动作经食管、胃进入小肠，在小肠内完成第 4 次蜕变后成为童虫，再经数周逐渐发育为成虫。

幼虫在体内移行可致蛔蚴性肺炎和过敏症状；成虫在小肠内寄生可导致肠道功能紊乱，因引起胆道蛔虫病和蛔虫性肠梗阻等多种并发症而影响预后。

受精卵对外界的抵抗力强，一般可存活 1 年，在 5~10℃ 土壤中可存活 2 年之久。

（二）流行病学

1. 传染源　蛔虫感染者是本病的传染源。

2. 传播途径　由于使用未经无害化处理的人粪施肥或儿童随地大便，蛔虫卵污染环境，并在土壤中发育成熟。虫卵可借鸡、犬、蝇类等动物的机械携带或风力散播，污染环境、物品、食物

考点:蛔虫病的传播途径　等，人因生食含有感染性虫卵的不洁蔬菜、瓜果和水而被感染；也可通过污染的手，经口受到感染。

3. 人群易感性　人群普遍易感，感染与环境卫生、个人卫生密切相关。

> **链接**
>
> **我国蛔虫感染情况**
>
> 1988~1992 年全国第一次人体寄生虫分布调查结果分析，全国寄生虫总感染率为 62.63%，蛔虫、钩虫、鞭虫和蛲虫等土源性寄生虫总感染率为 59.0%，以 14 岁以下儿童感染率最高。在 3.1 亿 14 岁以下儿童中，蛔虫的感染人数为 1.9 亿。
>
> 2001 年 6 月至 2004 年年底在全国开展了人体重要寄生虫病现状的调查，土源性线虫感染率为 19.56%（蛔虫 12.72%），推算全国感染人数为 1.29 亿人（蛔虫 8593 万人）；自第一次全国人体寄生虫分布调查以来，我国土源性线虫的感染率下降了 63.65%，总感染人数减少了 4 亿，但与发达国家相比，还有很大差距，目前我国土源性线虫感染率仍相当于日本 20 世纪 60 年代、韩国 20 世纪 80 年代的感染水平，与我国社会经济发展速度和构建和谐社会的理念不相适应。

（三）临床表现

1. 幼虫移行引起的症状　发热、咳嗽、哮喘、喉部异物感及荨麻疹等。重者出现气急或痰中带血丝，肺部可闻及干啰音。

2. 成虫寄生于肠道引起的症状　主要为厌食、偏食、多食或异食癖。反复发作的阵发性脐周或上腹部疼痛，无压痛和腹肌紧张，片刻自行缓解。可从大便排出或呕吐出蛔虫。偶见夜惊、磨牙、惊厥等神经症状。成人感染蛔虫后多数无症状。

3. 并发胆道蛔虫病的表现　突发阵发性上腹部钻顶样疼痛，并向右肩及腰部放射。患者辗转不安，面色苍白，痛苦难忍。常伴恶心、呕吐，有时吐出蛔虫。体检仅有剑突下局限性轻压痛，腹肌轻度紧张。

4. 并发蛔虫性肠梗阻的表现　突发腹部阵发性绞痛，频繁呕吐，吐出胆汁及蛔虫。腹胀明显，可见肠型和蠕动波。腹部柔软，可扪及条索状包块。

（四）治疗要点

1. 驱虫治疗　可选用阿苯达唑、甲苯达唑、噻嘧啶、左旋咪唑、哌嗪。

2. 并发胆道蛔虫症　①内科疗法：以内科治疗为主，以解痉止痛、早期驱虫、预防或控制感染、注意水电解质平衡为原则；②内镜疗法；③手术治疗。

3. 并发蛔虫性肠梗阻　①中西医保守疗法；②氧气驱虫；③手术治疗。

二、护理评估

（一）流行病学资料

询问生活环境，尤其儿童玩耍场所的卫生状况、饮食卫生及个人卫生、儿童吸吮手指习惯。询问居住地蛔虫病流行情况及既往蛔虫感染史。

（二）身心状况

1. 症状评估　重点询问：①有无发热、咳嗽、气喘、喉部异物感、皮疹，伴近期生食瓜果或蔬菜史；②有无腹痛，伴近期排虫或吐虫史。注意询问腹痛的部位、性质、伴随症状、诱发及缓解原因。

2. 护理体检　注意有无发热、肺部干啰音；有无腹部压痛、腹肌紧张、腹部包块；患者有无营养不良。

3. 心理社会状况　患者大多无明显症状，因而无明显心理反应。但一旦出现并发症时，常使患者或家属感到焦虑、紧张。评估时注意了解患者及家属对疾病的发生、发展、预后以及预防等方面的认识情况。

（三）辅助检查资料

查看化验单，了解血象检查有无嗜酸粒细胞增多；粪便检查是否找到蛔虫卵或肉眼见到蛔虫成虫。

三、护理诊断及医护合作性问题

1. 腹痛　与蛔虫成虫寄生于小肠内引起肠黏膜机械性损伤、肠痉挛有关。

2. 营养失调：低于机体需要量　与蛔虫成虫寄生，以肠腔的半消化食糜为食，并损伤肠黏膜，影响宿主的消化和吸收有关。

3. 潜在并发症：胆道蛔虫病　与成虫移位性损害有关。

4. 潜在并发症：肠梗阻　与大量虫体相互缠结成团有关。

四、护理目标

1. 腹痛缓解。

2. 蛔虫成虫自肠道排出。

3. 患者营养改善，食欲好转或恢复。

4. 无并发症发生或并发症症状得到缓解。

五、护理措施

1. 腹痛的护理　腹痛时酌情卧床休息，安慰患者，消除紧张不安情绪。可用热水袋或热毛巾放在脐部热敷，或用手轻揉腹部，以减轻腹痛。如上述措施无效，可按医嘱适当使用解痉止痛药。如发现患者腹痛不止，或小儿突然哭闹不休、烦躁、辗转不安，或伴有黄疸、高热不退等并发症表现，应及时报告医生。

2. 服用驱虫药物的护理　驱虫药物应于空腹或睡前一次顿服,并观察药物副作用,如有恶心、呕吐、头昏或腹痛,可给予对症处理。服药后1～3天内观察大便排虫数,以了解驱虫效果,并去医院复查大便,如仍有蛔虫卵,间隔2周再服驱虫药1次。不可多次连续驱虫和任意加大药物剂量,以免引起毒副作用。

3. 饮食护理　对营养较差的儿童应给营养丰富、易消化的食物。驱虫期间不宜进食过多的油腻食物,避免甜、冷、生、辣食物,以免激惹蛔虫引起并发症。并发胆道蛔虫病者给予低脂、易消化的流质或半流质饮食。有肠梗阻或严重呕吐者给予禁食。

4. 预防和健康教育

(1) 对人群、尤其是儿童机构要定期普查普治和复查复治,以消除传染源。

(2) 进行健康教育,增强自我保健意识。解释蛔虫病的感染过程,从小教育孩子养成良好的个人卫生习惯,搞好环境卫生,不随地大便,饭前便后要洗手,勤剪指甲,不吸吮手指和物品,不吃不清洁的瓜果蔬菜,不饮生水等。如发现便出、吐出蛔虫,或小儿有哭闹不安、食欲减退、偏食、夜惊、磨牙、异食癖、惊厥等,应及时就诊。

考 考 你

某农村小学,请你去给学生讲一讲怎样预防蛔虫病,你打算讲些什么?为了让学生听得懂,记得住,取得好的宣传效果,你需要做哪些准备?

考点:蛔虫病的护理措施

(3) 改水改厕。保护水源,因地制宜,改善饮水卫生条件,保证生活用水的清洁卫生,提倡用自来水、井水、泉水。建立无害化厕所或高温堆肥,以加强粪便无害化处理,防止虫卵污染周围环境。

5. 正确指导家庭护理　蛔虫病患者一般不需住院治疗,应从上述几方面指导患者及家属正确治疗并积极预防蛔虫感染。

六、护 理 评 价

1. 患者的腹痛症状是否已缓解。

2. 驱虫是否有效。

3. 患者的食欲及营养状态是否得到改善。

4. 有无并发症的发生,或并发症症状是否缓解或消失。

小结

蛔虫病是蛔虫的幼虫在人体内移行和成虫寄生于人体小肠所引起的一种最常见的肠道寄生虫病,农村儿童感染率高。因进食被蛔虫卵污染的蔬菜、瓜果和水,或通过污染的手经口而受到感染。评估时重点询问患者的个人卫生习惯,特别注意有无腹痛,伴近期排虫或吐虫史;有无发热、咳嗽、气喘、喉部异物感、皮疹,伴近期生食瓜果或蔬菜史。一旦感染,应积极驱虫治疗。做好腹痛患者的护理,注意潜在并发症胆道蛔虫病和肠梗阻的出现,能正确指导患者按医嘱服用驱虫药。积极宣传蛔虫病的危害性和预防保健知识,教育群众养成良好的个人卫生习惯,改善环境卫生。

自 测 题

单选题

1. 蛔虫病患者出现咳嗽、哮喘、痰中带血、发热及荨麻疹等表现,是由蛔虫哪个阶段引起的
   A. 成虫　　B. 虫卵　　C. 幼虫
   D. 童虫　　E. 以上都不是

2. 蛔虫病最常见的并发症是
   A. 胆道蛔虫病　B. 肠梗阻　C. 缺铁性贫血
   D. 肠穿孔　　E. 阑尾炎

3. 蛔虫成虫引起的主要症状是
　　A. 咳嗽、哮喘　　　　　　B. 发热、荨麻疹
　　C. 厌食、多食或偏食，腹痛　D. 磨牙
　　E. 易怒、精神不安
4. 胆道蛔虫病的特点是
　　A. 上腹部突发阵发性绞痛
　　B. 右下腹绞痛
　　C. 右上腹压痛、反跳痛

D. 左下腹持续性胀痛
E. 肠鸣音消失
5. 蛔虫病腹痛患者的护理哪项不妥
　　A. 卧床休息，消除紧张情绪
　　B. 用热水袋或热毛巾放在脐部热敷
　　C. 用手轻揉腹部
　　D. 按医嘱适当使用解痉止痛药
　　E. 立即报告医生

（曾志励）

附　　录

附录1　中华人民共和国传染病防治法

(1989年2月21日第七届全国人民代表大会常务委员会第六次会议通过,2004年8月28日第十届全国人民代表大会常务委员会第十一次会议修订)

第一章　总　　则

第一条　为了预防、控制和消除传染病的发生与流行,保障人体健康和公共卫生,制定本法。

第二条　国家对传染病防治实行预防为主的方针,防治结合、分类管理、依靠科学、依靠群众。

第三条　本法规定的传染病分为甲类、乙类和丙类。

甲类传染病是指:鼠疫、霍乱。

乙类传染病是指:传染性非典型肺炎、艾滋病、病毒性肝炎、脊髓灰质炎、人感染高致病性禽流感、麻疹、流行性出血热、狂犬病、流行性乙型脑炎、登革热、炭疽、细菌性和阿米巴性痢疾、肺结核、伤寒和副伤寒、流行性脑脊髓膜炎、百日咳、白喉、新生儿破伤风、猩红热、布鲁菌病、淋病、梅毒、钩端螺旋体病、血吸虫病、疟疾。

丙类传染病是指:流行性感冒、流行性腮腺炎、风疹、急性出血性结膜炎、麻风病、流行性和地方性斑疹伤寒、黑热病、包虫病、丝虫病,除霍乱、细菌性和阿米巴性痢疾、伤寒和副伤寒以外的感染性腹泻病。

上述规定以外的其他传染病,根据其暴发、流行情况和危害程度,需要列入乙类、丙类传染病的,由国务院卫生行政部门决定并予以公布。

第四条　对乙类传染病中传染性非典型肺炎、炭疽中的肺炭疽和人感染高致病性禽流感,采取本法所称甲类传染病的预防、控制措施。其他乙类传染病和突发原因不明的传染病需要采取本法所称甲类传染病的预防、控制措施的,由国务院卫生行政部门及时报经国务院批准后予以公布、实施。

省、自治区、直辖市人民政府对本行政区域内常见、多发的其他地方性传染病,可以根据情况决定按照乙类或者丙类传染病管理并予以公布,报国务院卫生行政部门备案。

第五条　各级人民政府领导传染病防治工作。

县级以上人民政府制定传染病防治规划并组织实施,建立健全传染病防治的疾病预防控制、医疗救治和监督管理体系。

第六条　国务院卫生行政部门主管全国传染病防治及其监督管理工作。县级以上地方人民政府卫生行政部门负责本行政区域内的传染病防治及其监督管理工作。

县级以上人民政府其他部门在各自的职责范围内负责传染病防治工作。

军队的传染病防治工作,依照本法和国家有关规定办理,由中国人民解放军卫生主管部门实施监督管理。

第七条　各级疾病预防控制机构承担传染病监测、预测、流行病学调查、疫情报告以及其他预防、控制工作。

医疗机构承担与医疗救治有关的传染病防治工作和责任区域内的传染病预防工作。城市社区和农村基层医疗机构在疾病预防控制机构的指导下,承担城市社区、农村基层相应的传染病防治工作。

第八条　国家发展现代医学和中医药等传统医学,支持和鼓励开展传染病防治的科学研究,提高传染病防治的科学技术水平。

国家支持和鼓励开展传染病防治的国际合作。

第九条　国家支持和鼓励单位和个人参与传染病防治工作。各级人民政府应当完善有关制度,方便单位和个人参与防治传染病的宣传教育、疫情报告、志愿服务和捐赠活动。

居民委员会、村民委员会应当组织居民、村民参与社区、农村的传染病预防与控制活动。

第十条　国家开展预防传染病的健康教育。新闻媒体应当无偿开展传染病防治和公共卫生教育的公益宣传。

各级各类学校应当对学生进行健康知识和传染病预防知识的教育。

医学院校应当加强预防医学教育和科学研究,对在校学生以及其他与传染病防治相关人员进行预防医学教育和培训,为传染病防治工作提供技术支持。

疾病预防控制机构、医疗机构应当定期对其工作人员进行传染病防治知识、技能的培训。

第十一条　对在传染病防治工作中做出显著成绩和贡献的单位和个人,给予表彰和奖励。

对因参与传染病防治工作致病、致残、死亡的人员,按照有关规定给予补助、抚恤。

第十二条　在中华人民共和国领域内的一切单位和个人,必须接受疾病预防控制机构、医疗机构有关传染病的调查、检验、采集样本、隔离治疗等预防、控制措施,如实提供有关情况。疾病预防控制机构、医疗机构不得泄露涉及个人隐私的有关信息、资料。

卫生行政部门以及其他有关部门、疾病预防控制机构和医疗机构因违法实施行政管理或者预防、控制措施,侵犯单位和个人合法权益的,有关单位和个人可以依法申请行政复议或者提起诉讼。

第二章　传染病预防

第十三条　各级人民政府组织开展群众性卫生活动,进行预防传染病的健康教育,倡导文明健康的生活方式,提高公众对传染病的防治意识和应对能力,加强环境卫生建设,消除鼠害和蚊、蝇等病媒生物的危害。

各级人民政府农业、水利、林业行政部门按照职责分工负责指导和组织消除农田、湖区、河流、牧场、林区的鼠害与血吸虫危害,以及其他传播传染病的动物和病媒生物的危害。

铁路、交通、民用航空行政部门负责组织消除交通工具以及相关场所的鼠害和蚊、蝇等病媒生物的危害。

第十四条　地方各级人民政府应当有计划地建设和改造公共卫生设施,改善饮用水卫生条件,对污水、污物、粪便进行无害化处置。

第十五条　国家实行有计划的预防接种制度。国务院卫生行政部门和省、自治区、直辖市人民政府卫生行政部门,根据传染病预防、控制的需要,制定传染病预防接种规划并组织实施。用于预防接种的疫苗必须符合国家质量标准。

国家对儿童实行预防接种证制度。国家免疫规划项目的预防接种实行免费。医疗机构、疾病预防控制机构与儿童的监护人应当相互配合,保证儿童及时接受预防接种。具体办法由国务院制定。

第十六条　国家和社会应当关心、帮助传染病患者、病原携带者和疑似传染病患者,使其得到及时救治。任何单位和个人不得歧视传染病患者、病原携带者和疑似传染病患者。

传染病患者、病原携带者和疑似传染病患者,在治愈前或者在排除传染病嫌疑前,不得从事法律、行政法规和国务院卫生行政部门规定禁止从事的易使该传染病扩散的工作。

第十七条　国家建立传染病监测制度。

国务院卫生行政部门制定国家传染病监测规划和方案。省、自治区、直辖市人民政府卫生行政部门根据国家传染病监测规划和方案,制定本行政区域的传染病监测计划和工作方案。

各级疾病预防控制机构对传染病的发生、流行以及影响其发生、流行的因素,进行监测;对国外发生、国内尚未发生的传染病或者国内新发生的传染病,进行监测。

第十八条　各级疾病预防控制机构在传染病预防控制中履行下列职责:

(一)实施传染病预防控制规划、计划和方案;

(二)收集、分析和报告传染病监测信息,预测传染病的发生、流行趋势;

（三）开展对传染病疫情和突发公共卫生事件的流行病学调查、现场处理及其效果评价；

（四）开展传染病实验室检测、诊断、病原学鉴定；

（五）实施免疫规划，负责预防性生物制品的使用管理；

（六）开展健康教育、咨询，普及传染病防治知识；

（七）指导、培训下级疾病预防控制机构及其工作人员开展传染病监测工作；

（八）开展传染病防治应用性研究和卫生评价，提供技术咨询。

国家、省级疾病预防控制机构负责对传染病发生、流行以及分布进行监测，对重大传染病流行趋势进行预测，提出预防控制对策，参与并指导对暴发的疫情进行调查处理，开展传染病病原学鉴定，建立检测质量控制体系，开展应用性研究和卫生评价。

设区的市和县级疾病预防控制机构负责传染病预防控制规划、方案的落实，组织实施免疫、消毒、控制病媒生物的危害，普及传染病防治知识，负责本地区疫情和突发公共卫生事件监测、报告，开展流行病学调查和常见病原微生物检测。

第十九条 国家建立传染病预警制度。

国务院卫生行政部门和省、自治区、直辖市人民政府根据传染病发生、流行趋势的预测，及时发出传染病预警，根据情况予以公布。

第二十条 县级以上地方人民政府应当制定传染病预防、控制预案，报上一级人民政府备案。

传染病预防、控制预案应当包括以下主要内容：

（一）传染病预防控制指挥部的组成和相关部门的职责；

（二）传染病的监测、信息收集、分析、报告、通报制度；

（三）疾病预防控制机构、医疗机构在发生传染病疫情时的任务与职责；

（四）传染病暴发、流行情况的分级以及相应的应急工作方案；

（五）传染病预防、疫点疫区现场控制，应急设施、设备、救治药品和医疗器械以及其他物资和技术的储备与调用。

地方人民政府和疾病预防控制机构接到国务院卫生行政部门或者省、自治区、直辖市人民政府发出的传染病预警后，应当按照传染病预防、控制预案，采取相应的预防、控制措施。

第二十一条 医疗机构必须严格执行国务院卫生行政部门规定的管理制度、操作规范，防止传染病的医源性感染和医院感染。

医疗机构应当确定专门的部门或者人员，承担传染病疫情报告、本单位的传染病预防、控制以及责任区域内的传染病预防工作；承担医疗活动中与医院感染有关的危险因素监测、安全防护、消毒、隔离和医疗废物处置工作。

疾病预防控制机构应当指定专门人员负责对医疗机构内传染病预防工作进行指导、考核，开展流行病学调查。

第二十二条 疾病预防控制机构、医疗机构的实验室和从事病原微生物实验的单位，应当符合国家规定的条件和技术标准，建立严格的监督管理制度，对传染病病原体样本按照规定的措施实行严格监督管理，严防传染病病原体的实验室感染和病原微生物的扩散。

第二十三条 采供血机构、生物制品生产单位必须严格执行国家有关规定，保证血液、血液制品的质量。禁止非法采集血液或者组织他人出卖血液。

疾病预防控制机构、医疗机构使用血液和血液制品，必须遵守国家有关规定，防止因输入血液、使用血液制品引起经血液传播疾病的发生。

第二十四条 各级人民政府应当加强艾滋病的防治工作，采取预防、控制措施，防止艾滋病的传播。具体办法由国务院制定。

第二十五条 县级以上人民政府农业、林业行政部门以及其他有关部门，依据各自的职责负责与人畜共患传染病有关的动物传染病的防治管理工作。

与人畜共患传染病有关的野生动物、家畜家禽,经检疫合格后,方可出售、运输。

第二十六条　国家建立传染病菌种、毒种库。

对传染病菌种、毒种和传染病检测样本的采集、保藏、携带、运输和使用实行分类管理,建立健全严格的管理制度。

对可能导致甲类传染病传播的以及国务院卫生行政部门规定的菌种、毒种和传染病检测样本,确需采集、保藏、携带、运输和使用的,须经省级以上人民政府卫生行政部门批准。具体办法由国务院制定。

第二十七条　对被传染病病原体污染的污水、污物、场所和物品,有关单位和个人必须在疾病预防控制机构的指导下或者按照其提出的卫生要求,进行严格消毒处理;拒绝消毒处理的,由当地卫生行政部门或者疾病预防控制机构进行强制消毒处理。

第二十八条　在国家确认的自然疫源地计划兴建水利、交通、旅游、能源等大型建设项目的,应当事先由省级以上疾病预防控制机构对施工环境进行卫生调查。建设单位应当根据疾病预防控制机构的意见,采取必要的传染病预防、控制措施。施工期间,建设单位应当设专人负责工地上的卫生防疫工作。工程竣工后,疾病预防控制机构应当对可能发生的传染病进行监测。

第二十九条　用于传染病防治的消毒产品、饮用水供水单位供应的饮用水和涉及饮用水卫生安全的产品,应当符合国家卫生标准和卫生规范。

饮用水供水单位从事生产或者供应活动,应当依法取得卫生许可证。

生产用于传染病防治的消毒产品的单位和生产用于传染病防治的消毒产品,应当经省级以上人民政府卫生行政部门审批。具体办法由国务院制定。

第三章　疫情报告、通报和公布

第三十条　疾病预防控制机构、医疗机构和采供血机构及其执行职务的人员发现本法规定的传染病疫情或者发现其他传染病暴发、流行以及突发原因不明的传染病时,应当遵循疫情报告属地管理原则,按照国务院规定的或者国务院卫生行政部门规定的内容、程序、方式和时限报告。

军队医疗机构向社会公众提供医疗服务,发现前款规定的传染病疫情时,应当按照国务院卫生行政部门的规定报告。

第三十一条　任何单位和个人发现传染病患者或者疑似传染病患者时,应当及时向附近的疾病预防控制机构或者医疗机构报告。

第三十二条　港口、机场、铁路疾病预防控制机构以及国境卫生检疫机关发现甲类传染病患者、病原携带者、疑似传染病患者时,应当按照国家有关规定立即向国境口岸所在地的疾病预防控制机构或者所在地县级以上地方人民政府卫生行政部门报告并互相通报。

第三十三条　疾病预防控制机构应当主动收集、分析、调查、核实传染病疫情信息。接到甲类、乙类传染病疫情报告或者发现传染病暴发、流行时,应当立即报告当地卫生行政部门,由当地卫生行政部门立即报告当地人民政府,同时报告上级卫生行政部门和国务院卫生行政部门。

疾病预防控制机构应当设立或者指定专门的部门、人员负责传染病疫情信息管理工作,及时对疫情报告进行核实、分析。

第三十四条　县级以上地方人民政府卫生行政部门应当及时向本行政区域内的疾病预防控制机构和医疗机构通报传染病疫情以及监测、预警的相关信息。接到通报的疾病预防控制机构和医疗机构应当及时告知本单位的有关人员。

第三十五条　国务院卫生行政部门应当及时向国务院其他有关部门和各省、自治区、直辖市人民政府卫生行政部门通报全国传染病疫情以及监测、预警的相关信息。

毗邻的以及相关的地方人民政府卫生行政部门,应当及时互相通报本行政区域的传染病疫情以及监测、预警的相关信息。

县级以上人民政府有关部门发现传染病疫情时,应当及时向同级人民政府卫生行政部门通报。

中国人民解放军卫生主管部门发现传染病疫情时,应当向国务院卫生行政部门通报。

第三十六条　动物防疫机构和疾病预防控制机构,应当及时互相通报动物间和人间发生的人畜共患传染病疫情以及相关信息。

第三十七条　依照本法的规定负有传染病疫情报告职责的人民政府有关部门、疾病预防控制机构、医疗机构、采供血机构及其工作人员,不得隐瞒、谎报、缓报传染病疫情。

第三十八条　国家建立传染病疫情信息公布制度。

国务院卫生行政部门定期公布全国传染病疫情信息。省、自治区、直辖市人民政府卫生行政部门定期公布本行政区域的传染病疫情信息。

传染病暴发、流行时,国务院卫生行政部门负责向社会公布传染病疫情信息,并可以授权省、自治区、直辖市人民政府卫生行政部门向社会公布本行政区域的传染病疫情信息。

公布传染病疫情信息应当及时、准确。

第四章　疫情控制

第三十九条　医疗机构发现甲类传染病时,应当及时采取下列措施:

(一)对患者、病原携带者,予以隔离治疗,隔离期限根据医学检查结果确定;

(二)对疑似患者,确诊前在指定场所单独隔离治疗;

(三)对医疗机构内的患者、病原携带者、疑似患者的密切接触者,在指定场所进行医学观察和采取其他必要的预防措施。

拒绝隔离治疗或者隔离期未满擅自脱离隔离治疗的,可以由公安机关协助医疗机构采取强制隔离治疗措施。

医疗机构发现乙类或者丙类传染病患者,应当根据病情采取必要的治疗和控制传播措施。

医疗机构对本单位内被传染病病原体污染的场所、物品以及医疗废物,必须依照法律、法规的规定实施消毒和无害化处置。

第四十条　疾病预防控制机构发现传染病疫情或者接到传染病疫情报告时,应当及时采取下列措施:

(一)对传染病疫情进行流行病学调查,根据调查情况提出划定疫点、疫区的建议,对被污染的场所进行卫生处理,对密切接触者,在指定场所进行医学观察和采取其他必要的预防措施,并向卫生行政部门提出疫情控制方案;

(二)传染病暴发、流行时,对疫点、疫区进行卫生处理,向卫生行政部门提出疫情控制方案,并按照卫生行政部门的要求采取措施;

(三)指导下级疾病预防控制机构实施传染病预防、控制措施,组织、指导有关单位对传染病疫情的处理。

第四十一条　对已经发生甲类传染病病例的场所或者该场所内的特定区域的人员,所在地的县级以上地方人民政府可以实施隔离措施,并同时向上一级人民政府报告;接到报告的上级人民政府应当即时做出是否批准的决定。上级人民政府做出不予批准决定的,实施隔离措施的人民政府应当立即解除隔离措施。

在隔离期间,实施隔离措施的人民政府应当对被隔离人员提供生活保障;被隔离人员有工作单位的,所在单位不得停止支付其隔离期间的工作报酬。

隔离措施的解除,由原决定机关决定并宣布。

第四十二条　传染病暴发、流行时,县级以上地方人民政府应当立即组织力量,按照预防、控制预案进行防治,切断传染病的传播途径,必要时,报经上一级人民政府决定,可以采取下列紧急措施并予以公告:

(一)限制或者停止集市、影剧院演出或者其他人群聚集的活动;

(二)停工、停业、停课;

（三）封闭或者封存被传染病病原体污染的公共饮用水源、食品以及相关物品；

（四）控制或者扑杀染疫野生动物、家畜家禽；

（五）封闭可能造成传染病扩散的场所。

上级人民政府接到下级人民政府关于采取前款所列紧急措施的报告时，应当即时作出决定。

紧急措施的解除，由原决定机关决定并宣布。

第四十三条　甲类、乙类传染病暴发、流行时，县级以上地方人民政府报经上一级人民政府决定，可以宣布本行政区域部分或者全部为疫区；国务院可以决定并宣布跨省、自治区、直辖市的疫区。县级以上地方人民政府可以在疫区内采取本法第四十二条规定的紧急措施，并可以对出入疫区的人员、物资和交通工具实施卫生检疫。

省、自治区、直辖市人民政府可以决定对本行政区域内的甲类传染病疫区实施封锁；但是，封锁大、中城市的疫区或者封锁跨省、自治区、直辖市的疫区，以及封锁疫区导致中断干线交通或者封锁国境的，由国务院决定。

疫区封锁的解除，由原决定机关决定并宣布。

第四十四条　发生甲类传染病时，为了防止该传染病通过交通工具及其乘运的人员、物资传播，可以实施交通卫生检疫。具体办法由国务院制定。

第四十五条　传染病暴发、流行时，根据传染病疫情控制的需要，国务院有权在全国范围或者跨省、自治区、直辖市范围内，县级以上地方人民政府有权在本行政区域内紧急调集人员或者调用储备物资，临时征用房屋、交通工具及相关设施、设备。

紧急调集人员的，应当按照规定给予合理报酬。临时征用房屋、交通工具及相关设施、设备的，应当依法给予补偿；能返还的，应当及时返还。

第四十六条　患甲类传染病、炭疽死亡的，应当将尸体立即进行卫生处理，就近火化。患其他传染病死亡的，必要时，应当将尸体进行卫生处理后火化或者按照规定深埋。

为了查找传染病病因，医疗机构在必要时可以按照国务院卫生行政部门的规定，对传染病患者尸体或者疑似传染病患者尸体进行解剖查验，并应当告知死者家属。

第四十七条　疫区中被传染病病原体污染或者可能被传染病病原体污染的物品，经消毒可以使用的，应当在当地疾病预防控制机构的指导下，进行消毒处理后，方可使用、出售和运输。

第四十八条　发生传染病疫情时，疾病预防控制机构和省级以上人民政府卫生行政部门指派的其他与传染病有关的专业技术机构，可以进入传染病疫点、疫区进行调查、采集样本、技术分析和检验。

第四十九条　传染病暴发、流行时，药品和医疗器械生产、供应单位应当及时生产、供应防治传染病的药品和医疗器械。铁路、交通、民用航空经营单位必须优先运送处理传染病疫情的人员以及防治传染病的药品和医疗器械。县级以上人民政府有关部门应当做好组织协调工作。

第五章　医　疗　救　治

第五十条　县级以上人民政府应当加强和完善传染病医疗救治服务网络的建设，指定具备传染病救治条件和能力的医疗机构承担传染病救治任务，或者根据传染病救治需要设置传染病医院。

第五十一条　医疗机构的基本标准、建筑设计和服务流程，应当符合预防传染病医院感染的要求。

医疗机构应当按照规定对使用的医疗器械进行消毒；对按照规定一次使用的医疗器具，应当在使用后予以销毁。

医疗机构应当按照国务院卫生行政部门规定的传染病诊断标准和治疗要求，采取相应措施，提高传染病医疗救治能力。

第五十二条　医疗机构应当对传染病患者或者疑似传染病患者提供医疗救护、现场救援和接诊治疗，书写病历记录以及其他有关资料，并妥善保管。

医疗机构应当实行传染病预检、分诊制度；对传染病患者、疑似传染病患者，应当引导至相对隔离的分诊点进行初诊。医疗机构不具备相应救治能力的，应当将患者及其病历记录复印件一并转至具备相应救治能力的医疗机构。具体办法由国务院卫生行政部门规定。

第六章 监督管理

第五十三条 县级以上人民政府卫生行政部门对传染病防治工作履行下列监督检查职责：

（一）对下级人民政府卫生行政部门履行本法规定的传染病防治职责进行监督检查；

（二）对疾病预防控制机构、医疗机构的传染病防治工作进行监督检查；

（三）对采供血机构的采供血活动进行监督检查；

（四）对用于传染病防治的消毒产品及其生产单位进行监督检查，并对饮用水供水单位从事生产或者供应活动以及涉及饮用水卫生安全的产品进行监督检查；

（五）对传染病菌种、毒种和传染病检测样本的采集、保藏、携带、运输、使用进行监督检查；

（六）对公共场所和有关单位的卫生条件和传染病预防、控制措施进行监督检查。

省级以上人民政府卫生行政部门负责组织对传染病防治重大事项的处理。

第五十四条 县级以上人民政府卫生行政部门在履行监督检查职责时，有权进入被检查单位和传染病疫情发生现场调查取证，查阅或者复制有关的资料和采集样本。被检查单位应当予以配合，不得拒绝、阻挠。

第五十五条 县级以上地方人民政府卫生行政部门在履行监督检查职责时，发现被传染病病原体污染的公共饮用水源、食品以及相关物品，如不及时采取控制措施可能导致传染病传播、流行的，可以采取封闭公共饮用水源、封存食品以及相关物品或者暂停销售的临时控制措施，并予以检验或者进行消毒。经检验，属于被污染的食品，应当予以销毁；对未被污染的食品或者经消毒后可以使用的物品，应当解除控制措施。

第五十六条 卫生行政部门工作人员依法执行职务时，应当不少于两人，并出示执法证件，填写卫生执法文书。

卫生执法文书经核对无误后，应当由卫生执法人员和当事人签名。当事人拒绝签名的，卫生执法人员应当注明情况。

第五十七条 卫生行政部门应当依法建立健全内部监督制度，对其工作人员依据法定职权和程序履行职责的情况进行监督。

上级卫生行政部门发现下级卫生行政部门不及时处理职责范围内的事项或者不履行职责的，应当责令纠正或者直接予以处理。

第五十八条 卫生行政部门及其工作人员履行职责，应当自觉接受社会和公民的监督。单位和个人有权向上级人民政府及其卫生行政部门举报违反本法的行为。接到举报的有关人民政府或者其卫生行政部门，应当及时调查处理。

第七章 保障措施

第五十九条 国家将传染病防治工作纳入国民经济和社会发展计划，县级以上地方人民政府将传染病防治工作纳入本行政区域的国民经济和社会发展计划。

第六十条 县级以上地方人民政府按照本级政府职责负责本行政区域内传染病预防、控制、监督工作的日常经费。

国务院卫生行政部门会同国务院有关部门，根据传染病流行趋势，确定全国传染病预防、控制、救治、监测、预测、预警、监督检查等项目。中央财政对困难地区实施重大传染病防治项目给予补助。

省、自治区、直辖市人民政府根据本行政区域内传染病流行趋势，在国务院卫生行政部门确定的项目范围内，确定传染病预防、控制、监督等项目，并保障项目的实施经费。

第六十一条 国家加强基层传染病防治体系建设，扶持贫困地区和少数民族地区的传染病防治工作。

地方各级人民政府应当保障城市社区、农村基层传染病预防工作的经费。

第六十二条 国家对患有特定传染病的困难人群实行医疗救助，减免医疗费用。具体办法由国务院卫生行政部门会同国务院财政部门等部门制定。

第六十三条　县级以上人民政府负责储备防治传染病的药品、医疗器械和其他物资,以备调用。

第六十四条　对从事传染病预防、医疗、科研、教学、现场处理疫情的人员,以及在生产、工作中接触传染病病原体的其他人员,有关单位应当按照国家规定,采取有效的卫生防护措施和医疗保健措施,并给予适当的津贴。

第八章　法　律　责　任

第六十五条　地方各级人民政府未依照本法的规定履行报告职责,或者隐瞒、谎报、缓报传染病疫情,或者在传染病暴发、流行时,未及时组织救治、采取控制措施的,由上级人民政府责令改正,通报批评;造成传染病传播、流行或者其他严重后果的,对负有责任的主管人员,依法给予行政处分;构成犯罪的,依法追究刑事责任。

第六十六条　县级以上人民政府卫生行政部门违反本法规定,有下列情形之一的,由本级人民政府、上级人民政府卫生行政部门责令改正,通报批评;造成传染病传播、流行或者其他严重后果的,对负有责任的主管人员和其他直接责任人员,依法给予行政处分;构成犯罪的,依法追究刑事责任:

（一）未依法履行传染病疫情通报、报告或者公布职责,或者隐瞒、谎报、缓报传染病疫情的;

（二）发生或者可能发生传染病传播时未及时采取预防、控制措施的;

（三）未依法履行监督检查职责,或者发现违法行为不及时查处的;

（四）未及时调查、处理单位和个人对下级卫生行政部门不履行传染病防治职责的举报的;

（五）违反本法的其他失职、渎职行为。

第六十七条　县级以上人民政府有关部门未依照本法的规定履行传染病防治和保障职责的,由本级人民政府或者上级人民政府有关部门责令改正,通报批评;造成传染病传播、流行或者其他严重后果的,对负有责任的主管人员和其他直接责任人员,依法给予行政处分;构成犯罪的,依法追究刑事责任。

第六十八条　疾病预防控制机构违反本法规定,有下列情形之一的,由县级以上人民政府卫生行政部门责令限期改正,通报批评,给予警告;对负有责任的主管人员和其他直接责任人员,依法给予降级、撤职、开除的处分,并可以依法吊销有关责任人员的执业证书;构成犯罪的,依法追究刑事责任:

（一）未依法履行传染病监测职责的;

（二）未依法履行传染病疫情报告、通报职责,或者隐瞒、谎报、缓报传染病疫情的;

（三）未主动收集传染病疫情信息,或者对传染病疫情信息和疫情报告未及时进行分析、调查、核实的;

（四）发现传染病疫情时,未依据职责及时采取本法规定的措施的;

（五）故意泄露传染病患者、病原携带者、疑似传染病患者、密切接触者涉及个人隐私的有关信息、资料的。

第六十九条　医疗机构违反本法规定,有下列情形之一的,由县级以上人民政府卫生行政部门责令改正,通报批评,给予警告;造成传染病传播、流行或者其他严重后果的,对负有责任的主管人员和其他直接责任人员,依法给予降级、撤职、开除的处分,并可以依法吊销有关责任人员的执业证书;构成犯罪的,依法追究刑事责任:

（一）未按照规定承担本单位的传染病预防、控制工作、医院感染控制任务和责任区域内的传染病预防工作的;

（二）未按照规定报告传染病疫情,或者隐瞒、谎报、缓报传染病疫情的;

（三）发现传染病疫情时,未按照规定对传染病患者、疑似传染病患者提供医疗救护、现场救援、接诊、转诊的,或者拒绝接受转诊的;

（四）未按照规定对本单位内被传染病病原体污染的场所、物品以及医疗废物实施消毒或者无害化处置的;

（五）未按照规定对医疗器械进行消毒,或者对按照规定一次使用的医疗器具未予销毁,再次使用的;

（六）在医疗救治过程中未按照规定保管医学记录资料的；

（七）故意泄露传染病患者、病原携带者、疑似传染病患者、密切接触者涉及个人隐私的有关信息、资料的。

第七十条　采供血机构未按照规定报告传染病疫情，或者隐瞒、谎报、缓报传染病疫情，或者未执行国家有关规定，导致因输入血液引起经血液传播疾病发生的，由县级以上人民政府卫生行政部门责令改正，通报批评，给予警告；造成传染病传播、流行或者其他严重后果的，对负有责任的主管人员和其他直接责任人员，依法给予降级、撤职、开除的处分，并可以依法吊销采供血机构的执业许可证；构成犯罪的，依法追究刑事责任。

非法采集血液或者组织他人出卖血液的，由县级以上人民政府卫生行政部门予以取缔，没收违法所得，可以并处十万元以下的罚款；构成犯罪的，依法追究刑事责任。

第七十一条　国境卫生检疫机关、动物防疫机构未依法履行传染病疫情通报职责的，由有关部门在各自职责范围内责令改正，通报批评；造成传染病传播、流行或者其他严重后果的，对负有责任的主管人员和其他直接责任人员，依法给予降级、撤职、开除的处分；构成犯罪的，依法追究刑事责任。

第七十二条　铁路、交通、民用航空经营单位未依照本法的规定优先运送处理传染病疫情的人员以及防治传染病的药品和医疗器械的，由有关部门责令限期改正，给予警告；造成严重后果的，对负有责任的主管人员和其他直接责任人员，依法给予降级、撤职、开除的处分。

第七十三条　违反本法规定，有下列情形之一，导致或者可能导致传染病传播、流行的，由县级以上人民政府卫生行政部门责令限期改正，没收违法所得，可以并处五万元以下的罚款；已取得许可证的，原发证部门可以依法暂扣或者吊销许可证；构成犯罪的，依法追究刑事责任：

（一）饮用水供水单位供应的饮用水不符合国家卫生标准和卫生规范的；

（二）涉及饮用水卫生安全的产品不符合国家卫生标准和卫生规范的；

（三）用于传染病防治的消毒产品不符合国家卫生标准和卫生规范的；

（四）出售、运输疫区中被传染病病原体污染或者可能被传染病病原体污染的物品，未进行消毒处理的；

（五）生物制品生产单位生产的血液制品不符合国家质量标准的。

第七十四条　违反本法规定，有下列情形之一的，由县级以上地方人民政府卫生行政部门责令改正，通报批评，给予警告；已取得许可证的，可以依法暂扣或者吊销许可证；造成传染病传播、流行以及其他严重后果的，对负有责任的主管人员和其他直接责任人员，依法给予降级、撤职、开除的处分，并可以依法吊销有关责任人员的执业证书；构成犯罪的，依法追究刑事责任：

（一）疾病预防控制机构、医疗机构和从事病原微生物实验的单位，不符合国家规定的条件和技术标准，对传染病病原体样本未按照规定进行严格管理，造成实验室感染和病原微生物扩散的；

（二）违反国家有关规定，采集、保藏、携带、运输和使用传染病菌种、毒种和传染病检测样本的；

（三）疾病预防控制机构、医疗机构未执行国家有关规定，导致因输入血液、使用血液制品引起经血液传播疾病发生的。

第七十五条　未经检疫出售、运输与人畜共患传染病有关的野生动物、家畜家禽的，由县级以上地方人民政府畜牧兽医行政部门责令停止违法行为，并依法给予行政处罚。

第七十六条　在国家确认的自然疫源地兴建水利、交通、旅游、能源等大型建设项目，未经卫生调查进行施工的，或者未按照疾病预防控制机构的意见采取必要的传染病预防、控制措施的，由县级以上人民政府卫生行政部门责令限期改正，给予警告，处五千元以上三万元以下的罚款；逾期不改正的，处三万元以上十万元以下的罚款，并可以提请有关人民政府依据职责权限，责令停建、关闭。

第七十七条　单位和个人违反本法规定，导致传染病传播、流行，给他人人身、财产造成损害的，应当依法承担民事责任。

第九章　附　　则

第七十八条　本法中下列用语的含义：

（一）传染病患者、疑似传染病患者：指根据国务院卫生行政部门发布的《中华人民共和国传染病防治法规定管理的传染病诊断标准》，符合传染病患者和疑似传染病患者诊断标准的人。

（二）病原携带者：指感染病原体无临床症状但能排出病原体的人。

（三）流行病学调查：指对人群中疾病或者健康状况的分布及其决定因素进行调查研究，提出疾病预防控制措施及保健对策。

（四）疫点：指病原体从传染源向周围播散的范围较小或者单个疫源地。

（五）疫区：指传染病在人群中暴发、流行，其病原体向周围播散时所能波及的地区。

（六）人畜共患传染病：指人与脊椎动物共同罹患的传染病，如鼠疫、狂犬病、血吸虫病等。

（七）自然疫源地：指某些可引起人类传染病的病原体在自然界的野生动物中长期存在和循环的地区。

（八）病媒生物：指能够将病原体从人或者其他动物传播给人的生物，如蚊、蝇、蚤类等。

（九）医源性感染：指在医学服务中，因病原体传播引起的感染。

（十）医院感染：指住院患者在医院内获得的感染，包括在住院期间发生的感染和在医院内获得出院后发生的感染，但不包括入院前已开始或者入院时已处于潜伏期的感染。医院工作人员在医院内获得的感染也属医院感染。

（十一）实验室感染：指从事实验室工作时，因接触病原体所致的感染。

（十二）菌种、毒种：指可能引起本法规定的传染病发生的细菌菌种、病毒毒种。

（十三）消毒：指用化学、物理、生物的方法杀灭或者消除环境中的病原微生物。

（十四）疾病预防控制机构：指从事疾病预防控制活动的疾病预防控制中心以及与上述机构业务活动相同的单位。

（十五）医疗机构：指按照《医疗机构管理条例》取得医疗机构执业许可证，从事疾病诊断、治疗活动的机构。

第七十九条　传染病防治中有关食品、药品、血液、水、医疗废物和病原微生物的管理以及动物防疫和国境卫生检疫，本法未规定的，分别适用其他有关法律、行政法规的规定。

第八十条　本法自 2004 年 12 月 1 日起施行。

附录2　中华人民共和国传染病防治法实施办法

（1991 年 10 月 4 日国务院国批准，1991 年 12 月 6 日卫生部令第 17 号发布施行）

第一章　总　　则

第一条　根据《中华人民共和国传染病防治法》（以下简称《传染病防治法》）的规定，制定本办法。

第二条　国家对传染病实行预防为主的方针，各级政府在制定社会经济发展规划时，必须包括传染病防治目标，并组织有关部门共同实施。

第三条　各级政府卫生行政部门对传染病防治工作实施统一监督管理。

受国务院卫生行政部门委托的其他有关部门卫生主管机构，在本系统内行使《传染病防治法》第三十二条第一款所列职权。

军队的传染病防治工作，依照《传染病防治法》和本办法中的有关规定以及国家其他有关规定，由中国人民解放军卫生主管部门实施监督管理。

第四条　各级各类卫生防疫机构按照专业分工承担传染病监测管理的责任和范围，由省级政府卫生行政部门确定。

铁路、交通、民航、厂（场）矿的卫生防疫机构，承担本系统传染病监测管理工作，并接受本系统上级卫生主管机构和省级政府卫生行政部门指定的卫生防疫机构的业务指导。

第五条 各级各类医疗保健机构承担传染病防治管理的责任和范围,由当地政府卫生行政部门确定。

第六条 各级政府对预防、控制传染病做出显著成绩和贡献的单位和个人,应当给予奖励。

第二章 预 防

第七条 各级政府应当组织有关部门,开展传染病预防知识和防治措施的卫生健康教育。

第八条 各级政府组织开展爱国卫生活动。

铁路、交通、民航部门负责组织消除交通工具的鼠害和各种病媒昆虫的危害。

农业、林业部门负责组织消除农田、牧场及林区的鼠害。

国务院各有关部委消除钉螺危害的分工,按照国务院的有关规定办理。

第九条 集中式供水必须符合国家《生活饮用水卫生标准》。

各单位自备水源,未经城市建设部门和卫生行政部门批准,不得与城镇集中式供水系统连接。

第十条 地方各级政府应当有计划地建设和改造公共卫生设施。

城市应当按照城市环境卫生设施标准修建公共厕所、垃圾粪便的无害化处理场和污水、雨水排放处理系统等公共卫生设施。

农村应当逐步改造厕所,对粪便进行无害化处理,加强对公共生活用水的卫生管理,建立必要的卫生管理制度。饮用水水源附近禁止有污水池、粪堆(坑)等污染源。禁止在饮用水水源附近洗刷便器和运输粪便的工具。

第十一条 国家实行有计划的预防接种制度。

中华人民共和国境内的任何人均应按照有关规定接受预防接种。

各省、自治区、直辖市政府卫生行政部门可以根据当地传染病的流行情况,增加预防接种项目。

第十二条 国家对儿童实行预防接种证制度。

适龄儿童应当按照国家有关规定,接受预防接种。适龄儿童的家长或者监护人应当及时向医疗保健机构申请办理预防接种证。

托幼机构、学校在办理入托、入学手续时,应当查验预防接种证,未按规定接种的儿童应当及时补种。

第十三条 各级各类医疗保健机构的预防保健组织或者人员,在本单位及责任地段内承担下列工作:

(一)传染病疫情报告和管理;

(二)传染病预防和控制工作;

(三)卫生行政部门指定的卫生防疫机构交付的传染病防治和监测任务。

第十四条 医疗保健机构必须按照国务院卫生行政部门的有关规定,严格执行消毒隔离制度,防止医院内感染和医源性感染。

第十五条 卫生防疫机构和从事致病性微生物实验的科研、教学、生产等单位必须做到:

(一)建立健全防止致病性微生物扩散的制度和人体防护措施;

(二)严格执行实验操作规程,对实验后的样品、器材、污染物品等,按照有关规定严格消毒后处理;

(三)实验动物必须按照国家有关规定进行管理。

第十六条 传染病的菌(毒)种分为下列3类:

一类:鼠疫耶尔森菌、霍乱弧菌;天花病毒、艾滋病病毒;

二类:布氏菌、炭疽菌、麻风杆菌;肝炎病毒、狂犬病毒、出血热病毒、登革热病毒;斑疹伤寒立克次体;

三类:脑膜炎球菌、链球菌、淋病双球菌、结核杆菌、百日咳嗜血杆菌、白喉棒状杆菌、沙门菌、志贺菌、破伤风梭状杆菌;钩端螺旋体、梅毒螺旋体;乙型脑炎病毒、脊髓灰质炎病毒、流感病毒、流行性腮腺炎病毒、麻疹病毒、风疹病毒。

国务院卫生行政部门可以根据情况增加或者减少菌(毒)种的种类。

第十七条　国家对传染病菌(毒)种的保藏、携带、运输实行严格管理：

(一)菌(毒)种的保藏由国务院卫生行政部门指定的单位负责。

(二)一、二类菌(毒)种的供应由国务院卫生行政部门指定的保藏管理单位供应。三类菌(毒)种由设有专业实验室的单位或者国务院卫生行政部门指定的保藏管理单位供应。

(三)使用一类菌(毒)种的单位,必须经国务院卫生行政部门批准;使用二类菌(毒)种的单位必须经省级政府卫生行政部门批准;使用三类菌(毒)种的单位,应当经县级政府卫生行政部门批准。

(四)一、二类菌(毒)种,应派专人向供应单位领取,不得邮寄;三类菌(毒)种的邮寄必须持有邮寄单位的证明,并按照菌(毒)种邮寄与包装的有关规定办理。

第十八条　对患有下列传染病的患者或者病原携带者予以必要的隔离治疗,直至医疗保健机构证明其不具有传染性时,方可恢复工作：

(一)鼠疫、霍乱;

(二)艾滋病、病毒性肝炎、细菌性和阿米巴痢疾、伤寒和副伤寒、炭疽、斑疹伤寒、麻疹、百日咳、白喉、脊髓灰质炎、流行性脑脊髓膜炎、猩红热、流行性出血热、登革热、淋病、梅毒;

(三)肺结核、麻风病、流行性腮腺炎、风疹、急性出血性结膜炎。

第十九条　从事饮水、饮食、整容、保育等易使传染病扩散工作的从业人员,必须按照国家有关规定取得健康合格证后方可上岗。

第二十条　招用流动人员 200 人以上的用工单位,应当向当地政府卫生行政部门指定的卫生防疫机构报告,并按照要求采取预防控制传染病的卫生措施。

第二十一条　被甲类传染病病原体污染的污水、污物、粪便,有关单位和个人必须在卫生防疫人员的指导监督下,按照下列要求进行处理：

(一)被鼠疫病原体污染

1. 被污染的室内空气、地面、四壁必须进行严格消毒,被污染的物品必须严格消毒或者焚烧处理;

2. 彻底消除鼠疫疫区内的鼠类、蚤类;发现病鼠、死鼠应当送检;解剖检验后的鼠尸必须焚化;

3. 疫区内啮齿类动物的皮毛不能就地进行有效的消毒处理时,必须在卫生防疫机构的监督下焚烧。

(二)被霍乱病原体污染

1. 被污染的饮用水,必须进行严格消毒处理;

2. 污水经消毒处理后排放;

3. 被污染的食物要就地封存,消毒处理;

4. 粪便消毒处理达到无害化;

5. 被污染的物品,必须进行严格消毒或者焚烧处理。

第二十二条　被伤寒和副伤寒、细菌性痢疾、脊髓灰质炎、病毒性肝炎病原体污染的水、物品、粪便,有关单位和个人应当按照下列要求进行处理：

(一)被污染的饮用水,应当进行严格消毒处理;

(二)污水经消毒处理后排放;

(三)被污染的物品,应当进行严格消毒处理或者焚烧处理;

(四)粪便消毒处理达到无害化。

死于炭疽的动物尸体必须就地焚化,被污染的用具必须消毒处理,被污染的土地、草皮消毒后,必须将 10 厘米厚的表层土铲除,并在远离水源及河流的地方深埋。

第二十三条　出售、运输被传染病病原体污染或者来自疫区可能被传染病病原体污染的皮毛、旧衣物及生活用品等,必须按照卫生防疫机构的要求进行必要的卫生处理。

第二十四条　用于预防传染病的菌苗、疫苗等生物制品,由各省、自治区、直辖市卫生防疫机构统一向生物制品生产单位订购,其他任何单位和个人不得经营。

用于预防传染病的菌苗、疫苗等生物制品必须在卫生防疫机构监督指导下使用。

第二十五条　凡从事可能导致经血液传播传染病的美容、整容等单位和个人,必须执行国务院卫生行政部门的有关规定。

第二十六条　血站(库)、生物制品生产单位,必须严格执行国务院卫生行政部门的有关规定,保证血液、血液制品的质量,防止因输入血液、血液制品引起病毒性肝炎、艾滋病、疟疾等疾病的发生。任何单位和个人不准使用国务院卫生行政部门禁止进口的血液和血液制品。

第二十七条　生产、经营、使用消毒药剂和消毒器械、卫生用品、卫生材料、一次性医疗器材、隐形眼镜、人造器官等必须符合国家有关标准,不符合国家有关标准的不得生产、经营和使用。

第二十八条　发现人畜共患传染病已在人、畜间流行时,卫生行政部门与畜牧兽医部门应当深入疫区,按照职责分别对人、畜开展防治工作。

传染病流行区的家畜家禽,未经畜牧兽医部门检疫不得外运。

进入鼠疫自然疫源地捕猎旱獭应按照国家有关规定执行。

第二十九条　狂犬病的防治管理工作按照下列规定分工负责:

(一)公安部门负责县以上城市养犬的审批与违章养犬的处理,捕杀狂犬、野犬。

(二)畜牧兽医部门负责兽用狂犬病疫苗的研制、生产和供应;对城乡经批准的养犬进行预防接种、登记和发放"家犬免疫证";对犬类狂犬病的疫情进行监测和负责进出口犬类的检疫、免疫及管理。

(三)乡(镇)政府负责辖区内养犬的管理,捕杀狂犬、野犬。

(四)卫生部门负责人用狂犬病疫苗的供应、接种和患者的诊治。

第三十条　自然疫源地或者可能是自然疫源地的地区计划兴建大型建设项目时,建设单位在设计任务书批准后,应当向当地卫生防疫机构申请对施工环境进行卫生调查,并根据卫生防疫机构的意见采取必要的卫生防疫措施后,方可办理开工手续。

兴建城市规划内的建设项目,属于在自然疫源地和可能是自然疫源地范围内的,城市规划主管部门在核发建设工程规划许可证明中,必须有卫生防疫部门提出的有关意见及结论。建设单位在施工过程中,必须采取预防传染病传播和扩散的措施。

第三十一条　卫生防疫机构接到在自然疫源地和可能是自然疫源地范围内兴办大型建设项目的建设单位的卫生调查申请后,应当及时组成调查组到现场进行调查,并提出该地区自然环境中可能存在的传染病病种、流行范围、流行强度及预防措施等意见和结论。

第三十二条　在自然疫源地或者可能是自然疫源地内施工的建设单位,应当设立预防保健组织负责施工期间的卫生防疫工作。

第三十三条　凡在生产、工作中接触传染病病原体的工作人员,可以按照国家有关规定申领卫生防疫津贴。

第三章　疫情报告

第三十四条　执行职务的医疗保健人员、卫生防疫人员为责任疫情报告人。

责任疫情报告人应当按照本办法第三十五条规定的时限向卫生行政部门指定的卫生防疫机构报告疫情,并做疫情登记。

第三十五条　责任疫情报告人发现甲类传染病和乙类传染病中的艾滋病、肺炭疽的患者、病原携带者和疑似传染病患者时,城镇于 6 小时内,农村于 12 小时内,以最快的通讯方式向发病地的卫生防疫机构报告,并同时报出传染病报告卡。责任疫情报告人发现乙类传染病患者、病原携带者和疑似传染病患者时,城镇于 12 小时内,农村于 24 小时内向发病地的卫生防疫机构报出传染病报告卡。责任疫情报告人在丙类传染病监测区内发现丙类传染病患者时,应当在 24 小时内向发病地的卫生防疫机构报出传染病报告卡。

第三十六条　传染病暴发、流行时,责任疫情报告人应当以最快的通讯方式向当地卫生防疫机构报告疫情。接到疫情报告的卫生防疫机构应当以最快的通讯方式报告上级卫生防疫机构和当地政府卫生行政部门,卫生行政部门接到报告后,应当立即报告当地政府。省级政府卫生行政部门接到发现甲类传染病和发生传染病暴发、流行的报告后,应当于6小时内报告国务院卫生行政部门。

第三十七条　流动人员中的传染病患者、病原携带者和疑似传染病患者的传染病报告、处理由诊治地负责,其疫情登记、统计由户口所在地负责。

第三十八条　铁路、交通、民航、厂(场)矿的卫生防疫机构,应当定期向所在地卫生行政部门指定的卫生防疫机构报告疫情。

第三十九条　军队的传染病疫情,由中国人民解放军卫生主管部门根据军队有关规定向国务院卫生行政部门报告。

军队的医疗保健和卫生防疫机构,发现地方就诊的传染病患者、病原携带者、疑似传染病患者时,应当按照本办法第三十五条的规定报告疫情,并接受当地卫生防疫机构的业务指导。

第四十条　国境口岸所在地卫生行政部门指定的卫生防疫机构和港口、机场、铁路卫生防疫机构和国境卫生检疫机关在发现国境卫生检疫法规定的检疫传染病时,应当互相通报疫情。

发现人畜共患传染病时,卫生防疫机构和畜牧兽医部门应当互相通报疫情。

第四十一条　各级政府卫生行政部门指定的卫生防疫机构应当对辖区内各类医疗保健机构的疫情登记报告和管理情况定期进行核实、检查、指导。

第四十二条　传染病报告卡片邮寄信封应当印有明显的"红十字"标志及写明××卫生防疫机构收的字样。

邮电部门应当及时传递疫情报告的电话或者信卡,并实行邮资总付。

第四十三条　医务人员未经县级以上政府卫生行政部门批准,不得将就诊的淋病、梅毒、麻风病、艾滋病患者和艾滋病病原携带者及其家属的姓名、住址和个人病史公开。

第四章　控　制

第四十四条　卫生防疫机构和医疗保健机构传染病的疫情处理实行分级分工管理。

第四十五条　艾滋病的监测管理按照国务院有关规定执行。

第四十六条　淋病、梅毒患者应当在医疗保健机构、卫生防疫机构接受治疗。尚未治愈前,不得进入公共浴池、游泳池。

第四十七条　医疗保健机构或者卫生防疫机构在诊治中发现甲类传染病的疑似患者,应当在五日内作出明确诊断。

第四十八条　甲类传染病患者和病原携带者以及乙类传染病中的艾滋病、淋病、梅毒患者的密切接触者必须按照有关规定接受检疫、医学检查和防治措施。

前款以外的乙类传染病患者及病原携带者的密切接触者,应当接受医学检查和防治措施。

第四十九条　甲类传染病疑似患者或者病原携带者的密切接触者,经留验排除是患者或者病原携带者后,留验期间的工资福利待遇由所属单位按出勤照发。

第五十条　发现甲类传染病患者、病原携带者或者疑似患者的污染场所,卫生防疫机构接到疫情报告后,应立即进行严格的卫生处理。

第五十一条　地方各级政府卫生行政部门发现本地区发生从未有过的传染病或者国家已宣布消除的传染病时,应当立即采取措施,必要时,向当地政府报告。

第五十二条　在传染病暴发、流行区域,当地政府应当根据传染病疫情控制的需要,组织卫生、医药、公安、工商、交通、水利、城建、农业、商业、民政、邮电、广播电视等部门采取下列预防、控制措施:

(一)对患者进行抢救、隔离治疗;

(二)加强粪便管理,清除垃圾、污物;

(三)加强自来水和其他饮用水的管理,保护饮用水源;

（四）消除病媒昆虫、钉螺、鼠类及其他染疫动物；

（五）加强易使传染病传播扩散活动的卫生管理；

（六）开展防病知识的宣传；

（七）组织对传染病患者、病原携带者、染疫动物密切接触人群的检疫、预防服药、应急接种等；

（八）供应用于预防和控制疫情所必需的药品、生物制品、消毒药品、器械等；

（九）保证居民生活必需品的供应。

第五十三条 县级以上政府接到下一级政府关于采取《传染病防治法》第二十五条规定的紧急措施报告时，应当在二十四小时内做出决定。下一级政府在上一级政府作出决定前，必要时，可以临时采取《传染病防治法》第二十五条第一款第（一）、（四）项紧急措施，但不得超过二十四小时。

第五十四条 撤销采取《传染病防治法》第二十五条紧急措施的条件是：

（一）甲类传染病患者、病原携带者全部治愈，乙类传染病患者、病原携带者得到有效的隔离治疗；患者尸体得到严格消毒处理；

（二）污染的物品及环境已经过消毒等卫生处理；有关病媒昆虫、染疫动物基本消除；

（三）暴发、流行的传染病病种，经过最长潜伏期后，未发现新的传染病病人，疫情得到有效的控制。

第五十五条 因患鼠疫、霍乱和炭疽病死亡的患者尸体，由治疗患者的医疗单位负责消毒处理，处理后应当立即火化。

患病毒性肝炎、伤寒和副伤寒、艾滋病、白喉、炭疽、脊髓灰质炎死亡的患者尸体，由治疗患者的医疗单位或者当地卫生防疫机构消毒处理后火化。

不具备火化条件的农村、边远地区，由治疗患者的医疗单位或者当地卫生防疫机构负责消毒后，可选远离居民点 500 米以外、远离饮用水源 50 米以外的地方，将尸体在距地面两米以下深埋。

民族自治地方执行前款的规定，依照《传染病防治法》第二十八条第三款的规定办理。

第五十六条 医疗保健机构、卫生防疫机构经县级以上政府卫生行政部门的批准可以对传染病患者尸体或者疑似传染病患者的尸体进行解剖查验。

第五十七条 卫生防疫机构处理传染病疫情的人员，可以凭当地政府卫生行政部门出具的处理疫情证明及有效的身份证明，优先在铁路、交通、民航部门购票，铁路、交通、民航部门应当保证售给最近 1 次通往目的地的车、船、机票。

交付运输的处理疫情的物品应当有明显标志，铁路、交通、民航部门应当保证用最快通往目的地的交通工具运出。

第五十八条 用于传染病监督控制的车辆，其标志由国务院卫生行政部门会同有关部门统一制定。任何单位和个人不得阻拦依法执行处理疫情任务的车辆和人员。

第五章 监 督

第五十九条 地方各级政府卫生行政部门、卫生防疫机构和受国务院卫生行政部门委托的其他有关部门卫生主管机构推荐的传染病管理监督员，由省级以上政府卫生行政部门聘任并发给证件。

省级政府卫生行政部门聘任的传染病管理监督员，报国务院卫生行政部门备案。

第六十条 传染病管理监督员执行下列任务：

（一）监督检查《传染病防治法》及本办法的执行情况；

（二）进行现场调查，包括采集必需的标本及查阅、索取、翻印复制必要的文字、图片、声像资料等，并根据调查情况写出书面报告；

（三）对违法单位或者个人提出处罚建议；

（四）执行卫生行政部门或者其他有关部门卫生主管机构交付的任务；

（五）及时提出预防和控制传染病措施的建议。

第六十一条 各级各类医疗保健机构内设立的传染病管理检查员，由本单位推荐，经县级以上政府卫生行政部门或受国务院卫生行政部门委托的其他部门卫生主管机构批准并发给证件。

第六十二条　传染病管理检查员执行下列任务：

（一）宣传《传染病防治法》及本办法，检查本单位和责任地段的传染病防治措施的实施和疫情报告执行情况；

（二）对本单位和责任地段的传染病防治工作进行技术指导；

（三）执行卫生行政部门和卫生防疫机构对本单位及责任地段提出的改进传染病防治管理工作的意见；

（四）定期向卫生行政部门指定的卫生防疫机构汇报工作情况，遇到紧急情况及时报告。

第六十三条　传染病管理监督员、传染病管理检查员执行任务时，有关单位和个人必须给予协助。

第六十四条　传染病管理监督员的解聘和传染病管理检查员资格的取消，由原发证机关决定，并通知其所在单位和个人。

第六十五条　县级以上政府卫生行政部门和受国务院卫生行政部门委托的部门，可以成立传染病技术鉴定组织。

第六章　罚　则

第六十六条　有下列行为之一的，由县级以上政府卫生行政部门责令限期改正，可以处 5000 元以下的罚款；情节较严重的，可以处 5000 元以上 2 万元以下的罚款，对主管人员和直接责任人员由其所在单位或者上级机关给予行政处分：

（一）集中式供水单位供应的饮用水不符合国家规定的《生活饮用水卫生标准》的；

（二）单位自备水源未经批准与城镇供水系统连接的；

（三）未按城市环境卫生设施标准修建公共卫生设施致使垃圾、粪便、污水不能进行无害化处理的；

（四）对被传染病病原体污染的污水、污物、粪便不按规定进行消毒处理的；

（五）对被甲类和乙类传染病患者、病原携带者、疑似传染病患者污染的场所、物品未按照卫生防疫机构的要求实施必要的卫生处理的；

（六）造成传染病的医源性感染、医院内感染、实验室感染和致病性微生物扩散的；

（七）生产、经营、使用消毒药剂和消毒器械、卫生用品、卫生材料、一次性医疗器材、隐形眼镜、人造器官等不符合国家卫生标准，可能造成传染病的传播、扩散或者造成传染病的传播、扩散的；

（八）准许或者纵容传染病患者、病原携带者和疑似传染病患者，从事国务院卫生行政部门规定禁止从事的易使该传染病扩散的工作的；

（九）传染病患者、病原携带者故意传播传染病，造成他人感染的；

（十）甲类传染病患者、病原携带者或者疑似传染病患者，乙类传染病中艾滋病、肺炭疽患者拒绝进行隔离治疗的；

（十一）招用流动人员的用工单位，未向卫生防疫机构报告并未采取卫生措施，造成传染病传播、流行的；

（十二）违章养犬或者拒绝、阻挠捕杀违章犬，造成咬伤他人或者导致人群中发生狂犬病的。

前款所称情节较严重的，是指下列情形之一：

（一）造成甲类传染病、艾滋病、肺炭疽传播危险的；

（二）造成除艾滋病、肺炭疽之外的乙、丙类传染病暴发、流行的；

（三）造成传染病菌（毒）种扩散的；

（四）造成患者残疾、死亡的；

（五）拒绝执行《传染病防治法》及本办法的规定，屡经教育仍继续违法的。

第六十七条　在自然疫源地和可能是自然疫源地的地区兴建大型建设项目未经卫生调查即进行施工的，由县级以上政府卫生行政部门责令限期改正，可以处 2000 元以上 2 万元以下的罚款。

第六十八条　单位和个人出售、运输被传染病病原体污染和来自疫区可能被传染病病原体污染的皮毛、旧衣物及生活用品的，由县级以上政府卫生行政部门责令限期进行卫生处理，可以处出售金额 1

倍以下的罚款;造成传染病流行的,根据情节,可以处相当出售金额3倍以下的罚款,危害严重,出售金额不满2000元的,以2000元计算;对主管人员和直接责任人员由所在单位或者上级机关给予行政处分。

第六十九条　单位和个人非法经营、出售用于预防传染病菌苗、疫苗等生物制品的,县级以上政府卫生行政部门可以处相当出售金额3倍以下的罚款,危害严重,出售金额不满5000元的,以5000元计算;对主管人员和直接责任人员由所在单位或者上级机关根据情节,可以给予行政处分。

第七十条　有下列行为之一的单位和个人,县级以上政府卫生行政部门报请同级政府批准,对单位予以通报批评;对主管人员和直接责任人员由所在单位或者上级机关给予行政处分:

（一）传染病暴发、流行时,妨碍或者拒绝执行政府采取紧急措施的;

（二）传染病暴发、流行时,医疗保健人员、卫生防疫人员拒绝执行各级政府卫生行政部门调集其参加控制疫情的决定的;

（三）对控制传染病暴发、流行负有责任的部门拒绝执行政府有关控制疫情决定的;

（四）无故阻止和拦截依法执行处理疫情任务的车辆和人员的。

第七十一条　执行职务的医疗保健人员、卫生防疫人员和责任单位,不报、漏报、迟报传染病疫情的,由县级以上政府卫生行政部门责令限期改正,对主管人员和直接责任人员由其所在单位或者上级机关根据情节,可以给予行政处分。

个体行医人员在执行职务时,不报、漏报、迟报传染病疫情的,由县级以上政府卫生行政部门责令限期改正,限期内不改的,可以处100元以上500元以下罚款;对造成传染病传播流行的,可以处200元以上2000元以下罚款。

第七十二条　县级政府卫生行政部门可以作出处1万元以下罚款的决定;决定处1万元以上罚款的,须报上一级政府卫生行政部门批准。

受国务院卫生行政部门委托的有关部门卫生主管机构可以作出处2000元以下罚款的决定;决定处2000元以上罚款的,须报当地地县级以上政府卫生行政部门批准。

县级以上政府卫生行政部门在收取罚款时,应当出具正式的罚款收据。罚款全部上缴国库。

第七章　附　则

第七十三条　《传染病防治法》及本办法的用语含义如下:

传染病患者、疑似传染病患者:指根据国务院卫生行政部门发布的《中华人民共和国传染病防治法规定管理的传染病诊断标准》,符合传染病患者和疑似传染病患者诊断标准的人。

病原携带者:指感染病原体无临床症状但能排出病原体的人。

暴发:指在1个局部地区,短期内,突然发生多例同1种传染病患者。

流行:指1个地区某种传染病发病率显著超过该病历年的一般发病率水平。

重大传染病疫情:指《传染病防治法》第二十五条所称的传染病的暴发、流行。

传染病监测:指对人群传染病的发生、流行及影响因素进行有计划地、系统地长期观察。

疫区:指传染病在人群中暴发或者流行,其病原体向周围传播时可能波及的地区。

人畜共患传染病:指鼠疫、流行性出血热、狂犬病、钩端螺旋体病、布鲁氏菌病、炭疽、流行性乙型脑炎、黑热病、包虫病、血吸虫病。

自然疫源地:指某些传染病的病原体在自然界的野生动物中长期保存并造成动物间流行的地区。

可能是自然疫源地:指在自然界中具有自然疫源性疾病存在的传染源和传播媒介,但尚未查明的地区。

医源性感染:指在医学服务中,因病原体传播引起的感染。

医院内感染:指就诊患者在医疗保健机构内受到的感染。

实验室感染:指从事实验室工作时,因接触病原体所致的感染。

消毒:指用化学、物理、生物的方法杀灭或者消除环境中的致病性微生物。

卫生处理:指消毒、杀虫、灭鼠等卫生措施以及隔离、留验、就地检验等医学措施。

卫生防疫机构:指卫生防疫站、结核病防治研究所(院)、寄生虫病防治研究所(站)、血吸虫病防治研究所(站)、皮肤病性病防治研究所(站)、地方病防治研究所(站)、鼠疫防治站(所)、乡镇预防保健站(所)及与上述机构专业相同的单位。

医疗保健机构:指医院、卫生院(所)、门诊部(所)、疗养院(所)、妇幼保健院(站)及与上述机构业务活动相同的单位。

第七十四条　省、自治区、直辖市政府可以根据《传染病防治法》和本办法制定实施细则。

第七十五条　本办法由国务院卫生行政部门负责解释。

第七十六条　本办法自发布之日起施行。

附录3　急性传染病的潜伏期、隔离期、观察期

	潜伏期		隔离期	接触者观察期及处理
	常见	最短至最长		
病毒性肝炎				
甲型	30日左右	5~45日	自发病之日起3周	密切接触者检疫45日,每周检查ALT一次,以便早期发现。观察期间可用丙种球蛋白注射;接触后1周内应用有效
乙型	60~90日	30~180日	急性期最好隔离至HBsAg阴转。恢复期不阴转者按HBsAg携带者处理。有HBV复制标志的患者,应调离接触食品、自来水或幼托工作,不能献血	急性肝炎的密切接触者应医学观察45日并进行乙肝疫苗注射,幼托机构发现患者后的观察期间,不办理入托、转托手续。疑诊肝炎的幼托和饮食行业人员,应暂停原工作
丙型	40日左右	15~180日	急性期隔离至病情稳定。饮食业与幼托人员病愈后需HCV RNA阴转方能恢复工作	同乙型肝炎
丁型	重叠感染 混合感染	3~4周 6~12周	同乙型肝炎	同乙型肝炎
戊型	40日左右	10~75日	自发病之日起3周	密切接触者应医学观察60日。丙种球蛋白注射无预防效果
脊髓灰质炎	5~14日	3~35日	自发病之日起隔离40日。第1周为呼吸道及消化道隔离,第2周以后为消化道隔离	密切接触者医学观察20天。观察期间可用活疫苗进行快速免疫
霍乱	1~3日	数小时至6日	腹泻停止后2日。隔日送大便培养1次,连续3次阴性可解除隔离	密切接触者或疑似患者应医学观察5日,并连续送粪便培养3次,若阴性可解除隔离观察
细菌性痢疾	1~3日	数小时至7日	急性期症状消失,粪检阴性后,连续2次粪培养阴性可解除隔离	医学观察7日。饮食行业人员观察期间应送粪便培养1次,阴性者解除观察
耶尔森菌肠炎	4~10日		症状消失后解除隔离	不检疫

	潜伏期		隔离期	接触者观察期及处理
	常见	最短至最长		
伤寒	8～14 日	3～60 日	临床症状消失后 5 日起间歇送粪便培养，2 次阴性解除隔离。无培养条件时体温正常 15 日解除隔离	密切接触者医学观察：伤寒 23 日，副伤寒 15 日。饮食行业人员观察期间应送粪便培养 1 次，阴性者方能工作
副伤寒甲、乙	6～10 日	2～15 日		
副伤寒丙	1～3 日	2～15 日		
沙门菌食物中毒	2～24 小时	数小时至 3 日	症状消失后连续 2～3 次粪便培养阴性解除隔离	同食者医学观察 1～2 日
阿米巴痢疾	7～14 日	4 日至 1 年	症状消失后连续 3 次粪检未找到滋养体或包囊，可解除隔离	接触者不隔离，但从事饮食工作者发现本病时，其他人员应作粪检，发现溶组织阿米巴滋养体或包囊者应调离饮食工作
流行性肠炎	1～3 日	1～10 日	症状消失后解除隔离	不检疫
流行性感冒	1～3 日	数小时至 4 日	热退后 2 日解除隔离	大流行时集体单位应进行医学观察，出现发热等症状时应早期隔离
麻疹	8～12 日	6～18 日	隔离期自发病之日起至退疹时或出疹后 5 日	密切接触而未进行疫苗接种的儿童医学观察 21 日，并应用丙种球蛋白。曾接受被动免疫者医学观察 28 日
风疹	18 日	14～21 日	出疹后 5 日解除隔离	不检疫
水痘	14～16 日	10～24 日	隔离至水痘疱疹完全结痂为止，但不得少于发病后 14 日	医学观察 3 周，免疫力低者可应用丙种球蛋白
猩红热	2～5 日	1～12 日	发病后 6 日	接触儿童作咽拭子培养，可疑者隔离治疗
流行性腮腺炎	14～21 日	8～30 日	隔离至腮腺肿大完全消退，约 3 周左右	成人一般不检疫，但幼儿园、托儿所及部队密切接触者应医学观察 3 周
流行性脑脊髓膜炎	2～3 日	1～10 日	症状消失后 3 日，但不少于发病后 1 周	医学观察 7 日，密切接触的儿童可服磺胺或利福平预防
白喉	2～4 日	1～7 日	症状消失后连续 2 次鼻咽分泌物培养阴性	医学观察 7 日
百日咳	7～10 日	2～20 日	痉咳发生后 30 日或发病后 40 日解除隔离	医学观察 21 日，观察期间幼儿可用红霉素等预防
SARS	4～7 日	2～21 日	隔离期 3～4 周（待定）	接触者隔离 3 周，流行期来自疫区人员医学观察 2 周
流行性乙型脑炎	10～14 日	4～21 日	隔离至体温正常	接触者不检疫
流行性出血热	7～14 日	4～46 日	隔离期 10 日	不检疫
登革热	5～8 日	3～19 日	隔离至起病后 7 日	不检疫

	潜伏期		隔离期	接触者观察期及处理
	常见	最短至最长		
钩端螺旋体病	10日左右	2～28日	隔离至治愈	密切接触者不检疫,但有疫水接触者医学观察2周,观察期间可注射青霉素作预防性治疗
艾滋病	15～60日	9日至10年以上	HIV感染者及患者均应隔离至病毒或P24核心蛋白从血液中消失 不能献血	密切接触者或性伴侣应医学观察2年
狂犬病	4～8周	5日至10年以上	病程中隔离治疗	被狂犬或狼咬伤者应进行医学观察,观察期间应注射免疫血清及狂犬病疫苗
布氏杆菌病	2周	7日至1年以上	急性期临床症状消失后解除隔离	不检疫
鼠疫	腺鼠疫2～4日 肺鼠疫1～3日	1～8日 数小时至3日	腺鼠疫隔离至淋巴结肿大完全消退。肺鼠疫在临床症状消失后,痰连续培养6次阴性,方能解除隔离	密切接触者医学观察9日
炭疽	1～5日	12小时至12日	皮肤炭疽隔离至创口痊愈,痂皮脱落。其他类型患者症状消失后分泌物或排泄物连续培养2次阴性方能解除隔离	密切接触者医学观察8日
流行性斑疹伤寒	10～12日	5～23日	彻底灭虱后隔离至体温正常后12日	密切接触者灭虱后医学观察15日
地方性斑疹伤寒	1～2周	4～18日	隔离至症状消失	不检疫。进入疫区被蜱叮咬者可口服多西环素预防
淋病	2～10日		患病期间性接触隔离	对性伴侣进行检查,阳性者进行治疗
梅毒	2～4周	10～90日	不隔离	性伴侣定期检查观察
急性出血性结膜炎	2～3日	14小时6日	隔离至症状消失	不检疫
破伤风	7～14日	2日至数月	不隔离	不检疫
疟疾			病愈后原虫检查阴性解除隔离	不检疫
间日疟	13～15日	2日至1年		
三日疟	21～30日	14～45日		
恶性疟	7～12日	14～45日		
卵形疟	13～15日	7～15日		
黑热病	3～5月	10日至9年	隔离至症状消失,原虫检查阴性	不检疫

附录 4　预　防　接　种

	性质	接种对象	初种剂量与方法	免疫期与复种	保存与有效期
麻疹活疫苗	活/自/病毒	主要为 8 个月以上的易感儿童	三角肌附着处皮下注射 0.2ml，注射丙种球蛋白后，至少 1～3 个月才能注射	免疫期 4～6 年，7 岁加强 1 次	2～10℃暗处保存，冻干疫苗有效期 1 年，液体疫苗 2 个月，开封后 1 小时内用完
水痘减毒活疫苗	活/自/病毒	1～2 岁儿童和免疫功能低下的高危人群	上臂皮下注射 0.5ml，可与其他儿童期疫苗同时使用，但须在不同部位。15 岁以上间隔 6～10 周 2 次注射	随接种时间而降低	2～8℃保存，有效期 2 年
风疹减毒活疫苗	活/自/病毒	12 个月至 14 岁及青春期少女、育龄期妇女，接种 3 个月内避免妊娠	三角肌处皮下注射 0.5ml，可与其他儿童期疫苗同时使用但须在不同部位	10～28 日产生抗体，维持 10～20 年	2～8℃或 0℃以下保存，有效期 1.5 年
腮腺炎减毒活疫苗	活/自/病毒	8 月龄以上的易感者	三角肌处皮下注射 0.5ml	免疫期 10 年	2～8℃或 0℃以下保存，有效期 1.5 年
麻疹、腮腺炎、风疹减毒活疫苗	活/自/病毒	8 月龄以上的易感儿童	三角肌处皮下注射 0.5ml	免疫期 11 年，11～12 岁复种	2～8℃避光保存
脊髓灰质炎糖丸活疫苗	活/自/病毒	3 个月至 4 岁	生后 3 个月始口服三联混合疫苗，连服 3 次，间隔 1 个月，冬春季服用，温开水送服	免疫期 3～5 年，4 岁加强 1 次	−20℃保存有效期 2 年，2～10℃保存 5 个月，20～22℃保存 12 日，30～32℃保存 2 日
甲型肝炎减毒活疫苗	活/自/病毒	1 岁以上儿童/成人	上臂皮下注射，一次 1.0ml，注射过丙种球蛋白者，需 8 周后注射	保护期 4 年以上	2～8℃暗处保存，有效期 3 个月，−20℃以下有效期 1 年
甲型肝炎灭活疫苗	死/自/病毒	1 岁以上儿童/成人	三角肌注射，1～18 岁 0.5 ml，19 岁以上 1.0ml	14 日产生保护性抗体，维持 1 年，在 6～12 个月加强免疫，可保护 20 年	2～8℃保存，有效期 3 年，严禁冻结内注射

	性质	接种对象	初种剂量与方法	免疫期与复种	保存与有效期
乙型肝炎疫苗 （重组酵母 疫苗）	自/抗原	新生儿及易感者	全程免疫：5～10μg 按 0、1、6 个月各肌肉注射 1 次，新生儿首次应在生后 24 小时内注射，部位以三角肌为宜。HBsAg、HBeAg 均阳性母亲的新生儿首次颁 10μg，并可先注射 HBIG 2～4 周后再开始按 0、1、6 方案注射	全程免疫后抗体生成不好者，可再加强免疫 1 次，免疫期 5～9 年	2～8℃暗处保存，有效期 2 年，严防冻结
甲型流感疫苗	活/自/病毒	主要为健康成人	疫苗按 1：5 生理盐水稀释后，每侧鼻孔喷入 0.25ml，稀释后 4 小时内用完	免疫期 6～10 个月	2～10℃暗处保存，冻干疫苗有效期 1 年，液体 3 个月
流行性乙型脑炎疫苗	死/自/病毒	6 个月至 10 岁	皮下注射 2 次，间隔 7～10 日，6～12 月龄每次 0.25 ml，1～6 岁每次 0.5 ml，7～15 岁每次 1.0ml，15 岁以上每次 2.0 ml	免疫期 1 年，以后每年加强注射 1 次	2～10℃暗处保存，冻干疫苗有效期 1 年，液体 3 个月
流行性出血热双价疫苗	死/自/病毒	流行区易感人群及其他高危人群	0、7、28 天注射 3 次每次 1ml，高危人群 6～12 月加强 1 次		4℃保存，有效期 28 个月
森林脑炎疫苗	死/自/病毒	流行区的人群及来自非流行区的人员	间隔 7～10 日皮下注射 2 次，2～6 岁、7～10 岁、10～15 岁、16 岁以上每次分别为 0.5ml、1.0ml、1.5ml 和 2.0ml	免疫期 1 年，以后每年加强注射 1 次，剂量同初种	2～10℃暗处保存，有效期 9 个月，25℃以下有效期 1 个月

	性质	接种对象	初种剂量与方法	免疫期与复种	保存与有效期
人用狂犬病疫苗（地鼠肾组织培养人用疫苗）	死/自/病毒	被狂犬或其他患狂犬病动物咬、抓伤及被患者唾液污染伤口者	于咬伤当日和3、7、14、30日各注射2ml，5岁以下1ml，2岁以下0.5ml，严重咬伤者可在注射疫苗前先注射抗狂犬病血清	免疫期3个月，全程免疫后3～6个月再次被咬伤需加强注射2次，间隔1周，剂量同左，若超过6个月再被咬伤则需全程免疫	2～10℃暗处保存，有效期液体疫苗6个月，冻干疫苗1年
冻干黄热病疫苗	活/自/病毒	出国到黄热病流行区或从事黄热病研究人员	以无菌生理盐水5ml，溶解冻干疫苗皮下注射1次0.5ml，水溶液保持低温，1小时内用宗	免疫期10年	—20℃保存，有效期1.5年，2～10℃有效期6个月
流行性斑疹伤寒疫苗	死/自/立克次体	流行地区的人群	皮下注射3次，每次间隔5～10日，14岁以下分别为0.3～0.4ml、0.6～0.8ml，15岁以上分别为0.5ml、1.0ml	免疫期1年，以后每年加强免疫1次，剂量同第3次	2～10℃暗处保存，有效期1年，不得冻结
Q热疫苗	死/自/立克次体	畜牧、屠宰、制革、肉、乳加工及有关实验室、医院工作人员	皮下注射3次，每次间隔7日，剂量分别为0.25ml、0.5ml、1.0ml		2～10℃暗处保存
卡介苗	活/自/细菌	初生儿及结核菌素试验阴性的儿童	于出生后24～48小时内皮内注射0.1ml	免疫期5～10年	2～10℃保存，液体疫苗有效期6个月，冻干疫苗有效期1年
霍乱菌苗	死/自/细菌	根据疫情，重点为水陆口岸人员，环境卫生、饮食业、医务、防疫人员及水上居民	皮下注射2次，间隔7～10日，6岁以下0.2ml，7～14岁0.3ml，15岁以上0.5ml，第2针分别为初次的倍量，应在流行前1个月完成	免疫期3～6个月，以后每年加强注射1次，剂量同第2针	2～10℃暗处保存，有效期3年
伤寒、副伤寒甲、乙三联菌苗	死/自/细菌	用于水陆口岸及沿线的人员及部队、环卫、饮食业人员	皮下注射3次，间隔7～10日，1～6岁0.2ml、0.3ml、0.3ml，7～14岁0.3ml、0.5ml、0.5ml，15岁以上0.5ml、1.0ml、1.0ml	免疫期1年，以后每年加强注射1次，剂量同第3针	2～10℃暗处保存，有效期1年

	性质	接种对象	初种剂量与方法	免疫期与复种	保存与有效期
霍乱、伤寒、副伤寒甲、乙四联菌苗	死/自/细菌	同上	同上	同上	同上
流脑 A 群多糖菌苗	死/自/细菌	15 岁以下儿童及少年,流行区成人	皮下注射 1 次 25～50μg	免疫期 0.5～1 年	2～10℃ 保存,有效期 1 年
布氏杆菌菌苗	活/自/细菌	畜牧、兽医、屠宰、皮毛加工、疫区防疫及有关实验人员	儿童:上臂外侧皮肤上滴 1 滴菌苗,其上皮肤划成"井"字痕,划痕长 1cm,成人划 2 个"井",间距 2～3cm,严禁注射	免疫期 1 年,需每年接种 1 次	2～10℃ 保存,有效期 1 年
鼠疫菌苗	活/自/细菌	重点用于流行区的人群,非流行区人群接种 10 天后才可进入疫区	皮下法:一次注射,15 岁以上 1ml,7～14 岁 0.5ml,6 岁以下 0.3ml;划痕法:(菌液浓度与上不同)15 岁以上 3 滴,7～14 岁 2 滴,6 岁以下 1 滴,在每滴处各划一个"井"字,两滴之间相隔 2～3cm。皮下法难以形成对空气感染的免疫	同上	同上
炭疽菌苗	活/自/细菌	牧民、屠宰、兽医和皮毛加工人员	皮肤划痕法:滴 2 滴菌苗于上臂外侧,间距 3～4cm,于其上划"井"字,痕长 1～1.5cm,严禁注射	免疫期 1 年,需每年接种 1 次	2～10℃ 暗处保存,有效期 2 年,25℃ 以下有效期 1 年
钩端螺旋体菌苗(单价或多价)	死/自/螺旋体	流行区人群	间隔 7～10 天三角肌皮下注射 2 次,14～60 岁 0.5ml、1.0ml,7～13 岁减半,1 年后加强 1 针,剂量同第 2 针	接种后 1 个月产生免疫,维持 1 年	2～8℃ 保存,有效期 1 年

	性质	接种对象	初种剂量与方法	免疫期与复种	保存与有效期
吸附精制破伤风血清	自/类毒素	发生创伤机会较多的人群	全程免疫:第一年间隔4～8周肌内注射2次,第二年1次,剂量均为0.5ml	免疫期5～10年,每10年加强注射1次0.5ml	25℃以下暗处保存,有效期3年半,不可冻结
百、白、破混合制剂(百日咳菌苗、白喉、破伤风类毒素)	死/自/细菌和类毒素	3个月至7岁	全程免疫:第一年肌内注射2次,间隔4～8周,第2年1次,剂量均为0.5ml	免疫期同单价制品,全程免疫后不再用百白破混合制剂,加强免疫用白破或百白二联制剂	2～10℃保存,有效期1.5年
吸附精制白喉类毒素	自/类毒素	6个月至12岁	皮下注射2次,每次0.5ml,间隔4～8周	免疫期3～5年,第2年加强注射1次0.5ml,以后每3～5年注射1次0.5ml	25℃以下暗处保存,有效期3年,不可冻结
精制白喉抗毒素	被/抗毒素	白喉患者,密切接触又未接受过白喉类毒素免疫者	治疗:依病情决定,3万～10万U肌内注射或静脉(滴)注射 预防:皮下或肌内注射1次1000～2000U亦可同时与白喉类毒素0.5ml分两处注射	免疫期3周	2～10℃保存,液状制品有效期2～3年,冻干制品3～5年
精制破伤风抗毒素	被/抗毒素	破伤风患者及创伤后有患破伤风危险的人	治疗:新生儿24小时内1次或分次肌注2万～10万U,余者不分年龄均为5万～20万U,肌内或静脉注射,以后视病情决定追加用量及间隔时间 预防:不分年龄均为1500～3000U/次皮下或肌内注射,伤势严重者剂量加倍	免疫期3周	2～10℃暗处保存,液状制品有效期3～4年,冻干制品5年

续表

	性质	接种对象	初种剂量与方法	免疫期与复种	保存与有效期
多价精制气性坏疽抗毒素	被/抗毒素	受伤后有发生气性坏疽的可能者及气性坏疽患者	预防:皮下或肌内注射1次1万U 治疗:3万~5万U静脉注射,同时,适量注于伤口周围组织内,以后依病情而定	免疫期3周	2~10℃暗处保存,液状制品有效期3~4年,冻干制品5年
精制肉毒抗毒素	被/抗毒素	肉毒中毒或可疑有肉毒中毒者	治疗:1万~2万U肌内或静脉注射,以后视病情决定 预防:1000~2000U皮下或肌内注射1次	免疫期3周	2~10℃暗处保存,液状制品有效期3~4年,冻干制品5年
精制抗狂犬病血清	被/免疫血清	被患狂犬病的动物咬伤者	成人0.5~1.0ml/kg,儿童0.5~1.5ml/kg半量肌注,半量伤口局部注射,愈早应用愈好	免疫期3周	2~10℃暗处保存,液状制品有效期3~4年,冻干制品5年
乙型肝炎免疫球蛋白(HBIG)	被/免疫球蛋白	HBsAg(＋)尤其HBeAg阳性母亲所产新生儿,医源性或意外受HBsAg(＋)血污染者	新生儿生后24小时内和2个月龄各肌注1次,每次1ml(100U) 医源性污染后立即肌注5ml	免疫期2个月	2~10℃有效期2年
人丙种球蛋白	被/球蛋白	丙种球蛋白缺乏症患者,麻疹或甲型肝炎密切接触者	治疗:丙种球蛋白缺乏症,每次肌注0.15ml/kg。 预防麻疹0.05~0.15ml/kg1次肌注(不超过6ml);预防甲型肝炎:儿童0.05~0.1ml/kg1次肌注,成人为3ml	免疫期3周	2~10℃有效期2年

注:活:活疫(菌)苗;死:死疫(菌)苗;自:自动免疫;被:被动免疫。

附录5 传染病病房及污染物品的消毒方法

物品名称		消毒方法	备注
病室空气		1. 过氧乙酸熏蒸,1g/m³,20℃,1h 2. 紫外线照射,30W 功率,轮流照射,每方位 30min	先除尘,后照射,有效距离 2m
门窗、家具、地面、墙壁		1. 0.5%过氧乙酸溶液擦洗 2. 0.5%～1.5%漂白粉澄清液擦洗(肝炎用 3%漂白粉)	
门把套		1. 0.2%～0.4%过氧乙酸溶液浸湿 2. 强力杀菌液或 84 消毒液浸湿	一日多次,保持湿润
衣服、被单		1. 高压蒸汽 2. 在肥皂水内煮沸 15～30min 后洗净 3. 0.4%过氧乙酸溶液浸泡 20min 后洗净 4. 环氧乙烷熏蒸 400～1000g/m³	
褥垫、棉絮、枕芯、绒毯		1. 日光暴晒 6h 2. 环氧乙烷 400g/m³ 熏蒸 12h	物品敞开,定期翻动,如有呕吐物、排泄物,应以过氧乙酸刷净后熏蒸
敷料		1. 煮沸 30min 2. 高压蒸汽 3. 焚烧	
医疗用具	玻璃搪瓷类物品	1. 高压蒸汽 2. 煮沸 15min 3. 搪瓷类用 0.2%过氧乙酸溶液或 84 消毒液浸泡 1～2h 后清洗消毒备用	先用消毒剂浸泡,刷净后再煮沸和高压蒸汽消毒
	金属类物品	1. 0.1%～0.5%苯扎溴铵溶液浸泡 30min 2. 环氧乙烷熏蒸 3. 高压蒸汽或煮沸	加亚硝酸钠以防锈
	血压计、手电筒、听诊器、热水袋、冰袋	1. 环氧乙烷熏蒸 2. 0.1%苯扎溴铵溶液或 0.5%过氧乙酸溶液擦拭 3. 84 消毒液或强力杀菌液擦拭	
体温计		1. 0.5%过氧乙酸溶液浸泡 30min 2. 75%乙醇浸泡 30min 3. 0.1%苯扎溴铵溶液浸泡 30min	使用前擦干药液,患者使用后应先擦干净再放置消毒液中
日常用物	食具、药杯、茶壶、漱口杯	1. 0.5%优氯净溶液浸泡 30～60min 后洗净 2. 84 消毒液或强力杀菌液浸泡 30min 后洗净 3. 0.2%～0.5%过氧乙酸溶液浸泡 30min 后洗净 4. 煮沸 15～30min 5. 高压蒸汽	餐具去残渣,水冲洗后再浸泡

物品名称		消毒方法	备注
日常用物	压舌板	1. 84 消毒液或强力杀菌液浸泡 30min 2. 0.1%～0.2%过氧乙酸浸泡或擦拭 3. 1%漂白粉澄清液浸泡 30min 4. 环氧乙烷熏蒸 5. 煮沸 15min	
	书信、杂志、报纸、钱币、饭菜票	1. 直射阳光消毒 6h 2. 高压蒸汽 3. 环氧乙烷熏蒸 4. 过氧乙酸熏蒸	作废者焚烧
	痰盂、面盆、痰杯、便器	1. 3%漂白粉澄清液浸泡 1h 2. 84 消毒液或强力杀菌液浸泡 30min 3. 紫外线照射 4. 痰杯可煮沸 15min 5. 高压蒸汽	正反面均须照射 30min
	平车、担架、轮椅	0.2%～0.4%过氧乙酸溶液擦拭,作用 30～60min	
排泄物	尿	尿1000ml,漂白粉干粉 5～10g 搅匀,加盖消毒 2h	
	脓液、痰	1. 脓液或痰 1 份加干漂白粉 5 份搅匀静置 2h(加盖) 2. 脓液或痰加等量 0.5%过氧乙酸搅匀,加盖消毒 30～60min 3. 痰可盛入纸盒内焚烧	
	粪便	一份粪便盒加 2 份 0.1%～0.2%过氧乙酸溶液或 10%～20%漂白粉乳剂搅匀,加盖静置 2h	
皮肤(手或污染部位)		1. 0.2%～0.5%过氧乙酸溶液浸泡 1～2min 后流水冲净 2. 肥皂流动水洗刷 1～2min 3. 0.2%优氯净或强力杀菌液浸泡 2min	
残余食物		煮沸 30min 后倒入便池	

参 考 文 献

陈灏珠,林果为.2009.实用内科学.第13版.北京:人民卫生出版社

胡永华.2002.实用流行病学.北京:北京医科大学出版社

李梦东,王宇明.2005.实用传染病学.第3版.北京:人民卫生出版社

彭文伟.2006.传染病学.第6版.北京:人民卫生出版社

沙介荣.1995.传染病学及流行病学.北京:人民卫生出版社

石宏,石雪松.2008.传染病护理学.第2版.上海:第二军医大学出版社

谭德明.2003.传染病护理学.北京:人民军医出版社

王秋海.2003.传染病学.北京:人民卫生出版社

夏泉源.2004.内科护理学.北京:人民卫生出版社

徐泽宇,杨梅.2010年.传染病护理学.西安:第四军医大学出版社

许隆祺,薛纯良.2002.重要寄生虫病诊治指南.北京:北京科学技术出版社

杨绍基.2008.传染病学.第7版.北京:人民卫生出版社

叶春香.2008.儿科护理.第2版.北京:人民卫生出版社

尤黎明,吴瑛.2002.内科护理学.北京:人民卫生出版社

曾志励,石海兰.2007.传染病护理.北京:科学出版社

中华医学会.2006.临床诊疗指南·传染病学分册.北京:人民卫生出版社

传染病护理教学基本要求

一、课程性质与任务

传染病护理学是研究传染病临床护理中有关基本理论、基本知识与基本技能的学科，是护理专业的必修课程，内容包括传染病的基本概念、基本知识和护理学知识。其任务是使学生通过学习之后，能够了解传染病护理的基本内容和基本工作方法，树立关爱护理对象的意识，养成科学、严谨的工作态度，具备公共卫生服务的基本能力，进而与其他临床护理课程培养的专业能力共同整合为整体护理能力，提高综合素质。

二、课程教学目标

（一）知识教学目标

（1）理解传染病的基本概念，了解传染病的基本特征及流行的基本条件。

（2）了解常见传染病的临床特征和预防措施。

（3）了解传染病护理的基本内容和工作方法，理解消毒、隔离方法和常见传染病的护理内容。

（二）能力培养目标

（1）能够初步辨识常见传染病的症状，提供基本的护理服务。

（2）能够进行正确的卫生宣教和保健指导。

（三）思想教育目标

（1）能够科学、正确地认识传染病。

（2）关爱传染病患者和病原携带者。

三、学时分配建议（36学时）

序号	教学内容	学时数		
		理论	实践	合计
1	总论	4		4
2	传染病护理的内容和要求	2	2	4
3	艾滋病患者的护理	2	2	4
4	病毒性肝炎患者的护理	2	2	4
5	麻疹患者的护理	2		2
6	水痘患者的护理	1		1
7	流行性腮腺炎患者的护理	1		1
8	狂犬病患者的护理	2		2
9	流行性乙型脑炎患者的护理	2		2
10	细菌性痢疾患者的护理	2		2
11	流行性脑脊髓膜炎患者的护理	2		2
12	猩红热患者的护理	2		2
13	疟疾患者的护理	2		2
	机动	2	2	4
总计		28	8	36

四、教学内容与要求

基础模块

教学内容	了解	理解	掌握	教学内容	了解	理解	掌握
一、总论				2. 护理			✓
（一）传染病的发生及流行				3. 健康教育			✓
1. 传染的概念		✓		（四）水痘患者的护理			
2. 传染过程的表现		✓		1. 概述		✓	
3. 传染过程中病原体与机体免疫应答的作用	✓			2. 护理			✓
4. 传染病流行过程的基本条件			✓	3. 健康教育			✓
5. 影响传染病流行过程的因素	✓			（五）流行性腮腺炎患者的护理			
（二）传染病的特征				1. 概述		✓	
1. 传染病的基本特征			✓	2. 护理			✓
2. 传染病病程发展的基本规律		✓		3. 健康教育			✓
3. 传染病的临床常见症状和体征			✓	（六）狂犬病患者的护理			
（三）传染病的诊断与治疗原则				1. 概述		✓	
1. 传染病的诊断原则	✓			2. 护理			✓
2. 传染病的治疗原则	✓			3. 健康教育			✓
（四）传染病的预防				（七）流行性乙型脑炎患者的护理			
1. 管理传染源			✓	1. 概述		✓	
2. 切断传播途径			✓	2. 护理			✓
3. 保护易感人群			✓	3. 健康教育			✓
二、传染病护理的内容和要求				四、细菌感染性疾病的护理			
（一）传染病护理工作的特殊性及基本内容		✓		（一）细菌性痢疾患者的护理			
（二）传染病的护理评估			✓	1. 概述		✓	
（三）传染病的常见护理诊断			✓	2. 护理			✓
（四）传染病的护理措施			✓	3. 健康教育			✓
三、病毒感染性疾病的护理				（二）流行性脑脊髓膜炎患者的护理			
（一）艾滋病患者的护理				1. 概述		✓	
1. 概述		✓		2. 护理			✓
2. 护理			✓	3. 健康教育			✓
3. 健康教育			✓	（三）猩红热患者的护理			
（二）病毒性肝炎患者的护理				1. 概述		✓	
1. 概述		✓		2. 护理			✓
2. 护理			✓	3. 健康教育			✓
3. 健康教育			✓	五、寄生虫感染性疾病的护理			
（三）麻疹患者的护理				（一）疟疾患者的护理			
1. 概述		✓		1. 概述		✓	
				2. 护理			✓
				3. 健康教育			✓

选 学 模 块

教学内容	了解	理解	掌握	教学内容	了解	理解	掌握
（一）传染性非典型肺炎患者的护理				2. 护理			✓
1. 概述		✓		3. 健康教育			✓
2. 护理			✓	（八）霍乱患者的护理			
3. 健康教育			✓	1. 概述		✓	
（二）流行性感冒患者的护理				2. 护理			✓
1. 概述		✓		3. 健康教育			✓
2. 护理			✓	（九）伤寒患者的护理			
3. 健康教育			✓	1. 概述		✓	
（三）人感染高致病性禽流感患者的护理				2. 护理			✓
1. 概述		✓		3. 健康教育			✓
2. 护理			✓	（十）布氏杆菌病患者的护理			
3. 健康教育			✓	1. 概述		✓	
（四）流行性出血热患者的护理				2. 护理			✓
1. 概述		✓		3. 健康教育			✓
2. 护理			✓	（十一）阿米巴病患者的护理			
3. 健康教育			✓	1. 概述		✓	
（五）登革热患者的护理				2. 护理			✓
1. 概述		✓		3. 健康教育			✓
2. 护理			✓	（十二）血吸虫病患者的护理			
3. 健康教育			✓	1. 概述		✓	
（六）手足口病患者的护理				2. 护理			✓
1. 概述		✓		3. 健康教育			✓
2. 护理			✓	（十三）蛔虫病患者的护理			
3. 健康教育			✓	1. 概述		✓	
（七）鼠疫患者的护理				2. 护理			✓
1. 概述		✓		3. 健康教育			✓

实 践 模 块

教学内容	会	掌握	熟练掌握
（一）临床见习或看录像			
1. 传染病房病区划分			✓
2. 正确穿脱隔离衣		✓	
3. 隔离要求		✓	

续表

教学内容	教学要求		
	会	掌握	熟练掌握
4. 常用物品的消毒		√	
5. 医务人员洗手方法			√
(二)临床见习或病例讨论			
艾滋病患者的护理			
1. 进行护理评估		√	
2. 做出护理诊断		√	
3. 制定护理措施		√	
4. 实施健康教育		√	
(三)临床见习或病例讨论			
病毒性肝炎患者的护理			
1. 进行护理评估		√	
2. 做出护理诊断		√	
3. 制定护理措施		√	
4. 实施健康教育		√	

自测题参考答案